"十二五"职业教育国家规划教材
经全国职业教育教材审定委员会审定

复旦卓越·高等职业教育医学基础课教材

# 病理学

## （第三版）

主　编　张志刚　仇　容

副主编　钱睿哲　汪玉娇　何钟磊

编　者（以姓氏笔画为序）

王建中　上海欧华职业技术学院

仇　容　浙江医学高等专科学校

毛宇飞　浙江金华职业技术学院

朱振中　西藏民族学院医学院

向　萌　复旦大学基础医学院

刘丹丹　浙江医学高等专科学校

何钟磊　上海健康职业技术学院

汪玉娇　武汉民政职业学院

沈　健　浙江医学高等专科学校

张　芮　山东医学高等专科学校

张志刚　复旦大学基础医学院

陈　健　浙江医学高等专科学校

林　岑　复旦大学护理学院

金月玲　上海健康职业技术学院

孟　丹　复旦大学基础医学院

钱睿哲　复旦大学基础医学院

曾文姣　复旦大学基础医学院

复旦大学出版社

# 第三版前言

    本书自 2003 年出版以来已有两版,经过了 10 年的教学使用。由于本教材有明确的教学目标,针对教学对象,坚持内容的实用和简洁,适应了高职高专医学生的教学要求,受到使用院校师生的广泛好评和肯定。为使本教材更好地适应 21 世纪我国医学教育事业的发展和紧跟医学科学领域的研究进展,并根据"十二五"职业教育国家规划教材的要求,我们对本书进行了修订和编写,使之更好地适用于高职医学教育多专业的教学要求,包括临床医学专业、护理、预防、影像、口腔、麻醉、检验、药学等专业。第三版教材仍然保持了前两版的特点,内容更新,篇幅简练,重点突出。编排仍按病理学的总论和各论框架,并根据新型学科的发展需要,增加了女性生殖系统疾病章节和一些疾病的介绍,如 IgA 肾病、糖尿病、宫颈上皮内瘤变等,从而增强了本书与临床结合的特点。在各论的每章尾仍保留了思考题和临床病理讨论,以方便学生复习和理解。与本教材同步的 PPT 教学课件仅提供老师备课和教学时使用,由出版社免费赠送。

    为更好地汇集不同院校的教学特色和经验,本次编写调整了作者队伍,参编者来自于 9 个不同省(市)的医学院校。经过大家的辛勤劳动,认真修改,使本书有很大的改进。复旦大学出版社的责任编辑也付出了辛勤努力。在此一并表示感谢。

    尽管各位参编者做出了很大的努力,但仍会有疏漏和不妥之处,真诚希望使用院校的师生和读者不吝提出宝贵意见,以便今后进一步改进完善。

张志刚 仇 容

2014 年 10 月

# 第二版前言

本书第一版自 2003 年出版以来已有 5 年,经过不少院校的使用反响颇佳,体现了我们最初的设想,即强调内容的实用和简洁,以适用于高职高专医学生的教育。为了使本教材更好地应用于教学,我们感到有必要对原书进行一次修订,以融入 5 年来的教学经验。新版教材坚持了上一版的编排特色,全书共分为 15 章。其中第一章为绪论和疾病概论,主要介绍病理学的发展、疾病的病因和转归。第二章到第八章为病理学总论,内容有组织和细胞的损伤与修复、血液循环障碍和 DIC、炎症、水和电解质代谢紊乱、酸碱平衡紊乱、肿瘤、休克等。第九章到第十四章为病理学各论,包括心血管系统、呼吸系统、消化系统、泌尿系统和内分泌系统疾病,以及传染病及寄生虫病。同时,新版教材适当增加一些篇幅,介绍一些热门的疾病,以适应不同专业教学的需求。并且各论中的每一章增加一例临床病理讨论,以增加学生对病理学的学习兴趣。

本书编写过程中得到了浙江医学高等专科学校等兄弟院校和复旦大学出版社的热情支持和帮助,特此致以衷心的感谢。除了上一版的编者外,还有一些新的年轻力量加盟本书的编写队伍,对他们的辛勤劳动也一并深表谢意。

为了方便授课教师备课及学生复习,我们随书附有与本书同步的教学课件和试题库。除王建中、张艺文、张芮、张海娥、徐玲、曾文姣提供相应课件的内容外,本课件主要取自复旦大学上海医学院病理系、生理学和病理学教学资料库并略加修改而成。

由于对高职教学的认识不够,也由于后期编写时间的仓促,加上我们的能力和业务水平有限,本书难免存在不少的缺憾,真切希望使用单位和广大读者批评指正。

许祖德　陈增良
2008 年 5 月

# Contents

# 目 录

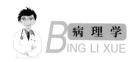
病理学
BING LI XUE

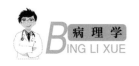

# 第一章

## 绪论和疾病概论

## 第一节 病理学的内容和任务

病理学(pathology)是研究疾病的发生、发展,发病机制,病理变化和转归的科学,在医学教学中属于基础医学和临床医学之间的桥梁学科。病理学的根本任务是阐明疾病的本质,从而为疾病诊断和临床防治提供重要的依据。

随着现代医学科学技术的发展,对疾病的研究方法和手段也日趋进步和完善。本书包括了传统的病理学(病理解剖学)和病理生理学两部分内容,前者侧重从形态结构角度研究疾病的发生及病变的本质;后者侧重从功能代谢角度研究疾病的发病机制和发展规律。但是,疾病过程中的形态结构与功能代谢改变之间是紧密联系不可分割的。因此,学习病理学要把这两部分内容密切联系起来。1998 年颁布的我国现行的学科目录中就已将这两门课程合并为基础医学下的一门二级学科,称为病理学与病理生理学,反映了病理学与病理生理学深度融合的相关性。

本书内容包括总论(第二章至第八章)和各论(第九章至第十五章)。总论讲述了疾病的普遍规律,是研究许多疾病所共有的病理变化和症状;各论则讲述了各系统常见疾病的特殊规律,是研究各种不同疾病的病因、发病机制、病理变化及其临床病理联系和转归。学习中应将两者互相联系、互相补充,才能从本质上学习认识疾病,为进一步学习临床学科知识奠定基础。

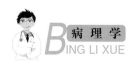

## 第二节 疾病概论

健康(health)和疾病(disease，illness)是生命活动的两种不同的状态，世界卫生组织(World Health Organization，WHO)对健康的定义是："健康不仅是没有疾病或病痛，而且要有健全的身心状态和社会适应能力"。也就是说，健康的人不但身体要健康，心理要健康，而且还要有较强的社会适应能力和环境协调能力。

疾病则是一种异常的生命活动过程，是各种致病因素作用下机体自稳调节系统的紊乱，是病因所致损伤和机体抗损伤反应的综合表现。在病理上表现为器官、组织和细胞呈现一系列代谢、功能和形态结构的改变，并由此造成机体内部及机体与外界环境的不协调，在临床上则出现各种症状(患者主观上的异常感觉，如疼痛、恶心、咳嗽、气急等)和体征(是指医务工作者通过体检等手段获取的客观征象，如心脏杂音、肺部啰音、血压异常等)。

## 第三节 疾病的病因

任何疾病的发生都有一定的原因即病因(etiological factors)。研究疾病发生的原因、条件的科学称为病因学。常见的致病因素包括了外部自然界的因素、机体内部代谢和调节的失常，还包括人类精神因素、家庭和社会的各种影响。然而，由于人类现有知识的限制，有些疾病至今病因不明，临床上常在这类疾病的名称前冠以"原发性"或"特发性"3个字。常见的致病因素如下。

**1. 生物性因素**　最常见的致病因素，主要的致病生物体有细菌、病毒、立克次体、支原体、螺旋体、真菌、寄生虫等。生物致病的机制除了其在机体内生长繁殖对组织细胞直接产生危害外，还可通过释放代谢产物、产生毒素、激发机体的异常反应造成对机体的损伤。

**2. 理化因素**　物理性因素有机械性损伤，过高或过低的温度所致的烧伤和冻伤，一定强度的电流、光线、声波、电离辐射等导致的损伤。化学性因素主要有强酸和强碱，还有大量的工业、农业和医药业的化学物质。随着社会的发展和生活环境的改变，人们可能越来越多地接触到许多新的有害的理化因素，如噪声、核污染、有害食品、空气污染等，这些都会引起人体产生疾病，应须对此引起重视。

**3. 营养因素**　指人体正常生命活动所必需的营养素诸如蛋白质、核酸、脂肪、糖类(碳水化合物)、水、维生素、矿物质等摄入不足或过度，从而影响机体的正常代谢，都会引起机体疾病。

**4. 免疫因素**　机体因免疫反应低下、缺陷、过高或产生自身免疫反应等免疫因素均可引起组织损伤而致病。机体免疫系统因先天发育不全或后天遭受损伤，引起免疫功能低下造成机体疾病，称为免疫缺陷病，如获得性免疫缺陷综合征(即艾滋病)。有些个体对某些抗原反应异常强烈，引起组织损伤或疾病，称为变态反应或超敏反应，如青霉素引起的过敏性休克。有些患者因感染、药物、辐射等因素的影响，自身组织发生改变而引起机体对自身抗原发生免疫反应并造成自身组织的损伤,称为自身免疫性疾病,如系统性红斑狼疮、类风湿关节炎等。

**5. 遗传因素**　染色体畸变、基因突变等遗传物质的改变,可直接引起某些疾病,如血友病、白化病等。而某些遗传因素则可提高个体对病因的敏感性,使机体产生遗传易感性,其家族成员具有易患某些疾病的倾向,例如精神分裂症、高血压病、糖尿病等。

**6. 心理、社会因素**　随着医学模式的转变,生物-心理-社会医学模式日渐被广泛接受,人们越来越重视精神、心理和社会因素在疾病发生和发展中的作用。喜、怒、忧、思、悲、恐、惊等不良的心理和情绪波动,以及过度的社会压力和精神紧张均能导致或加重某些疾病;严重的精神创伤可引起大脑皮质功能障碍,而发生神经、精神性疾病,还可诱发其他疾病的发生。同样,社会和环境对人类的精神状况、劳动和生活条件始终起着重要的影响,这些影响也会不断地反映到社会人的生命活动状态中。

应该指出,上述致病因素并不是互相孤立的,实际工作中会发现一种疾病往往是多种因素共同作用的结果。其中有的起到直接致病,并赋予疾病以某些特征的作用(病因),有的起着促进或加强病因致病的作用(诱因),还有的只是发现与某种疾病的发生、发展存在较为密切的相关关系(危险因素)。

## 第四节　疾病经过及转归

一种病因是否引起疾病取决于病因本身和机体两方面的诸多因素,前者包括致病因素的性质、强弱、作用环节和时间等,后者包括机体局部或全身的抵抗力、神经和体液调节、组织细胞的遗传背景和功能状况等。每一种疾病都有其自己的发病规律,研究疾病发生、发展与转归的规律和机制的科学称为发病学(pathogenesis)。

一般疾病都经历从发生到康复或死亡的过程,其中急性传染病可明显地分为4个期:潜伏期(病因作用到症状出现)、前驱期(非特异性症状出现)、临床症状明显期(出现特异性症状和体征)以及转归期(症状、体征消失而康复或患者不治身亡)。

疾病的发生、发展过程实际上就是致病因素引起的损伤和机体抗损伤反应相互作用的过程,两者力量对比决定了病理变化发展的方向。当然,机体抗损伤反应超过一定的限度也可成为损伤性因素。在疾病的发生、发展过程中存在着因果关系的不断交替,如果因果关系的每一个循环都使病情恶化,最后导致患者的死亡,则称为恶性循环。相反,每一个因果关系循环可使病情好转,则称为良性循环。医务工作者的职责就是要阻断恶性循环,促进良性循环,加速患者的治愈康复。

疾病的转归无外乎康复(rehabilitation)和死亡(death)两种情况。康复又分为完全性康复和不完全性康复。前者是指机体的损伤性变化完全消失;自稳调节恢复正常,临床症状和体征完全消失;后者是指损伤性变化得到控制,主要症状消退,但形态、功能和代谢并没有完全恢复正常,而是通过某些器官的代偿维系生命,并可以留下某些后遗症。

死亡即机体生命活动的终止。临床传统上认为死亡是一个过程,分为濒死期、临床死亡期和生物学死亡期。濒死期(临终状态)时脑干以上神经中枢明显受抑制,各种功能明显

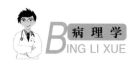
减弱,如体温和血压下降、反应迟钝、意识模糊、呼吸减弱或出现周期性呼吸等。濒死期的长短不一,有的无明显的濒死期,如猝死;有的慢性病患者濒死期可以长达几小时,甚至几十小时。临床死亡期的判定标志是呼吸、心跳停止和反射消失。这期属可逆性阶段,此时体内的组织和细胞仍然存活,患者有可能复苏成功。临床死亡期的长短主要取决于大脑对缺氧的耐受性。生物学死亡期是指大脑皮质及各系统器官的功能和代谢均停止,这是不可逆阶段,并逐渐出现尸冷、尸僵、尸斑等尸体现象。

随着临床复苏技术的提高和器官移植,人们对死亡的概念和判断提出了新的认识。目前认为死亡是指机体作为一个整体的功能永久停止,而不是各器官、组织同时死亡。整体死亡的标志是脑死亡(brain death),是指全脑功能不可逆性永久停止。判断脑死亡的指标:①持续、不可逆性深昏迷;②自主呼吸停止;③脑干神经反射消失。脑死亡常用的确认检查主要包括:脑电图出现脑电图平直,不出现$>2\mu V$的脑波活动;正中神经短潜伏期体感诱发电位消失;经颅多普勒超声显示脑血液循环完全停止。必须具备以上3项,才能确立为脑死亡。脑死亡作为死亡标志和脑死亡标准的确立具有重要意义,不仅顺应了社会伦理学、法学发展的需要,而且有利于器官捐献和移植的发展。然而,由于社会意识和人们接受能力的限制,脑死亡立法问题的解决有待时日。

## 第五节 疾病的研究方法

病理学与病理生理学对疾病的研究方法很多,主要从组织细胞形态学改变与功能和代谢变化的不同角度来进行研究。

**1. 形态学的研究**　形态学的研究是病理学的主要研究手段,其方法是通过肉眼和显微镜及电子显微镜来观察病变组织、器官及细胞的病理改变特点,从而发现明确疾病的病变本质及疾病诊断。

早在我国南宋时期,宋慈的《洗冤集录》就详细地描述了尸体解剖时发现的伤痕病变和中毒的形态学改变,为病理学的发展作出了一定的贡献。然而,通常意义上的现代病理学是建筑在现代人体解剖学之上的,至今大致经历了3个发展阶段。

(1)器官病理学:通过尸体解剖,从肉眼观察的结果,解释疾病的病因、临床表现及其死因。其代表人物是18世纪的意大利病理学家莫干尼,他的代表作是《疾病的部位和原因》。

(2)细胞病理学:19世纪,德国病理学家魏尔啸借助显微镜的发现,观察了疾病时细胞形态和结构的改变。在《细胞病理学》一书中他提出了"细胞改变和功能障碍是一切疾病的基础",由此创建了细胞病理学。其理论和技术至今仍对临床疾病诊治和医学研究产生着重要的影响。

(3)超微病理学:20世纪50年代,由于电子显微镜技术的完善,对疾病的认识发展到了细胞器超微结构水平,病理学又近了一步,进入超微病理学水平。

形态学研究方法可用于人体病理学的研究,包括:①尸体解剖(autopsy),即对死亡者遗体进行病理剖验,并进行显微镜观察。这是病理学最基本的研究方法之一,其在死因推测、患者生前病情演变分析、临床诊治评价、提供病理学教学材料等诸方面都起着不可替代的作用。②活组织检查(biopsy)，即用手术切取、内镜钳取、针刺吸取等方法从患者机体获取病变组织进行病理检查。这是目前临床疾病诊断，特别是肿瘤良、恶性鉴别最常用和最可靠的技术。③脱落细胞学检查(exfoliative cytology)，即从患者的分泌物(如痰液和乳腺溢液)、渗出物(如胸、腹腔积液)，排泄物(如尿液)中收集脱落细胞进行涂片观察。由于此法简便，患者又无痛苦，故较适用于肿瘤的普查。

**2. 免疫组化和细胞化学**　免疫组化是利用某些酶或荧光物质标记特定的抗原或抗体，再通过抗原-抗体的特异性反应来识别组织和细胞中的某些特定成分，从而分析疾病过程中组织、细胞改变的性质或特点。细胞化学是应用某些能与细胞中化学成分发生特异反应的显色试剂，在组织、细胞原位观察其特定化学成分的变化。两者都是在组织、细胞结构基础上研究疾病的重要方法。

**3. 动物实验**　动物实验是在动物身上复制某些人类疾病的模型，可用来进行疾病的病因学、发病学、病理改变、疾病转归及疗效验证等研究，是病理学与病理生理学的重要研究方法之一。但因动物和人之间存在很多差异，所以不能把动物实验结果不加分析地直接用于人体，只可作为人体疾病研究的参考。

**4. 组织与细胞培养**　组织与细胞培养实验是指将某种组织或细胞，甚至某个器官，在适宜的培养基中进行体外培养，以研究在各种因子作用下细胞和组织病变的形态改变、特定蛋白代谢(升高或降低)和功能(合成或分泌增多或减少)改变，从而研究细胞和组织病变的发生、发展。这属于体外实验，不如上述体内实验的结果可靠。但因其具有处理因素单一、能避免体内复杂因素的干扰、便于控制和重复等优点，故有重要的应用价值，在研究工作中被广泛使用。

**5. 分子生物学技术**　分子生物学技术包括利用核酸分子杂交、聚合酶链反应、DNA测序等核酸分析技术和一系列蛋白质分析技术，用以研究细胞发育分化、细胞增殖、肿瘤、遗传性疾病等各种生理过程和病理改变，使人类对疾病的研究达到了更深入的水平，已成为病理学与病理生理学研究疾病的主要发展方向。

这些方法在研究过程中常常被结合起来应用。随着对蛋白质和核酸分子检测技术的发展，以及免疫学和分子生物学技术的进步，使病理学与病理生理学的研究已广泛融合，使疾病时组织、细胞形态学改变与功能和代谢变化有机地结合起来，大大地加深了人们对疾病本质的认识，出现了诸如分子病理学、免疫病理学、遗传病理学等新的学科分支。

## 第六节　如何学好病理学

学好病理学重要的是处理好以下几个关系。

(1) 总论与各论的关系：病理学总论和病理学各论，两者是共性与个性的关系。总论研究的是不同疾病的共同的病变基础和发展规律；各论则是研究每种疾病的具体的病理变化和特殊规律。总论是各论内容的概括，是学习各论的基础；各论是总论知识的具体运用，总论知识的掌握要用各论内容来充实。

(2) 局部和整体的关系：人体是一个有机的整体，疾病时可以某一部分的病变和临床表

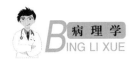

现较为突出,但全身各系统均会呈现一定的反应。在学习病理学时,即要考虑局部病变对全身的影响,也要考虑整体对局部病变的作用。

(3)形态与功能和代谢的关系:疾病时机体的病理变化包括了组织、细胞形态学改变,还包括了器官和组织的功能和代谢变化。以往较多地将两者分割开来。应该指出,学习和掌握病理知识,融会贯通这两方面的表现是必须的,这也是本书如此编排的出发点。

(4)病理和临床的关系:病理与临床各科之间有着非常密切的关系,观察疾病的病理变化时要联系患者的临床表现,做病理诊断时要考虑到临床的实用价值。经常的病理临床讨论会不仅有利于临床医师诊治水平的提高,对医学生来说也是学习病理知识和掌握临床思维的一种极好形式。

(5)理论和实践的关系:病理学是一门实践性很强的学科,在学习时即要重视理论知识的学习,也要注重实物的观察,良好的实验条件(丰富的病理标本和切片)将有助于验证学到的理论知识,加强对所学知识的掌握和记忆。

当然,学习病理学还一定要用发展的眼光。这是因为我们所观察的病理标本或切片均只是该病例病情发生、发展过程中的一个断面,观察时要考虑前因、后果。要考虑疾病的自然发展过程,也要考虑人为因素对病情发展的影响作用。只有这样才能将病理学好、学活。

(张志刚)

### 思考题

(1)简述疾病的主要病因。

(2)病理学主要研究方法有哪些? 其对临床医学有何意义?

(3)简述疾病的概念和疾病经过及转归。

# 第二章
# 组织、细胞的适应、损伤和修复

## 学习要点
- 萎缩、肥大、增生、化生的概念
- 细胞肿胀、脂肪变性、玻璃样变性、坏死和凋亡的概念及病理特点
- 各种不同坏死的病理变化特点
- 细胞再生、肉芽组织、纤维性修复、创伤修复的概念

人体组织、细胞生存在一个不断变化着的微环境中。内、外环境中的许多因素（如物理、化学和生物性因素等），乃至机体本身新陈代谢过程中的必需物质（如葡萄糖），均可在某些条件下成为损伤组织、细胞的有害因子。由于损伤因子的性质及其作用强度、细胞本身的内在特性（如细胞分化程度、对损伤因子作用的易感性或抵抗力等）以及细胞的功能、营养状态的不同，可以表现出不同结果：①适应，如萎缩、肥大、增生和化生；②可复性损伤，即细胞肿胀、脂肪变性；③不可复性损伤，即组织、细胞坏死或凋亡。

## 第一节 适 应

机体受到其周围微环境的改变作用，组织、细胞发生一系列功能代谢和形态结构的变化，使之在一定环境条件下继续生存和延续的过程称为适应（adaptation）。适应在形态上表现为萎缩、肥大、增生和化生。

### 一、萎缩

萎缩（atrophy）是指已发育正常的细胞、组织或器官的体积缩小。其本质是实质细胞体积缩小，但也可伴有细胞数量减少。

（一）原因和分类

萎缩分为生理性和病理性两类。生理性萎缩是随年龄增长自然发生的，如青春发育期

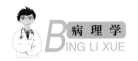

后胸腺的萎缩、更年期后生殖器官的萎缩。病理性萎缩依发生原因分为以下类型。

**1. 营养不良性萎缩** 包括全身性和局限性。前者常见于饥饿和慢性消耗性疾病,由于蛋白质摄入不足或消耗过多而引起。后者常由局部缺血所致,如脑动脉硬化时因慢性缺血导致的脑萎缩。

**2. 压迫性萎缩** 器官或组织因长期受压造成的局部缺血,可能为其发生的主要原因。如尿路梗阻时,因肾盂积水扩张压迫肾实质而引起肾萎缩。

**3. 废用性萎缩** 因长期工作负荷减少,以至组织代谢降低而发生的萎缩。例如,久病卧床者肢体长期不活动导致的肌肉萎缩、骨质疏松。

**4. 神经性萎缩** 神经、脑或脊髓损伤时,因神经调节功能障碍以致组织代谢率降低所致的肌肉萎缩。如脊髓灰质炎引起的患侧下肢的肌肉萎缩。

**5. 内分泌性萎缩** 因内分泌腺功能下降引起的靶器官细胞萎缩。如双侧卵巢切除可致女性乳腺萎缩。

（二）病理变化

肉眼观察:萎缩的细胞、组织或器官均匀性缩小,重量减轻,脏器包膜皱缩,组织颜色加深呈褐色(图2-1A)。

镜下观察:萎缩细胞体积缩小,胞质内可见黄褐色的脂褐素颗粒(图2-1B)。这是细胞内不能溶解的细胞器残骸,即脂质过氧化的生物膜结构残质体。电镜下可见胞质内细胞器退化,自噬小体增多。萎缩器官也可伴有实质细胞数量减少。间质内的纤维组织、脂肪组织增生。

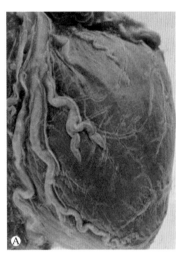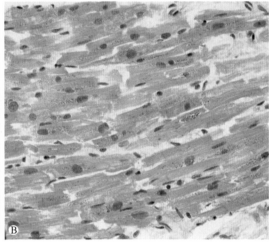

**图 2-1 心肌萎缩**

注：A. 心脏体积缩小,心外膜皱缩,冠状动脉蛇形状弯曲;B. 心肌细胞核两侧可见黄褐色的脂褐素颗粒。

（三）影响和结局

萎缩的器官或组织,因实质细胞体积缩小或数量减少而致功能降低。如脑萎缩时记忆力和智力降低,肌肉萎缩时收缩力减弱,腺体萎缩时分泌减少等。轻度病理性萎缩时,去除病因后萎缩的细胞有可能恢复常态;持续性萎缩的细胞最终死亡消失。

## 二、肥大

细胞、组织和器官的体积增大称为肥大(hypertrophy)。细胞肥大的基础是胞质内细胞器增多,蛋白质的合成增多而分解减少,组织或器官的功能达到更高的水平,以适应改变了的内、外环境的需要。肥大常见以下类型。

**1. 代偿性肥大** 通常因相应组织和器官工作负荷增加而引起,如高血压患者左心室排血阻力增大而出现左心室心肌肥大;一侧肾切除后,对侧相应器官肥大。

**2. 内分泌性肥大** 激素作用于靶器官,使之肥大,以适应生理功能的需要。如哺乳期的乳腺肥大,妊娠期的子宫平滑肌肥大。

细胞的肥大导致由其组成的组织和器官体积增大,重量增加和功能增强。肥大的组织器官常伴有细胞数量的增多。因代偿而肥大的器官超过其代偿限度时,便会失代偿,例如肥大心肌的失代偿而引发心力衰竭。

## 三、增生

实质细胞数量增多称为增生(hyperplasia)。细胞增生常伴有细胞肥大。细胞增生常与激素和生长因子的作用有关。增生分为生理性和病理性,如青春期乳腺和妊娠期子宫的增生为生理性增生,雌激素水平过高所致的子宫内膜和乳腺小叶增生则属于病理性增生。肠道慢性炎症刺激可引起肠黏膜上皮增生而形成炎性息肉,而溃疡周围上皮的增生对损伤的组织有修复作用。

增生的组织、器官表现为体积均匀增大,重量增加。增生通常是可复性的,当引起增生的原因去除后,增生即可消退。但在少数情况下,细胞增生的调控作用失常,可导致过度增生而发生肿瘤。

## 四、化生

化生(metaplasia)是指一种分化成熟的细胞因受刺激因素的作用转化成另一种分化成熟细胞的过程。化生的细胞并不是由原来的成熟细胞直接转变而来,而是由该处具有分化能力的干细胞向另一方向分化而形成的。这种分化上的转向通常只发生于同类组织,即上皮细胞之间或间叶细胞之间。例如,慢性支气管炎时,支气管假复层纤毛柱状上皮细胞可化生为鳞状上皮,称为鳞状上皮化生;慢性萎缩性胃炎时胃黏膜腺体向肠上皮化生,称为肠上皮化生(图2-2);骨化性肌炎时,病灶中的横纹肌组织可化生为软骨或骨组织。

化生是机体对不利环境及有害因素损伤的一种适应性改变,其生物学意义利害兼有,以呼吸道黏膜纤毛柱状上皮的鳞状化生为例,化生的鳞状上皮在一定程度上增加了局部抵御环境因素刺激的能力;但失去了纤毛,从而减弱了黏膜的自净功能。另外,部分化生的上皮可能发生恶变,如胃黏膜肠上皮化生后可发生肠型腺癌。

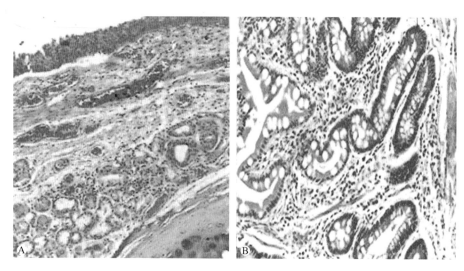

**图 2 - 2 化生**

注：A. 支气管上皮鳞状上皮化生；B. 胃黏膜肠上皮化生。

## 第二节 细胞、组织的损伤

细胞和组织不能耐受有害因子刺激时，可引起损伤(injury)。损伤可导致细胞组织的结构、功能和代谢 3 个方面的变化。引起细胞损伤的原因和机制是很复杂的，细胞膜的破坏、活性氧类物质(氧自由基等)增多、缺氧、化学毒作用和遗传物质变异等，对细胞损伤的发生有重要意义。较轻的细胞损伤是可逆的，称为变性。严重的损伤是不可逆的，最终引起细胞死亡。

### 一、变性

变性(degeneration)是指细胞胞质内出现异常物质或正常物质的增多，伴有功能下降。变性是细胞轻度损伤后常发生的早期病变，多见于肝、心、肾等实质细胞。

（一）细胞肿胀

细胞肿胀(cellular swelling)是病变细胞内水分潴留增多，细胞出现体积增大、胞质结构疏松或颗粒样改变，是一种可逆性的细胞变性改变。

**1. 发病机制** 由于细胞受损后线粒体功能下降，ATP 生成减少，钠泵功能障碍，导致细胞内水、钠潴留。

**2. 病理变化** 肉眼上变性器官体积增大、包膜紧张、混浊而无光泽、颜色变淡。显微镜下见实质细胞胞体变大、胞质内布满了伊红色颗粒(电镜下见颗粒为肿大的线粒体，见图 2-3)。随着细胞内水分的进一步增多，胞质呈淡染、絮网状(电镜下见内质网扩张)，常称为水样变性(hydrophic degeneration)。严重者细胞膨大如球状，胞质透明，称为气球样变性。细胞肿胀变性常见于缺氧引起的肾小管上皮细胞发生水肿，或病毒性肝炎时肝细胞普遍水样变性。肝细胞肿胀，胞质透明，并常见有气球样细胞。细胞变性可在临床上出现相应器官功能降低的表现。

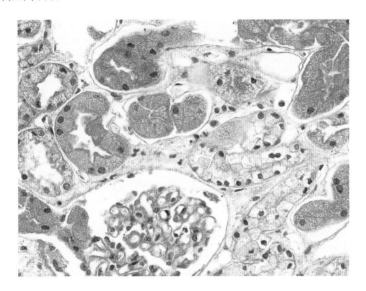

**图 2 - 3 肾近曲小管上皮细胞肿胀**

注：近曲小管上皮细胞肿胀，胞质呈红染粗颗粒状。

（二）脂肪变性

除脂肪细胞外，其他细胞胞质内出现脂滴或脂滴明显增多称为脂肪变性（fatty degeneration）。多发生于肝细胞、心肌细胞和肾小管上皮细胞。

**1. 发病机制** 以肝细胞脂肪变性为例，凡是能引起肝细胞脂肪酸代谢异常因素都可引起肝细胞脂肪变性。

（1）进入肝脏的脂肪过多：高脂饮食，身体皮下、大网膜等处脂肪组织大量分解（营养不良时），中性脂肪入肝增多，若超出肝细胞利用和合成脂蛋白能力时，即沉积于肝细胞内。

（2）脂肪酸降解减少：缺氧、中毒、感染可使线粒体功能受损，脂肪酸 β 氧化受阻，可造成肝细胞内脂质增多。

（3）脂肪运出受阻：组成载脂蛋白的重要原料缺乏、感染和中毒造成的粗面内质网破坏，以及脂蛋白合成酶活性下降均可导致脂质在肝细胞内沉积。

（4）细胞内结构脂蛋白崩解、析出。

**2. 病理变化** 显微镜下变性肝细胞体积增大，脂质内出现大小不等的空泡（因脂肪被制片时的有机溶剂溶解）；苏丹Ⅲ染色将脂滴染成桔红色。重度肝脂肪变性时，其胞核被胞质内蓄积的脂肪挤向一侧，形似脂肪细胞（图2-4）。肝脂肪变性时，肉眼观肝体积增大，边缘钝，色淡黄，质变软，切面油腻感。此外，心肌脂肪变性常累及左心室的内膜下和乳头肌，表现为横行的黄色条纹与未脂肪变的暗红色心肌相间，肉眼观形似虎皮斑纹，称为虎斑心。

肝脂肪变性早期一般无明显的临床表现，当病因消除后可恢复正常。重度弥漫性肝脂肪变性称为脂肪肝，表现为肝大，有轻压痛及肝功能异常。严重病变可引起肝细胞坏死，肝脏内纤维组织增生，导致肝硬化。

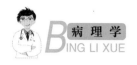

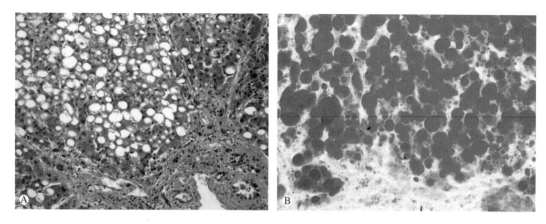

**图 2-4 肝细胞脂肪变性**

注：A. HE 染色切片示肝细胞体积增大,胞质中出现大小不一的圆形空泡；B. 苏丹Ⅲ染色切片示肝细胞中有脂滴,脂肪染色阳性。

## 二、细胞死亡

细胞因为严重损伤而呈现代谢停止,结构破坏和功能丧失等不可逆性变化,即细胞死亡(cell death)。细胞死亡分为坏死和凋亡两大类。此外,自噬是与细胞死亡相关的细胞改变。

### (一)坏死

坏死(necrosis)是机体局部组织、细胞的死亡。坏死细胞的细胞膜、细胞器膜崩解,结构破坏并引发急性炎症。坏死可迅速发生,也可由变性发展而来。

**1. 发病机制** 细胞受到以下几种原因的作用易发生坏死。

(1)局部缺血:如冠状动脉缺血引起的心肌梗死;长期卧床患者的局部皮肤因长期受压缺血而坏死脱落,形成压疮。

(2)生物性因素:当机体发生感染时,因病原微生物及寄生虫等的直接损害及其毒素的作用,使细胞坏死,如乙型脑炎的脑细胞坏死等。

(3)理化因素:如高温、低温、放射线、强酸、强碱等,可直接破坏组织结构或使组织、细胞发生代谢障碍而引起坏死。

(4)神经损伤:神经损伤后,失去正常神经调节的组织出现代谢紊乱,防御功能降低,而发生难以愈合的创面。如麻风患者的肢体坏死。

**2. 病理变化** 早期坏死组织肉眼及光镜下不易被识别,当坏死若干小时后才可见到形态改变。

(1)肉眼观察:外观无光泽,暗灰浑浊,失去正常组织的弹性;局部温度降低,血管无搏动,清创术切割失活组织时无鲜血流出;丧失感觉(如痛觉、触觉)及运动功能(如肠管蠕动、心肌收缩)等。

(2)镜下观察:细胞核变化是细胞坏死的主要形态学标志。①核固缩(pyknosis):核缩小、凝聚,呈深蓝染。②核碎裂(karyorehexis):核膜溶解,染色质崩解成碎片,散于胞质中。③核溶解(karyolysis):染色质中的核酸、核蛋白被分解,核淡染,甚至消失。胞质红染,胞膜破裂,坏死细胞进而解体、消失。坏死细胞周围间质中的胶原纤维发生肿胀、崩解、液化,基质解聚。最终,坏死的细胞和崩解的间质合成一片模糊的无结构的颗粒状红染物质。

**3. 坏死类型**　坏死分为凝固性坏死、液化性坏死和坏疽 3 种基本类型。

(1) 凝固性坏死(coagulative necrosis):坏死细胞的蛋白质凝固,镜下组织结构的轮廓常保持,但细胞细微结构消失(图 2-5);肉眼上坏死组织色灰白或淡黄,且干燥。这可能与坏死组织局部的酸中毒使坏死细胞的结构蛋白和酶蛋白变性,从而抑制蛋白质的溶解过程有关。凝固性坏死好发于心肌、肝、脾、肾等。

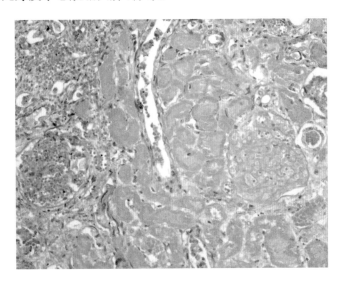

**图 2-5　肾脏凝固性坏死**

注:坏死区肾小管轮廓尚保存,但细胞核等微细结构消失。

(2) 液化性坏死(liquefactive necrosis):坏死组织因被酶分解而成为液态。最常发生于脑和脊髓,又称软化(malacia),可能与该处水分和脂质含量多,蛋白质少不易凝固,而易被蛋白酶水解有关。化脓性炎症时,坏死灶内因有大量中性粒细胞渗出,当其破坏后释放出水解酶将坏死组织溶解而形成脓液,也是液化性坏死(图 2-6)。

(3) 坏疽(gangrene):是指较大范围组织坏死后,又继发腐败菌感染所致组织或器官的腐败性改变。肉眼观呈黑褐色,其与坏死局部来自红细胞血红蛋白的 $Fe^{2+}$ 与腐败组织分解出 $H_2S$ 形成硫化铁有关。坏疽分

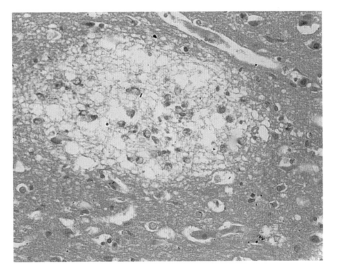

**图 2-6　脑液化性坏死**

注:坏死区脑组织液化,留下不规则空隙,其中见泡沫状细胞浸润。

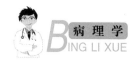
为干性、湿性和气性 3 种。

1）干性坏疽：常发生于肢体。因动脉被阻断，而局部静脉尚通畅，水分容易蒸发，故局部干燥、皱缩。因坏死组织干燥，细菌不易繁殖，因而病变发展慢。病变多与正常组织分界清楚，全身中毒症状较轻。如动脉脉管炎导致的下肢干性坏疽等。

2）湿性坏疽：发生于局部动、静脉同时阻塞。好发于与外界相通的器官（如肠、肺、胆囊、子宫、阑尾等），也可发生于有淤血、水肿的下肢。因局部水分多，有利于细菌繁殖，因而感染重，病变处组织肿胀，扩展快，与正常组织分界不清，全身中毒症状重。

3）气性坏疽：常发生于深达肌肉的开放性损伤，合并厌氧的产气荚膜梭菌等感染时，细菌分解坏死组织，产生大量气体，使坏死组织呈蜂窝状，按之有捻发感。细菌随气体的扩散而播散，病变发展迅猛，全身中毒症状严重。

（4）特殊类型的坏死

1）干酪样坏死（caseous necrosis）：属于一种特殊类型的凝固性坏死，常见于结核病灶。其特点是坏死组织崩解彻底。肉眼观察：坏死局部呈白色或淡黄，细腻、松软形似奶酪，故得名。镜下观察：坏死组织的结构轮廓完全消失，甚至不见核碎屑，呈现一片嗜伊红颗粒状物，故又称无结构性坏死。

2）脂肪坏死（fat necrosis）：常见于急性胰腺炎，与胰腺被损害后胰脂酶外溢消化胰周脂肪组织有关；皮下脂肪组织（尤其是女性乳房）由于创伤导致脂肪细胞破裂，脂肪外溢而发生坏死。脂肪坏死时因有大量脂肪酸形成，常与血液中的钙盐结合形成钙皂。肉眼见白色质硬的斑点或斑块，镜下为淡紫色无结构物。

3）纤维蛋白样坏死（fibrinoid necrosis）：发生于结缔组织和血管壁，多见于变态反应性结缔组织疾病（风湿病、类风湿关节炎、红斑狼疮、结节性多动脉炎等）和急进性高血压。镜下坏死组织呈聚集成片红染的细丝状、颗粒状物。纤维蛋白样坏死物质可能是肿胀、崩解的胶原纤维（图 2-7）。由于疾病的不同，纤维蛋白样物质的成分可能也有所不同。

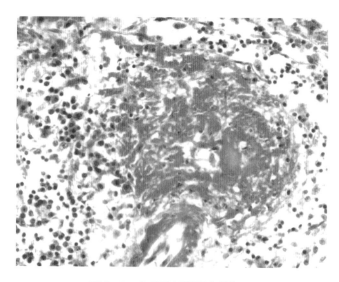

图 2-7 血管壁纤维蛋白样坏死

注：血管壁增厚，原有结构消失，代之以深伊红色的不规则小
　　条、小块状物。

4. 结局　组织坏死后,在体内成为异物,刺激机体产生以下反应。

(1) 溶解、吸收:坏死组织可被细胞中释放的溶酶体酶分解液化,再由淋巴管、血管吸收或被巨噬细胞吞噬清除。坏死局部可引发急性炎性反应。

(2) 分离、排出:坏死灶较大时,坏死组织被分解后与健康组织分离,通过各种途径排出,形成缺损。皮肤、黏膜浅表的坏死性缺损称为糜烂,较深的坏死性缺损称为溃疡。内脏器官(如肺、肾)的坏死物液化后可通过自然管道(支气管、输尿管)排出,残留的空腔称为空洞。

(3) 机化或包裹:坏死物不能完全溶解吸收或分解排出,则由邻近健康组织新生的毛细血管和成纤维细胞构成的肉芽组织将其取代的过程,称为机化(organization)。如坏死灶较大,不能完全机化,则由周围增生的肉芽组织和纤维组织将其包绕称为包裹(encapsulation)。

(4) 钙化:较大块坏死不能被吸收、机化时,坏死组织(或陈旧的机化组织)中可有钙化盐沉积,称为钙化(calcification)。

5. 对机体的影响　坏死对机体的影响主要取决于坏死的范围和部位,还与机体的储备代偿力有关。坏死对机体的影响主要有以下几个方面。

(1) 炎症反应:坏死组织刺激机体产生炎症反应,伴有继发微生物感染。如急性胰腺炎是因胰腺腺泡内的消化酶对胰腺的自身消化,可引起组织坏死,再继发炎症的结果;肠套叠后肠壁坏死又有腐败菌感染,形成湿性坏疽。

(2) 免疫反应:坏死物吸收进入血管作为抗原引起免疫反应。如心肌梗死后数周至数月出现的"心肌梗死后综合征";一侧眼球损伤后,导致对侧健康眼发生交感性眼炎。

(3) 疾病扩散和传播:坏死组织液化后,通过自然管道排出过程中,可把坏死物中的病原体带到身体其他部位。如结核病干酪样坏死中的结核分枝杆菌可借助自然管道在肺、泌尿道、消化道等处扩散;也可侵入血流,由血道播散;肺内干酪样坏死物中的细菌还可通过咳嗽时的飞沫和吐痰传播。

(4) 产生相应临床症状:组织坏死可累及局部血管引起出血,肺结核、溃疡、肠伤寒时的坏死可导致大出血。消化道局部坏死会引起穿孔。坏死还可引起疼痛,尤其是缺血性坏死如心肌梗死;下肢闭塞性脉管炎引起的相应部位的缺血性疼痛;卵巢囊肿蒂扭转,因静脉回流受阻,瘤内发生高度淤血,进一步引起出血、坏死,产生剧烈腹痛、恶心、呕吐等。坏死组织分解后毒素吸收入血则可引起全身反应如发热、白细胞增多、代谢紊乱等。

(5) 功能损害:实质细胞坏死后可造成器官的功能损害。如心肌梗死引起收缩障碍、心律失常,甚至心力衰竭;肝大范围坏死导致肝功能衰竭;垂体坏死(见于肿瘤或产后大出血)可发生肾上腺、甲状腺功能不足。

(6) 器官硬化:组织坏死后常由纤维结缔组织取代(机化),最后形成瘢痕而致器官硬化,如慢性肺结核致肺硬化;慢性肝炎致肝硬化;长期慢性心肌缺血导致心肌硬化。硬化器官的功能衰退。

(7) 血清学改变:由于坏死细胞膜的通透性增加,胞质中的一些酶可释放到血液中,临床上可借以作为诊断某些细胞坏死性疾病的参考指标。例如心肌梗死时的血液肌酸激酶、乳酸脱氢酶、谷草转氨酶升高;肝细胞坏死时的血液谷草转氨酶、谷丙转氨酶升高;胰腺坏死时的血液淀粉酶升高等。

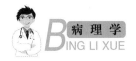
**（二）凋亡**

凋亡(apoptosis)是活体内单个细胞或小团细胞的死亡,死亡细胞的质膜(细胞膜和细胞器膜)不破裂,不引发死亡细胞的溶解,也不引起急性炎症反应。凋亡的发生与基因调节有关,有人称之为程序性细胞死亡。镜下见凋亡的细胞固缩,与周围组织脱离,核内染色质浓聚于核膜下,最终降解消失;胞质浓缩,强嗜酸性,形成大小不等的圆形或椭圆形凋亡小体。如病毒性肝炎中所见的嗜酸性小体。凋亡不仅与胚胎发生、发展、个体形成、器官的细胞稳定等有关,还在人类肿瘤、自身免疫性疾病、病毒性疾病等的发生中具有重要意义。

**（三）自噬**

自噬是近年来很受关注的与细胞变性、坏死相关的细胞改变。1966年,研究者在发现溶酶体的同时发现了细胞自噬(autophagy)现象。发现肝细胞在处于饥饿状态时,细胞内的许多细胞器结构被细胞自行包裹,形成吞噬小泡结构,称为自噬。这种自噬现象对维持细胞自身的稳态发挥了至关重要的作用。自噬细胞形态学上主要的特征是细胞内出现大量泡状结构,即双层膜自噬泡,吞噬泡内为胞质及细胞器。自噬是细胞在处于恶劣环境时的一种生存机制,但持续的自噬也会导致程序性细胞死亡。

# 第三节 玻璃样变性

玻璃样变性(hyaline degeneration)又称透明变性,泛指细胞内、纤维结缔组织间质或动脉壁中出现伊红色均质样染色、似毛玻璃样半透明的物质沉积。其原因各异。

## 一、细胞内玻璃样变性

细胞内出现大小不等的均质、红染的圆形小体,多位于细胞质内。例如肾小管上皮细胞吸收大量蛋白尿中的蛋白质,在细胞质中形成许多伊红色圆形小体;酒精性肝病时,在肝细胞胞质中的均质伊红色小体(Mallory 小体),狂犬病患者神经元胞质中的病毒包涵体(Negri 小体),浆细胞内质网中的免疫球蛋白积聚(Rusell 小体)等,这些都是细胞内玻璃样变性。

## 二、纤维结缔组织玻璃样变性

见于瘢痕、动脉粥样硬化斑、肾小球硬化、硅肺、心瓣膜病、浆膜粘连、血栓或坏死组织的机化等。在增生的纤维组织中有大量条索形均质红染的物质。原因可能是胶原蛋白的变性,融合的结果。病变处灰白色、半透明、质坚韧。镜下纤维细胞明显减少,胶原纤维增粗、融合,形成均质红染的玻璃样改变。

## 三、动脉壁玻璃样变性

动脉壁玻璃样变性主要发生在细动脉,又称细动脉硬化(arteriolosclerosis),常见于高血压病和糖尿病患者的肾、脑、脾和视网膜等处的细动脉。原因可能是细动脉痉挛,内膜通透性增大,血液中的血浆蛋白沉积于血管壁,使细动脉壁增厚,呈均质红染的形态。病变的血管壁增厚,弹性降低,管腔狭窄甚至闭塞,可导致血液循环外周阻力增加和局部缺血;病变严重时,可导致血管破裂出血,如脑出血。

# 第四节 损伤的修复

损伤造成机体部分细胞和组织丧失后,机体对所形成的缺损进行修补恢复的过程称为修复(repair)。修复是通过细胞的再生和纤维性修复来实现的。

## 一、再生

组织和细胞损伤后,周围存活的细胞增殖进行修复的过程称为再生(regeneration)。

### (一)再生的类型

**1. 生理性再生** 在生理过程中,有些细胞、组织不断老化、衰亡,再由新生的同种细胞不断补充,从而始终保持原来的结构和功能。例如表皮的角化层经常脱落,由表皮的基底细胞不断地增生、分化给予补充;月经期子宫内膜脱落后又被新生内膜代替;血细胞衰亡后,不断地从淋巴造血器官输出大量新生的细胞进行补充。

**2. 病理性再生** 病理状态下细胞组织缺损后发生的再生,称病理性再生。病理性再生有以下两种。

(1)完全性再生:组织受损很轻,死亡细胞由同类细胞再生补充,完全恢复了原有的结构和功能称为完全性再生。

(2)不完全性再生:如组织受损严重,缺损较大,或再生能力弱的细胞死亡,则常由新生的结缔组织(肉芽组织)再生修补,不能完全恢复原有结构和功能,最后形成瘢痕,称为不完全性再生,也称纤维性修复。在多数情况下,病理性再生的两种修复常同时存在。

### (二)各种细胞的再生能力

正常细胞的增殖是通过细胞周期来进行的。不同种类的细胞,其细胞周期的时间长短及单位时间里进入细胞周期进行增殖的细胞数不同,因此具有不同的再生能力。通常,低等动物比高等动物再生能力强,幼稚组织比分化成熟组织再生能力强。人体细胞的再生潜能因细胞周期不同可分为3种类型(图2-8)。

**1. 不稳定细胞(labile cells)** 这类细胞总在不断的增殖,以代替衰亡或破坏的细胞,如表皮细胞,呼吸道、消化道、生殖器官管腔的被覆细胞,淋巴造血细胞、间皮细胞等,这类细胞的再生能力相当强。

此外,新近的研究进展显示人类骨髓及器官中还有一些干细胞(stem cells)也属不稳定细胞。但与上述各组织和细胞不同,干细胞是一类具有自我复制能力的多潜能细胞,具有无限分裂能力和非对称复制的生物学特点,即分裂的子细胞一个可继续保持自我更新能力,另一个则可在特定条件下分化成多种功能细胞。它们不仅有很强的增生能力,而且可以分化发育,变成其他各种类型的细胞。近年来,干细胞在组织修复和细胞再生中作用的研究取得了很多积极的进展。

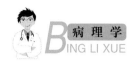

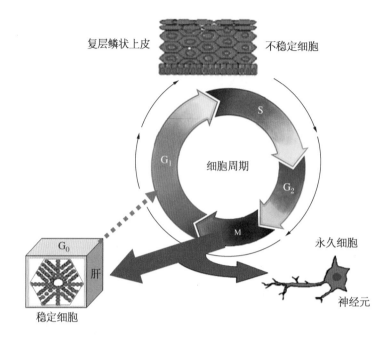

**图 2‑8　细胞再生能力细胞周期模式图**

**2. 稳定细胞（stable cells）** 在生理情况下，这类细胞增殖现象不明显，但受到损伤刺激时，表现出较强的再生能力。这类细胞包括腺体或腺样器官的实质细胞，如肝、胰、涎腺、内分泌腺、汗腺、皮脂腺和肾小管上皮细胞等，还包括原始的间叶细胞及其分化出来的各种细胞，如成纤维细胞、血管内皮细胞、骨膜细胞、骨母细胞、软骨母细胞、脂肪母细胞等。平滑肌细胞也属于稳定细胞，但一般情况下其再生能力较弱。

**3. 永久性细胞（permanent cells）** 这类细胞在出生后不能分裂增殖，一旦损伤则成为永久性缺失。这类细胞包括神经细胞、骨骼肌细胞及心肌细胞。这些细胞损伤后一般通过瘢痕修复。神经纤维不属此类细胞，在神经细胞存活的前提下，受损的神经纤维有活跃的再生能力，常与增生的结缔组织一起盘曲成团，形成有顽固疼痛的创伤性神经瘤。但近年来的研究显示，在一定的内、外因素作用下，永久性细胞也可表现出一定的再生能力，甚至做到器官的重构。

**（三）各种组织的再生过程**

**1. 上皮组织的再生** 皮肤的鳞状上皮缺损后，由创缘或底部的基底细胞分裂增生，由缺损周围逐渐向中心进展，覆盖新生的细胞，先形成单层上皮，以后再分化成为复层鳞状上皮。黏膜的柱状上皮缺损后，由邻近的基底细胞分裂增生来修补，先形成立方上皮，以后再分化为柱状上皮。

**2. 结缔组织的再生** 结缔组织和其他再生能力弱的组织缺损后，损伤处幼稚的成纤维细胞分裂、增生。其细胞大、椭圆形、棱形或呈星状，胞质嗜碱性，胞核大、染色淡，有1～2个核仁。当成纤维细胞停止分裂后，开始合成并分泌前胶原蛋白，在细胞周围形成胶原纤维，细胞逐渐成熟，变成长棱形，胞质越来越少，核也变为长棱形、深染，而成为纤维细胞。

**3. 血管的再生** 血管的再生常以生芽的方式来完成的。首先由毛细血管的内皮细胞分裂增生形成突起的幼芽,幼芽增生延长形成一条实心的细胞索,在血流的冲击下,数小时后便可出现管腔,形成新生的毛细血管,进而吻合成毛细血管网。近来的研究还显示,血管的再生还可以通过骨髓源性血管内皮前体细胞到达局部后增生形成新的毛细胞血管网。为适应功能的需要,这些毛细血管还会不断改建,有的关闭,内皮细胞被吸收消失;有的管壁逐渐增厚,发展为小动脉或小静脉,其平滑肌等成分可由血管外未分化的间叶细胞分化而来。但大血管断离后的再生通常需手术吻合。

**4. 神经组织的再生** 脑与脊髓内的神经细胞破坏后不能再生。外周神经受损时,若与其相连的神经细胞仍存活,则可完全再生。首先断处远端的神经纤维髓鞘及轴突发生变性崩解并被吸收,两端的神经膜细胞增生,将断端连接并产生髓质,形成髓鞘。近端轴突逐渐向远端生长,最后达到末梢。若断离的两端相距太远或两端之间有瘢痕组织相隔,或因截肢失去远端,再生的轴突均不能到达远端而与增生的结缔组织混杂在一起,卷曲成团,形成创伤性神经瘤,可引起顽固性疼痛。

## 二、纤维性修复

纤维性修复是指由纤维结缔组织来完成修复的过程,即通过肉芽组织增生、溶解吸收损伤处的坏死组织和异物并填补缺损后,逐渐转化成以胶原纤维为主的瘢痕组织,故又称为瘢痕修复。

### (一)肉芽组织

肉芽组织(granulation tissue)主要由新生的薄壁毛细血管及增生的成纤维细胞构成,其间伴有炎症细胞浸润。

**1. 形态结构** 肉眼观为鲜红色,细颗粒状,柔软湿润,形似鲜嫩的肉芽故而得名。镜下见大量由内皮细胞增生形成的毛细血管,与创面垂直生长,近伤口表面时互相吻和,形成袢状弯曲的毛细血管网。在毛细血管周围有许多增生的成纤维细胞,常伴有大量炎细胞浸润。炎症细胞以巨噬细胞为主,也有中性粒细胞及淋巴细胞(图2-9)。

**2. 作用**

(1)抗感染保护创面:在伤口有感染的情况下,肉芽组织可对感染物及异物进行分解吸收。如伤口中的一些可溶性物质、细菌、细小的异物或少量坏死组织,可通过中性粒细胞、巨噬细胞的吞噬,以及细胞内水解酶的消化作用使之分解,通过毛细血管吸收,以消除感染,清除异物,保护创面。

(2)填补伤口及其他组织缺损:肉芽组织在组织损伤后2~3天内即可出现,在创口内自下而上或从周围向中心生长,逐渐填补创口。在此过程中,成纤维细胞产生胶原纤维并转变为纤维细胞,毛细血管减少,消失,最终肉芽组织变成瘢痕组织。瘢痕组织的张力强度只有正常组织的70%~80%,但足以使创缘牢固地闭合起来。损伤愈合后如果瘢痕形成薄弱,拉张力强度低,可使愈合处向外膨出,如心肌梗死瘢痕处向外凸出形成室壁瘤;腹壁手术瘢痕处因腹压增大引起腹壁(切口)疝。

(3)机化或包裹:肉芽组织可机化或包裹坏死组织、血栓、炎性渗出物及其他异物。

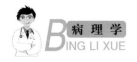
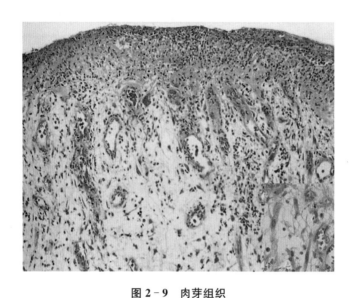

**图 2 - 9　肉芽组织**

注：肉芽组织浅表层的新生毛细血管与创面垂直，其间有成纤
维细胞和各种炎症细胞浸润。

（二）瘢痕组织

瘢痕组织是由肉芽组织经改建形成的纤维结缔组织。

**1. 形态结构**　镜下由大量平行或交错的胶原纤维束组成，其中细胞数量逐渐减少，呈红染均质状，即玻璃样变性。

**2. 对机体的影响**

（1）有利方面：①保持组织器官的完整性，瘢痕组织能把损伤的创口或缺损长期填补并连接起来，如刀割伤、心肌梗死等。②保持器官组织的坚固性，瘢痕组织中含大量胶原纤维，可使局部相当牢固。

（2）不利方面：①瘢痕收缩，使管状器官狭窄或扩张。如十二指肠溃疡引起的幽门梗阻等。②纤维性粘连，如心包粘连、关节滑膜粘连等。③器官广泛损伤引起的纤维化玻璃样变性，导致器官硬化，如肺纤维化、肝硬化等。④纤维组织过度增生，呈肿块状明显隆起于表面，并向周围不规则延展，形成瘢痕疙瘩。

## 三、创伤愈合

创伤愈合（wound healing）是指机体遭受外力作用引起组织缺损或断离后，通过细胞再生进行修复的过程。

（一）创伤愈合的基本过程

**1. 急性炎症**　伤口局部有不同程度的组织坏死和出血，数小时内便出现炎症反应，表现为充血、浆液渗出及白细胞游出，故局部红肿。渗出物和血凝块充满伤口，起临时填充和保护作用。如果无感染，2～3 天炎症逐渐消退。

坏死和感染严重的伤口，肉芽组织中的大量中性粒细胞、巨噬细胞发挥抗感染、清除异物的作用。在此基础上，健康的肉芽组织才得以填满伤口。

**2. 细胞增生**　创缘缝合紧密且无感染的伤口，第 2 天上皮即可覆盖创面，2～3 天后边缘的上皮及新生的肉芽细胞向中心移动，伤口迅速缩小，第 3 天时肉芽组织就可填满伤口，其表面由再生上皮完全覆盖后上皮细胞增生即停止。如果肉芽组织长时间不能将伤口填平，则上皮再生将延缓。另一种情况下因异物及感染等刺激而过度生长的肉芽组织，高出皮肤创面，也会阻止表皮再生，因此，临床上需将其切除。若伤口过大（直径超过 20cm），则再生的表皮难以将创面完全覆盖，往往需要植皮。

**3. 瘢痕形成**　1 周以后胶原纤维产生甚为活跃，以后逐渐缓慢下来。随着胶原纤维越来越多，瘢痕逐渐形成，大约在伤后 1 个月瘢痕完全形成。3 个月以后，瘢痕内的胶原纤维分解吸收，因此，瘢痕组织可逐渐缩小、变软。大面积的瘢痕目前尚不可能使之完全消退。大量瘢痕形成后的器官出现功能障碍，如深度烧伤愈合后局部皮肤附属器（毛囊、汗腺及皮脂腺）遭受破坏，其功能障碍；关节部位瘢痕形成后可致关节活动受限，但随着功能锻炼可得到改进。

**（二）创伤愈合的类型**

根据损伤程度及有无感染，创伤愈合可分为以下两种类型。

**1. 一期愈合**　见于组织缺损少、创缘整齐、无感染，经粘合或缝合后创面对合严密的伤口（如无菌手术伤口）。因伤口裂隙小或已缝合，其中只有少量血凝块，炎症反应很轻，故在一周内即可愈合，只形成少量瘢痕，功能影响小。

**2. 二期愈合**　见于缺损大，创缘不齐已无法整齐缝合或伴有感染的伤口。这种伤口需等到感染被控制、坏死组织被清除，再生才能开始。因此，二期愈合比一期愈合所需时间长，形成瘢痕组织多，常影响器官的外形和功能。

**（三）影响创伤愈合的因素**

组织损伤后的愈合过程除与损伤范围、性质和组织本身的再生能力有关外，还与机体全身状况和局部因素有关。

**1. 全身因素**

（1）年龄因素：儿童及青少年的组织再生能力强，伤口愈合快；老年人则相反，与老年人血管硬化，血液供应减少有关。

（2）营养：严重的蛋白质及维生素缺乏，尤其是含硫氨基酸及维生素 C 缺乏时，伤口愈合延缓。另外，微量元素锌缺乏也会影响伤口愈合。

**2. 局部因素**

（1）感染与异物：感染能引起组织坏死，异物存留利于感染而妨碍愈合。

（2）局部血液循环：局部血液循环良好时，保证组织再生所需的氧和营养物质，则再生良好；相反，局部血液循环障碍时，如下肢有动脉硬化或静脉曲张等病变时，该处伤口愈合延迟。

（3）神经支配：正常的神经支配对组织再生有促进作用。神经损伤时，局部神经性营养不良，创伤不易愈合，如麻风引起的溃疡不易愈合。自主神经的损伤，使局部血液循环不良，对再生更为不利。

（4）电离辐射：能破坏细胞，损伤小血管，从而抑制组织再生。

（张　芮）

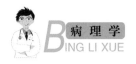
## 思考题

（1）病理性萎缩常见的类型有哪些？

（2）简述心肌萎缩的形态学表现。

（3）比较细胞变性和坏死的异同点。

（4）简述坏死的类型及其形态特点。

（5）简述肉芽组织的形成结构和功能。

（6）比较一期愈合和二期愈合的创口特点和愈合过程。

# 第三章

## 血液循环障碍

**学习要点**
- 淤血的概念,肺、肝淤血的病理变化
- 血栓形成的概念和条件,血栓类型和结局
- 栓塞的概念,栓子运行的途径,栓塞对机体的影响
- 梗死的条件、类型以及各型梗死的病理变化特点
- 弥散性血管内凝血(DIC)的概念、病因、发病机制、分期、机体功能和代谢的变化

　　正常血液循环的主要功能是向各组织、器官输送氧和营养物质,同时又不断运走各种代谢产物,以维持机体内环境稳定和各组织、器官功能活动的正常运行。一旦血液循环发生障碍,并超过神经—体液调节范围时,就会影响相应组织、器官的功能代谢和形态结构,出现萎缩、变性和坏死等病理改变,严重者可导致机体死亡。

　　血液循环障碍可以分为全身性和局部性两种。前者常见于心力衰竭、休克等;后者多由局部因素引起,也可能是全身性血液循环障碍的局部表现。主要表现为:①局部组织或器官血管内血液含量异常,如充血、淤血;②血液性质和血管内容物异常,如血栓形成、栓塞及其引起的梗死;③血管壁通透性和完整性异常,如水肿、出血等。局部血液循环障碍及其所引起的病变是疾病的基本病理改变,常出现在许多疾病过程中,如心肌梗死、脑出血、脑梗死等,是现代社会疾病谱中主要的致死原因。

## 第一节　充血和淤血

　　充血(hyperemia)和淤血(congestion)是指机体局部组织或器官的血管内血液含量增多的状态。

### 一、充血

　　局部组织或器官由于动脉输入血量增多而发生的充血,称为动脉性充血(arterial

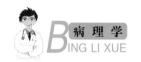
hyperemia),简称充血。充血是一主动过程,发生快,易于消退。

（一）常见类型

各种原因通过神经、体液作用,使血管舒张神经兴奋性增高或血管收缩神经兴奋性降低,引起细动脉扩张,血流加速,使微循环动脉血灌注量增多。常见的充血类型有：

**1. 生理性充血**　为适应器官和组织的生理活动需要和代谢功能增强所引起的充血,称为生理性充血。如进食后的胃肠道黏膜充血;情绪激动时的颈、面部充血;妊娠时的子宫充血等。

**2. 病理性充血**　指各种病理状态下局部组织或器官的充血。例如炎症性充血、侧支性充血和减压后性充血等。

（1）炎症性充血:是较为常见的病理性充血。尤其在炎症早期,由于致炎因子引起神经轴突反射使血管舒张神经兴奋,加上血管活性胺的作用,使细动脉扩张充血,局部组织变红、肿胀。

（2）侧支性充血:指缺血组织周围的动脉吻合支扩张充血。

（3）减压后充血:是指局部组织或器官长期受压,当压力突然解除时,受压组织、器官内的细动脉发生反射性扩张引起的充血,如绷带、止血带解除后或腹腔巨大肿瘤摘除后的充血。

（二）病理变化和后果

由于微循环内血液灌注量增多,充血的组织或器官体积轻度增大。充血若发生于体表时,由于动脉血氧含量较高,局部组织颜色鲜红。因物质代谢增强,局部组织温度升高。镜下见,充血组织、器官内的细小动脉及毛细血管扩张充血。

动脉性充血多属短暂性的血管反应,原因消除后,局部血量恢复正常,通常对机体无不良后果。炎症早期的充血及侧支性充血,一般对机体有利。但在有高血压、动脉粥样硬化等疾病的基础上,由于情绪激动等原因引起的动脉性充血可造成脑血管破裂、出血,后果严重。

## 二、淤血

局部组织或器官由于静脉血液回流受阻,血液淤积在小静脉和毛细血管内,导致血量增加,称为静脉性充血(venous hyperemia),简称淤血(congestion)。淤血是一被动过程,发生慢,持续时间长。淤血远较充血多见,通常为病理性的。

（一）原因

**1. 静脉受压**　多种原因可压迫静脉引起静脉管腔狭窄或闭塞,血液回流障碍,导致组织或器官淤血。如肿瘤、炎症包块及过紧绷带压迫局部静脉引起淤血;肠扭转、肠套叠或嵌顿性肠疝压迫肠系膜静脉引起局部肠管淤血;妊娠子宫压迫髂静脉引起下肢淤血水肿等。

**2. 静脉管腔阻塞**　如静脉内血栓形成、肿瘤细胞团或寄生虫栓塞、静脉炎引起的静脉管壁增厚等都可导致静脉管腔狭窄,甚至阻塞。

**3. 静脉血液坠积**　静脉内血液因重力作用,躯体下垂部位的静脉血液回流困难发生淤血,如久病卧床患者肺贴近床面的一侧易发生肺淤血。

**4. 心力衰竭** 心力衰竭时,心脏不能排出正常容量的血液进入动脉,心腔内血液滞留,压力增高,阻碍了静脉的回流,造成淤血。例如,二尖瓣瓣膜病、高血压病、心肌梗死等引起左心衰竭时,可导致肺淤血;慢性支气管炎、支气管扩张症等引起肺源性心脏病时,出现右心衰竭,可导致体循环淤血,如肝淤血、胃肠道淤血、下肢淤血等。

（二）病理变化和后果

淤血的局部组织或器官,常常体积肿大,重量增加。由于微循环血液灌注量减少,血液内氧合血红蛋白含量减少而还原血红蛋白含量增加,发生于体表的淤血可见局部皮肤呈紫蓝色,称为发绀(cyanosis)。由于局部血流停滞,毛细血管扩张,散热增加,体表温度下降。镜下见,淤血组织、器官内小静脉及毛细血管扩张,管腔内充满大量血液。

淤血的后果取决于淤血发生的速度、程度、部位、持续时间以及侧支循环建立的状况等因素,主要有以下几个方面。

**1. 淤血性水肿或积液** 由于淤血时毛细血管流体静压升高和血管壁缺氧,其通透性增加,水、盐和少量蛋白质可漏出,漏出液潴留在组织间隙内引起淤血性水肿或积聚在浆膜腔引起积液。这种液体含蛋白质少,细胞数目少,称为漏出液。

**2. 淤血性出血** 毛细血管通透性进一步增高或破裂,引起红细胞漏出,称淤血性出血。出血灶中的红细胞碎片被吞噬细胞吞噬,血红蛋白被溶酶体酶分解,析出含铁血黄素并堆积在吞噬细胞胞质内,这种细胞称含铁血黄素细胞。

**3. 实质细胞萎缩、变性及坏死** 长时间淤血缺氧,营养物质供应不足和代谢产物堆积,可导致实质细胞发生萎缩、变性,甚至坏死。

**4. 间质纤维组织增生** 长时间淤血,实质细胞萎缩消失,间质纤维组织增生,加上组织内网状纤维胶原化,导致慢性淤血的器官出现淤血性硬化(congestive sclerosis)。

（三）重要器官的淤血

临床上常见和重要的器官淤血为肺淤血和肝淤血,本文以此来详细说明淤血的病变和后果。

**1. 肺淤血** 多由左心衰竭引起。肉眼观,肺体积增大,重量增加,颜色暗红,质地较实。切面可流出暗红色泡沫状血性液体。镜下,急性肺淤血时,肺泡壁毛细血管高度扩张充血,肺泡壁变厚,可有大量液体漏出到肺泡腔(图3-1)。患者出现心悸、气促、乏力等缺氧症状。严重时大量液体弥漫性漏出到肺泡腔,尤以肺底部显著,形成肺水肿。患者出现呼吸困难,甚至端坐呼吸、发绀、咳粉红色泡沫状痰、双肺满布湿啰音等。

长期慢性肺淤血时,除见肺泡壁毛细血管扩张充血更明显外,还可见肺泡壁纤维组织增生及网状纤维胶原化,使肺泡壁增厚变硬。肺泡腔除了水肿液和出血外,还可见大量胞质内含有含铁血黄素颗粒的巨噬细胞,即心衰细胞(heart failure cell)。心衰细胞可见于肺泡腔内和肺间质内,也可见于患者痰液内。由于慢性肺淤血时,肺质地变硬,加上含铁血黄素的沉积,使肺呈深褐色,故称为肺褐色硬化(brown induration)。

**2. 肝淤血** 多由右心衰竭引起。肉眼观,肝脏体积增大,重量增加,包膜紧张,呈暗红色。镜下,急性肝淤血时,肝小叶中央静脉及其周围的肝血窦扩张淤血,严重时可见小叶中央区肝细胞萎缩、坏死。小叶周边区肝细胞缺氧程度较轻,仅出现脂肪变性。长期慢性肝淤血时,肝小叶中央区严重淤血呈暗红色,两个或多个肝小叶中央淤血区相连;而肝小叶周

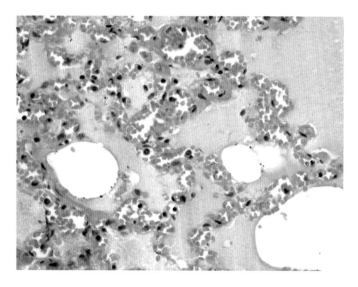

图 3-1 肺淤血

边区肝细胞则因脂肪变性呈黄色,致使肝切面出现红(淤血区)、黄(脂肪变性)相间的状似槟榔切面的条纹,称为槟榔肝(nutmeg liver)(图 3-2)。镜下,肝小叶中央静脉和中央静脉周围血窦高度扩张淤血,中央区肝细胞受压迫萎缩,甚至坏死消失;肝小叶周边区肝细胞脂肪变性,胞质内可见多个空泡。

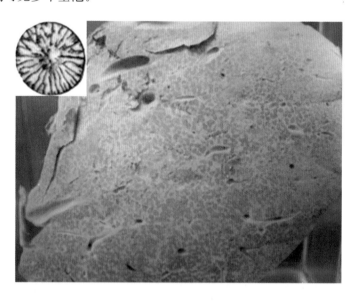

图 3-2 槟榔肝

长期慢性肝淤血,肝内纤维组织增生及网状纤维胶原化,再加上肝内贮脂细胞增生,合成胶原纤维增多,使肝脏质地变硬,形成淤血性肝硬化(congestive liver sclerosis)。

# 第二节　出　血

血液自心、血管腔逸出，称为出血(hemorrhage)。毛细血管出血常常发生于慢性淤血；大动脉、大静脉出血则常常由于血管外伤、炎症或肿瘤侵蚀血管壁引起。根据发生部位不同，血液溢入组织间隙或体腔内，称内出血；血液流出体外，称外出血。

## 一、病因和发病机制

出血有生理性出血和病理性出血。前者如正常月经的子宫内膜出血；后者多由创伤、血管病变及出血性疾病等引起。按血液逸出的机制不同，出血又可分为破裂性出血和漏出性出血两种。

### (一) 破裂性出血

因心脏或血管壁破裂引起，一般出血量较多。可以发生于心脏、动脉、静脉和毛细血管的任何部分。引起血管壁破裂的原因如下。

**1. 机械性损伤**　如割伤、创伤、刺伤、弹伤等。

**2. 心脏或血管病变**　如动脉粥样硬化症、囊性动脉中层坏死、先天性血管壁发育不全伴有动脉瘤形成、心肌梗死后形成的室壁瘤等。

**3. 血管壁受腐蚀**　如结核病变侵蚀结核空洞壁的肺血管、恶性肿瘤侵袭周围血管、胃及十二指肠溃疡对溃疡底部血管的破坏等。

### (二) 漏出性出血

由于微循环的毛细血管和毛细血管后静脉通透性增高，血液通过扩大的内皮细胞间隙和损伤的血管基膜而缓慢地漏出血管外。常见原因如下。

**1. 血管壁的损害**　这是最常见的出血原因，多由缺氧、感染、中毒等因素引起。淤血时，毛细血管内皮细胞因缺氧发生变性和酸性代谢产物堆积，引起基膜损伤；败血症、流行性出血热、病原体毒素、钩端螺旋体、蛇毒、有机磷毒物等，均可损伤毛细血管壁，使其通透性增高；维生素 C 缺乏时，毛细血管壁内皮细胞接合处的基质和血管外的胶原基质形成不足，致血管脆性和通透性增加。

**2. 血小板减少或功能障碍**　如再生障碍性贫血、急性白血病时，血小板生成障碍；血小板减少性紫癜时，血小板破坏过多；细菌的内毒素及外毒素也有破坏血小板的作用。血小板少于 $5×10^9$/L 时，即有出血倾向。

**3. 凝血因子缺乏**　血液中凝血酶原和某些凝血因子缺乏或消耗过多，如缺乏凝血因子Ⅷ的血友病 A，缺乏凝血因子Ⅸ的血友病 B，以及纤维蛋白原、凝血酶原、Ⅳ、Ⅴ、Ⅶ、Ⅹ、Ⅺ等因子的先天性缺乏，弥散性血管内凝血(DIC)凝血因子消耗过多等。

## 二、病理变化

### (一) 内出血

内出血可见于体内任何部位，血液蓄积于体腔内称为积血，如胸腔积血、腹腔积血和心

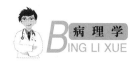
包腔积血等。组织间隙较大量的局限性出血时,称血肿(hematoma),如硬脑膜下血肿、皮下血肿等。少量出血时仅能在显微镜下看到组织内有数量不等的红细胞和含铁血黄素存在。

(二)外出血

鼻黏膜出血排出体外称鼻出血;呼吸道出血经口咳出者称为咯血(hemoptysis);消化道出血经口呕出者称为呕血(hematemesis);消化道出血随粪便排出者称为便血;泌尿道出血随尿液排出者称为尿血;子宫大量出血者称为血崩;微小的出血进入皮肤、黏膜、浆膜面形成较小的出血点称为瘀点(petechia)或瘀斑(ecchymosis)。局部出血灶的红细胞被降解,由巨噬细胞吞噬,血红蛋白(呈红蓝色)被酶解转变成胆红素(呈蓝绿色),最后变成棕黄色的含铁血黄素,成为陈旧性出血灶的特征性颜色改变。在有广泛性出血的患者中,由于大量的红细胞崩解,胆红素释出,有时可发展为黄疸。

## 三、后果

出血对机体的影响取决于出血的类型、出血量、出血的速度和部位。漏出性出血比较缓慢,出血量较少,一般不会引起严重后果。若出血广泛时,如肝硬化门静脉高压引起广泛性胃肠道黏膜出血,亦可导致失血性休克。破裂性出血,如果发生于较大的动脉和静脉,出血过程迅速,在短时间内出血量达到血液总量的20%～25%时,即可发生失血性休克。发生于重要器官的出血,即使出血量不多,也可引起严重后果。如心脏破裂出血可引起心包填塞,导致急性心功能不全。脑出血,特别是脑干出血,因重要的神经中枢受压可导致死亡。

除大血管破裂出血外,缓慢而少量的出血多可自行止血。其发生机制是受损处血管发生反射性痉挛以及局部血管内血栓形成,使破损血管闭塞,防止血液外流。流入体腔和组织间隙的血液可逐渐被分解吸收,亦可机化或包裹。一次大量出血或长期慢性出血,可引起贫血。出血除对全身性影响外,还可以引起局部的功能障碍,如脑出血患者可出现偏瘫,视网膜出血可引起视力减退或失明,心脏传导系统出血可导致心脏传导阻滞等。

## 第三节 血栓形成

在活体的心脏和血管内,血液发生凝固或血液中的有形成分析出、黏集,形成固体质块的过程,称为血栓形成(thrombosis)。所形成的固体质块称为血栓(thrombus)。

正常血液在循环系统内不发生凝固,这是因为血液中凝血系统和抗凝血系统(纤维蛋白溶解系统)两者动态平衡的结果。在生理状态下,血液中的凝血因子不断地有限的被激活,产生凝血酶,形成微量的纤维蛋白,但纤维蛋白又不断地被激活的纤溶酶所溶解。同时被激活的凝血因子也不断地被单核-巨噬细胞吞噬。这既保证了血液潜在的可凝固性,又保证了血液的流体状态。如果在某些促凝因素作用下打破了这种动态平衡,触发凝血过程,血液便可在心、血管内形成血栓。

## 一、血栓形成的条件和机制

血栓形成是血液在流动状态由于血小板的活化和凝血因子被激活导致血液发生凝固。

血栓形成的条件主要包括以下几个方面。

（一）心血管内膜的损伤

这是血栓形成最重要和常见的原因。心血管内膜的内皮细胞具有抗凝和促凝两种特性。在生理情况下，以抗凝作用为主；但在内皮损伤或被激活时，则引起局部凝血。内皮细胞损伤后，内皮下胶原暴露，激活血小板和凝血因子Ⅻ，启动内源性凝血过程。同时损伤的内皮细胞释放组织因子，激活凝血因子Ⅶ，启动外源性凝血过程。损伤的内皮细胞还可释放 von Willebrand 因子，介导血小板与内皮下胶原的黏附。

在启动凝血过程时，血小板的活化极为重要，主要表现为 3 种连续的反应。

**1. 黏附反应** 内皮损伤时释放 vW 因子，介导血小板与内皮下胶原的黏附。

**2. 释放反应** 血小板被激活后释放 α 颗粒（含纤维蛋白原、纤连蛋白、Ⅴ因子、vW 因子、血小板第Ⅳ因子、血小板衍生生长因子和转化生长因子）和 δ 颗粒（含 ADP、$Ca^{2+}$、组胺、5-HT、肾上腺素等），其中 $Ca^{2+}$ 参与血液凝固的连锁反应过程，而 ADP 是血小板间黏集的重要介质。

**3. 黏集反应** 在 $Ca^{2+}$、ADP、血小板产生的血栓素 $A_2$（$TXA_2$）的作用下，血流中的血小板不断黏集，同时又不断释放 ADP 和 $TXA_2$，使更多的血小板黏附成堆。血小板还可与纤维蛋白和纤连蛋白黏附，引发血栓形成。

在风湿性和感染性心内膜炎、动脉或静脉内膜炎、动脉粥样硬化斑块溃疡、心肌梗死区的心内膜、创伤性或炎症性动、静脉损伤部位等，由于内膜损伤常可引起局部血栓形成。缺氧、败血症和细菌内毒素等可引起全身广泛的内皮损伤，造成弥散性血管内凝血（DIC），在全身微循环内形成血栓。

（二）血流状态的改变

主要指血流缓慢及涡流形成。正常血流中，红细胞和白细胞在血流的中轴流动（轴流），其外周为血小板，最外层是血浆（边流）。血浆将血液的有形成分与血管壁隔开，阻止血小板和内膜接触。当血流状态改变时，血小板得以进入边流，增加与内膜接触的机会，血小板黏附于内膜的可能性增大。血流缓慢时，已被激活的凝血因子在局部的浓度升高，亦有利于血栓形成。同时，血流缓慢使内膜缺氧，内皮细胞变性、坏死脱落，以及内皮下胶原暴露于血流，这样即可触发内源性和外源性凝血过程。

据统计，静脉血栓比动脉多 4 倍，下肢静脉血栓比上肢静脉多 3 倍。在二尖瓣狭窄时，因左心房内血流缓慢并有涡流形成，左心房及左心耳内易形成血栓。

（三）血液凝固性增加

主要指血液中血小板或凝血因子增多，或纤溶系统活性降低，血液处于高凝状态，此状态可见于原发性（遗传性）和继发性（获得性）疾病。前者常见的是第Ⅴ因子基因突变。突变的第Ⅴ因子能抵抗蛋白 C 对它的降解，第Ⅴ因子处在激活状态，造成血液高凝。后者相关疾病较多。在严重创伤、大面积烧伤、产后或大手术后，由于严重失血，血液浓缩，血中纤维蛋白原、凝血酶原及其他凝血因子Ⅵ、Ⅶ等的含量增多，同时血液中补充了大量幼稚血小板，黏性增大，易发生黏集形成血栓。某些肿瘤（如肺、肾及前列腺癌等）以及胎盘早期剥离的患者，因有大量组织因子入血，激活外源性凝血系统，常导致静脉内血栓形成。

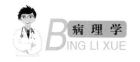

在血栓形成过程中,往往是多种因素综合作用的结果。上述3个条件可同时存在,相互影响。

## 二、血栓形成过程及血栓形态

（一）形成过程

在血栓的形成过程中,首先是血小板黏附于内膜损伤处裸露的胶原,血小板被激活发生变形,释放出 ADP、$TXA_2$、5-HT 等,使血小板彼此黏集,此时血小板黏集堆是可逆的。但随着内源性和外源性凝血途径的凝血酶原转变为凝血酶,凝血酶将纤维蛋白原转变为纤维蛋白,产生大量纤维蛋白多聚体。后者再和受损内膜基质中的纤连蛋白结合,使黏集的血小板堆牢固地黏附于受损内膜表面,成为不可逆的血小板血栓,构成血栓的起始点。可见,凝血酶是血栓形成的核心成分,因此成为临床治疗血栓的靶点。

由于血小板血栓的阻碍,血流在其下游形成旋涡,形成新的血小板小堆。如此反复进行,血小板黏附形成不规则梁索状,称为血小板小梁。小梁间由网罗大量红细胞的纤维蛋白网填充。此后,血栓的发展以及血栓的形态、组成和大小都取决于血栓发生的部位和局部血流速度。

（二）类型和形态

**1. 白色血栓（pale thrombus）**　白色血栓多见于血流速度较快的心瓣膜、心脏和动脉内。肉眼观,白色血栓呈灰白色结节状或赘生物状,表面粗糙,质硬,与血管壁黏着紧密不易脱落。镜下,白色血栓由许多聚集呈珊瑚状的血小板小梁和少量纤维蛋白构成。风湿性心内膜炎时,在心瓣膜上形成的赘生物为白色血栓。在静脉血栓中,白色血栓位于延续性血栓的起始部,即血栓的头部。

**2. 混合血栓（mixed thrombus）**　当白色血栓增大到一定程度时,下游血流变慢、涡流形成,从而形成多个小梁状白色血栓,其内纤维蛋白形成网架,网内充满大量红细胞。这一过程反复交替进行,形成由血小板小梁（白色）及红细胞（红色）交错的血栓,称为混合血栓（图3-3）。肉眼观,呈粗糙干燥圆柱状,与血管壁粘连,可辨认出灰白和红褐色相间的条纹

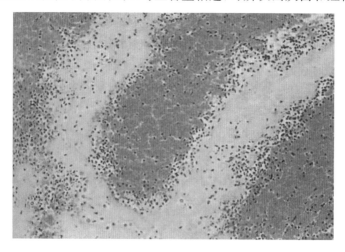

图3-3　混合血栓

（图 3-4）。发生于左心房内的混合血栓，呈球状。发生于心室和动脉瘤内的混合血栓，称为附壁血栓。混合血栓构成静脉内延续性血栓的体部。

3. **红色血栓**（red thrombus） 混合血栓逐渐增大阻塞管腔，局部血流停滞，血液迅速凝固，构成静脉内延续性血栓的尾部。肉眼观，呈暗红色。新鲜的红色血栓湿润，有一定弹性，和死后凝血块相似；陈旧的红色血栓由于水分被吸收，变得干燥、易碎、失去弹性，并易于脱落造成栓塞。镜下见，在纤维蛋白网眼内充满血细胞，其细胞比例与正常血液相似。

4. **透明血栓**（hyaline thrombus） 发生于微循环血管内，只能在显微镜下见到，故又称微血栓。主要由纤维蛋白构成，见于弥散性血管内凝血（图 3-5）。

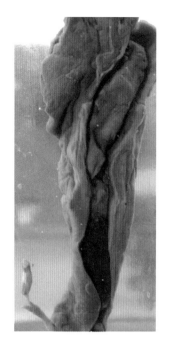

图 3-4 静脉血管内血栓

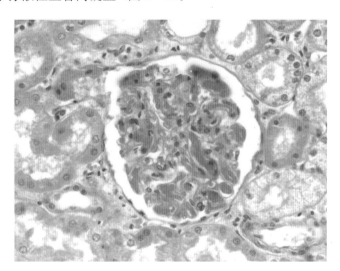

图 3-5 肾小球毛细血管腔内透明血栓

## 三、血栓的结局

1. **溶解、吸收** 血栓形成后，由于血栓内的纤溶酶的激活以及白细胞崩解后释放溶蛋白酶的作用，血栓软化并逐渐溶解，变成细小颗粒，被血流冲走或被吞噬细胞吞噬，小的血栓可完全溶解吸收而不留痕迹。

2. **软化、脱落** 较大的血栓可发生部分软化、溶解，在血流冲击下，整个血栓或血栓的一部分脱落形成血栓栓子，随血流运行到组织、器官中，引起相应部位血管阻塞，即血栓栓塞。

3. **机化与再通** 血栓形成后在附着处逐渐有新生的内皮细胞、成纤维细胞长入血栓。肉芽组织逐渐取代血栓的过程称为血栓机化（thrombus organization；图 3-6）。机化的血栓和血管壁紧密相连，不易脱落。在血栓机化的同时，由于纤维组织收缩，被机化的血栓内出现裂隙，以后内皮细胞覆盖裂隙表面而形成新的管腔，并相互吻合沟通，使被阻塞的血管部分重建血流，称再通（recanalization）。

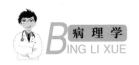

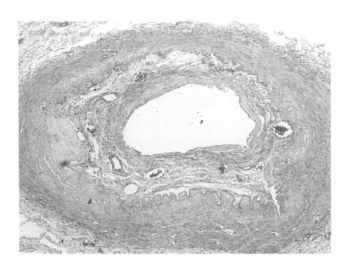

图 3-6 血栓机化再通

**4. 钙化** 如血栓未完全溶解吸收或机化时,钙盐可在血栓内沉积,使血栓部分或全部钙化成坚硬的质块,称为静脉石或动脉石。

## 四、血栓对机体的影响

### (一)有利方面

当血管损伤破裂时,血栓形成有利于止血。在某些病变情况下如胃溃疡或肺结核空洞时,其病变周围的血管内血栓形成有防止大出血的可能性;炎症病灶周围小血管内的血栓形成,可防止病原蔓延扩散。因此,在一定条件下,血栓形成对机体有积极的防御意义。

### (二)不利方面

血栓形成对机体危害的严重程度视其阻塞管腔的程度、阻塞血管的大小、阻塞部位、阻塞发生的速度以及侧支循环建立的情况不同而异。

**1. 阻塞血管腔** 动脉管腔未被完全阻塞时局部组织、器官缺血,引起组织、细胞萎缩;若血管被完全阻塞,且未建立有效的侧支循环时,可引起组织、器官缺血性坏死(梗死)。如脑动脉血栓引起的脑梗死(脑软化)。静脉血栓形成后,若侧支循环建立不良,则引起局部淤血、水肿和出血。若血管腔缓慢阻塞,侧支循环得以充分建立,局部血液循环状态可以得到改善,则不会导致严重后果。

**2. 栓塞** 血栓软化脱落形成血栓栓子,随血流运行阻塞血管腔,导致血流阻断,引起栓塞。深部静脉形成的血栓或在心室、心瓣膜上形成的血栓最容易脱落发生栓塞。如果栓子内含有细菌,则细菌可随栓子运行而蔓延扩散,引起败血症或脓毒血症,导致败血性梗死或栓塞性脓肿。

**3. 心瓣膜变形** 发生于心瓣膜上的血栓,机化后可以引起瓣膜增厚、皱缩、变硬、瓣叶粘连,引起瓣膜口狭窄和(或)瓣膜关闭不全,形成慢性心瓣膜病。

**4. 出血和休克** 见于 DIC,微循环内广泛性微血栓形成,导致凝血因子大量消耗,加上纤维素形成,促使血浆素原激活,血液出现不凝固性,可引起患者全身广泛性出血和休克。

## 第四节 栓 塞

在循环血液中出现不溶于血液的异常物质,随着血液流动阻塞血管腔的现象,称为栓塞(embolism)。阻塞血管的异常物质称为栓子(embolus)。栓子可以是固体、液体或气体。最常见的是血栓栓子,其他栓子有脂肪栓子、空气栓子、细菌栓子、肿瘤细胞栓子和羊水栓子等。

### 一、栓子运行途径

栓子运行的途径一般与血流方向一致,但也有例外情况。

**1. 来自左心和体循环动脉系统的栓子** 随体循环动脉血流运行,最终阻塞于口径与其相当的动脉分支,引起栓塞。常见于脑、脾、肾及四肢的趾、指等处。

**2. 来自右心和体循环静脉系统的栓子** 随血流进入肺动脉主干及其分支,引起肺栓塞。但某些体积小而富于弹性的栓子,有可能通过肺泡壁毛细血管回流入左心,再进入体循环动脉系统,引起动脉分支的栓塞。

**3. 门静脉系统的栓子** 来自肠系膜静脉等门静脉系统的栓子,可引起肝内门静脉分支的栓塞。

**4. 交叉性栓塞** 有房(室)间隔缺损或动静脉瘘者,栓子可通过缺损处,由压力高的一侧进入压力低的一侧,产生动、静脉系统栓子的交叉运行,形成交叉性栓塞。

**5. 逆行性栓塞** 罕见。下腔静脉内的栓子,在胸腹腔压力急剧升高(如剧烈咳嗽、呕吐等)时,可逆血流方向运行,在肝静脉、肾静脉等分支形成逆行栓塞。

### 二、栓塞的类型和对机体的影响

由于栓子的种类不同,可以引起不同类型的栓塞。栓塞对机体的影响,也因栓子的种类、栓塞的部位以及侧支循环建立的情况而异。

#### (一)血栓栓塞

由血栓或部分脱落的血栓造成的栓塞,称为血栓栓塞(thromboembolism)。血栓栓塞是栓塞最常见类型。由于栓子的来源、大小、多少、运行途径和栓塞部位不同,对机体的影响也不同。

**1. 肺动脉栓塞** 造成肺动脉栓塞的血栓栓子95%以上来自下肢静脉,特别是腘静脉、股静脉和髂静脉。根据栓子的大小和数量,引起栓塞的后果不同:①中、小栓子多栓塞肺动脉的小分支。除多发性或短期内多次发生栓塞外,一般不产生严重后果。因为肺具有双重血液循环,肺动脉和支气管动脉间有丰富的吻合支,侧支循环可起代偿作用。但在已有肺严重淤血时,支气管动脉侧支循环不能充分发挥作用,可引起梗死。②大的血栓栓子栓塞肺动脉主干或大分支。较长的栓子可栓塞左、右肺动脉干,称为骑跨性栓塞。患者可突然出现呼吸困难、发绀、休克等症状。严重者可因急性呼吸循环衰竭死亡(猝死)。③若栓子小但数量多,可广泛栓塞肺动脉多数小分支,也可引起急性右心衰竭及猝死。

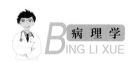
**2. 体循环动脉栓塞**  造成动脉系统栓塞的血栓栓子80％来自左心及动脉系统。如心内膜炎时瓣膜的赘生物、动脉瘤内的附壁血栓以及动脉粥样硬化溃疡面的血栓。动脉系统栓塞以脾、肾、脑、心的栓塞较常见。栓塞的后果取决于栓塞的部位、局部侧支循环情况和组织对缺血的耐受性。若栓塞动脉的大分支,侧支循环建立不足,局部可发生梗死。上肢动脉吻合支丰富,肝脏有肝动脉和门静脉双重血供,故很少发生梗死。

（二）脂肪栓塞

循环血流中出现脂肪滴并阻塞血管腔,称为脂肪栓塞(fat embolism)。长骨粉碎性骨折或严重脂肪组织挫伤,可导致脂肪细胞破裂和释放脂滴,脂滴通过破裂的骨髓血管窦或静脉进入血流引起脂肪栓塞。创伤性脂肪栓塞时,脂肪栓子从静脉入右心,再到达肺,直径大于$20\mu m$的脂滴可引起肺动脉分支、小动脉或毛细血管的栓塞。患者在损伤后$1\sim3$天内出现呼吸急促、呼吸困难和心动过速。直径小于$20\mu m$的脂滴可通过肺泡壁毛细血管经肺静脉、左心到达体循环的分支,引起全身多器官的栓塞。最常阻塞脑的血管,引起脑水肿和血管周围点状出血。

脂肪栓塞的后果,取决于栓塞部位及脂滴数量的多少。少量脂滴入血,可由巨噬细胞吞噬或被血中的脂酶分解清除,对机体无影响。若大量脂滴($9\sim20$ g)短期内进入肺循环,使75％的肺循环面积受阻时,可引起窒息或急性右心衰竭死亡。

（三）气体栓塞

大量空气迅速进入血液循环,或溶解于血液中的气体迅速游离出来,形成气泡阻塞心血管腔,称为气体栓塞(gas embolism)。前者是空气栓塞(air embolism),后者是在高气压环境急速转到低气压环境的减压过程中发生的气体栓塞,称为减压病(decompression sickness)。

**1. 空气栓塞**  多由静脉破裂,空气通过破裂口进入血流所致。常见于锁骨下静脉、颈静脉和胸腔内大静脉损伤或手术时,空气因吸气时静脉腔内负压而被迅速吸入管腔,随血流到达右心;此外,在分娩、人工流产及胎盘早期剥离时,由于子宫强烈收缩,可将空气挤入子宫壁破裂的静脉窦内。

空气进入血液循环的后果取决于进入的速度和气体量。少量气体入血,可溶解于血液内,不会发生气体栓塞。若大量气体(多于100 ml)迅速进入静脉,随血流到右心后,因心脏搏动,将空气与血液混合成具有压缩性和膨胀性的泡沫状液体。当心脏舒张时泡沫膨胀影响静脉血液回流;收缩时泡沫状液体被压缩不能排出而阻塞肺动脉出口,从而使右心在收缩期不能正常排血,造成严重的血液循环障碍。患者可出现呼吸困难、发绀,甚至猝死。空气栓塞有时见于意外事故,如空气造影、加压输血等,医务工作者必须注意防止。

**2. 减压病**  主要见于潜水员从深海迅速浮出水面或飞行员从地面快速升空而机舱又未密封时。在体外大气压骤然降低情况下,原来溶解于血液中的气体很快被释放出来,形成气泡。其中,氧气和二氧化碳很快被溶解吸收,而氮气溶解较慢,可在血液或组织中形成小气泡或相互融合成大气泡,形成氮气栓塞。氮气析出的部位不同,其临床表现也不同。位于皮下时引起皮下气肿;位于肌肉、肌腱、韧带内引起关节和肌肉疼痛;位于局部血管引起局部缺血和梗死;若短期内大量气泡形成,阻塞多数血管时,可引起严重血液循环障碍,甚至迅速死亡。

（四）羊水栓塞

羊水栓塞是分娩过程中一种偶见（1/50 000 人）但很严重的并发症，死亡率大于 80%。在分娩过程中，羊膜破裂、胎盘早期剥离，又逢胎头阻塞产道时，由于子宫强烈收缩，宫腔内压增高，羊水被挤入破裂的静脉窦内，随血流进入母体右心，在肺动脉分支及肺泡壁毛细血管内引起栓塞。少量羊水可通过肺的毛细血管经肺静脉达左心，在心、肾、脑、肝、脾等器官形成栓塞。羊水栓塞临床上表现为产妇突然出现呼吸困难、发绀、休克，甚至在分娩过程中或分娩后突然死亡。镜下，可见肺动脉小分支及毛细血管中有纤维蛋白性血栓及角化上皮、胎毛、胎脂、黏蛋白及胎粪等。在其他脏器的小动脉内亦偶可检出这类成分。

羊水栓塞引起猝死的发病机制为：①羊水中胎儿代谢产物入血引起过敏性休克；②羊水栓子阻塞肺动脉及羊水内含有血管活性物质引起反射性血管痉挛；③羊水具有凝血致活酶的作用引起 DIC。

（五）其他栓塞

细菌栓塞多见于细菌性心内膜炎及脓毒血症；寄生虫及虫卵常栓塞肝内门静脉分支；恶性肿瘤细胞如侵入血管内，可随血流运行至其他部位，形成瘤细胞栓塞（图 3-7），部分病例瘤细胞在该处能继续生长而形成转移瘤。

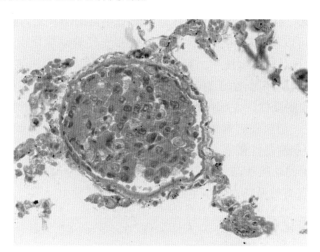

图 3-7　静脉血管内肿瘤细胞栓子

# 第五节　梗　死

机体局部组织或器官由于血流阻断导致缺血、缺氧而发生的坏死，称为梗死（infarction）。梗死一般是由于动脉的阻塞而引起的局部组织缺血、坏死。静脉阻塞，使局部血流停滞及缺氧，也可引起梗死。

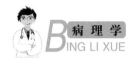

## 一、梗死形成的原因和条件

任何引起血管管腔阻塞,导致局部组织血液循环中断和缺血的原因均可引起梗死。

### (一)梗死形成的原因

**1. 血栓形成** 是引起梗死最常见的原因。如冠状动脉、脑动脉粥样硬化继发血栓形成,阻塞血管腔引起心肌梗死和脑梗死等。

**2. 动脉栓塞** 多为血栓栓塞。也可为气体、羊水、脂肪栓塞,常引起肾、脾、肺和脑的梗死。

**3. 动脉受压闭塞** 当动脉受到肿块或其他机械性压迫时,可使管腔闭塞而引起局部组织缺血、坏死。如肠扭转、肠套叠压迫局部肠系膜静脉,卵巢囊肿蒂扭转压迫血管引起囊肿坏死等。

**4. 动脉痉挛** 单纯动脉痉挛引起的梗死罕见。但在血管有病变基础上,如冠状动脉、脑动脉粥样硬化时,动脉管腔狭窄,此时如果再发生持续性痉挛,则可引起心肌梗死和脑梗死。

### (二)梗死形成的条件

**1. 血液供应状况** 有双重血供的器官,血管间有丰富的吻合支,当某一血管阻塞后,由于侧支循环的建立,可以避免梗死。如肺有肺动脉和支气管动脉供血,肝有肝动脉和门静脉供血,在一般情况下不易发生梗死。有些动脉吻合支较少或不明显,如脾动脉、肾动脉、脑动脉等。当动脉迅速阻塞时,由于有效侧支循环不能建立,常可导致梗死的发生。

**2. 组织对缺血的耐受性** 大脑神经元细胞和少突胶质细胞的耐受性最低,3～4分钟的缺血即可引起梗死。心肌细胞对缺血也很敏感,缺血20～30分钟就会死亡。骨骼肌、纤维结缔组织对缺血缺氧耐受性最强。

**3. 血液和心血管的功能状态** 严重的贫血或心功能不全时,血液携氧量减少,心脏流出量减少,组织或器官有效循环血量不足时,都会促进梗死发生。

## 二、梗死的病理变化和类型

### (一)梗死的形态特征

梗死是局部组织的坏死,其形态因不同组织、器官而异。

**1. 梗死灶的形状** 取决于该器官的血管分布方式。多数器官的血管呈树枝状分布,如脾、肾、肺等,故梗死灶呈圆锥形,切面呈扇形或楔形,其尖端位于血管阻塞部位,指向脾门、肾门、肺门,底部为该器官的表面;心冠状动脉分支不规则,故梗死灶形状不规则或呈地图形;肠系膜血管呈扇形分布,故梗死灶呈节段形。

**2. 梗死灶的质地** 取决于坏死的类型。实质器官如心、肾、脾的梗死为凝固性坏死。新鲜时由于组织崩解,局部胶体渗透压升高而吸收水分,使局部组织肿胀,表面和切面均略有隆起。陈旧性梗死含水分较少而略干燥,质地变硬,表面下陷。脑梗死为液化性坏死,新鲜时质地疏松较软,以后逐渐液化形成囊状。

**3. 梗死的颜色** 取决于病灶内的含血量的多少。含血量少时颜色灰白,称为贫血性梗死(anemic infarct)。含血量多时颜色暗红,称为出血性梗死(hemorrhagic infarct)。

（二）梗死的类型

根据梗死灶内含血量的多少和有无合并细菌感染,梗死可分为以下3种类型。

**1. 贫血性梗死**　多发生于组织结构致密、侧支循环不丰富的实质器官,如心、肾、脾和脑。动脉血流阻断后,局部组织缺血缺氧,所属微血管通透性增高,病灶边缘侧支血管内的血液通过通透性增高的血管漏出于病灶周围,形成肉眼可见的梗死灶周围的出血带。由于梗死组织致密,因此出血量不多,即使有少量出血,以后红细胞崩解,血红蛋白溶于组织液中被吸收,梗死灶呈灰白色(图3-8A)。梗死的早期,梗死灶与正常组织交界处因炎症反应常见充血、出血带。几天后因红细胞被巨噬细胞吞噬转变成含铁血黄素而变成黄褐色。陈旧性病灶,表面凹陷,质地坚实,梗死灶发生机化。镜下为凝固性坏死。早期仍可辨认组织结构的轮廓(图3-8B),晚期呈均质无结构的颗粒,随着肉芽组织生长,最后可完全机化变成瘢痕。

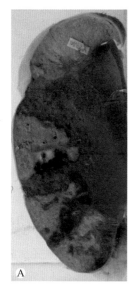
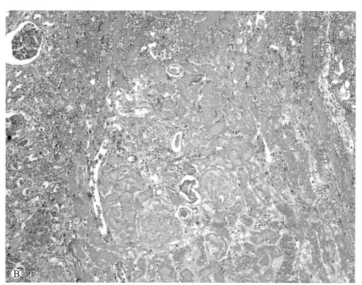

图3-8　脾贫血性梗死

**2. 出血性梗死**　梗死区内有明显的出血现象,故称出血性梗死。出血性梗死的形成,除血流阻断这一基本原因外,还与严重的静脉淤血、双重血液供应或侧支循环丰富、组织疏松这3个条件有关。严重淤血是梗死形成的重要先决条件。出血性梗死常见于肺和肠。

（1）肺出血性梗死:梗死多发生于肺下叶外周部,尤以肋膈角处多见。肉眼观,梗死灶为锥形,切面为楔形,其尖端指向肺门或血管堵塞处,底边位于胸膜面。梗死灶因弥漫性出血呈暗红色,质较实。梗死区胸膜面常可有一层纤维蛋白性渗出物。镜下梗死灶呈凝固性坏死,可见肺泡轮廓,肺泡腔、小支气管腔及肺间质充满红细胞。周围未坏死的肺组织内,多有弥漫性淤血、水肿现象。以后红细胞破坏分解,从梗死灶周边开始发生机化,最后形成瘢痕。

临床上,因梗死灶肺膜发生纤维蛋白性胸膜炎,可出现胸痛;因肺出血及支气管黏膜受

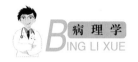

刺激,可引起咳嗽及咯血等症状。

(2)肠出血性梗死:多发生于肠扭转、肠套叠、绞窄性肠疝等情况。因静脉受压发生肠壁高度淤血、水肿,进一步发生坏死和出血,肠壁增厚,质脆,易破裂;肠腔内充满混浊的暗红色液体,浆膜面可有纤维蛋白性渗出物。

临床上,由于血管阻塞,肠壁肌肉缺氧可引起持续性痉挛和剧烈腹痛;肠道产生逆蠕动可引起呕吐;肠壁坏死累及肌肉与神经因子可引起麻痹性肠梗阻;肠壁全层梗死可引起穿孔和腹膜炎。

**3. 败血性梗死**(septic infarct)  由含有细菌的栓子阻塞血管引起的梗死,可形成败血性梗死。常见于急性感染性心内膜炎,含细菌的栓子从心内膜脱落,顺血流运行而引起相应组织、器官动脉栓塞所致。梗死灶内可见有细菌团及大量炎细胞浸润,若有化脓性细菌感染时可形成脓肿。

## 三、梗死的影响和结局

梗死对机体的影响决定于发生梗死的器官、梗死灶的大小和部位、有无细菌感染等。肾有较大的代偿功能,肾梗死在临床上多无症状,有时可有肾区疼痛,或有血尿,但对肾功能影响不大;脾梗死可出现左季肋区疼痛,因梗死区表面常有纤维蛋白性炎,呼吸时可出现腹膜的摩擦音及刺痛感;脑梗死视梗死灶大小及不同部位而出现相应临床症状,从局部肌肉麻痹到半侧肢体的偏瘫,严重者可发生昏迷,甚至死亡;肺梗死灶小者可无严重影响,患者可有胸痛及咯血,较大区域梗死可引起呼吸困难,并可有梗死区继发感染;四肢梗死若发生坏疽,可引起毒血症、败血症,必要时须截肢;心肌梗死可影响心脏功能,严重者可致心功能不全。

小的梗死灶可被肉芽组织取代而机化,以后形成瘢痕;大的梗死灶不能完全机化时,则由纤维结缔组织包裹,病灶内坏死组织可钙化;较大的脑梗死灶则液化成囊腔,周围由增生的胶质瘢痕包裹。

(刘丹丹)

## 第六节 弥散性血管内凝血

弥散性血管内凝血(disseminated intravascular coagulation,DIC)是指在某些致病因子作用下,凝血因子和血小板被激活,大量可溶性促凝物质入血,引起血管内微血栓形成,同时或继发纤溶亢进,从而出现出血、休克、溶血性贫血和器官功能障碍的病理过程。其主要特征为凝血功能障碍。DIC 不是一种独立的疾病,而是临床上某些疾病的中间发病环节或并发症,是一种危重的综合征。

## 一、病因

导致 DIC 的基础疾病或病理过程成为 DIC 的病因。引起 DIC 的病因有数十种,表 3 - 1 为 DIC 的一些常见病因,其中以感染性疾病最为常见,产科意外并发 DIC 病情最为凶险。

表 3－1　DIC 的常见病因

| 病　因 | 主要疾病 |
| --- | --- |
| 感染性疾病 | 败血症等,病毒性肝炎、流行性出血热、病毒性心肌炎等 |
| 肿瘤性疾病 | 食管癌、胆囊癌、肝癌、胃癌、白血病、前列腺癌、肾癌、膀胱癌、绒毛膜上皮癌、卵巢癌、子宫颈癌、恶性葡萄胎等 |
| 妇产科疾病 | 妊娠中毒症、子痫及先兆子痫、胎盘早期剥离、羊水栓塞、子宫破裂、宫内死胎、腹腔妊娠、剖宫产手术等 |
| 创伤及手术 | 严重软组织创伤,挤压伤综合征,大面积烧伤,前列腺、肝、脑、肺、胰腺等脏器大手术,器官移植术等 |

## 二、发病机制

各种病因可通过不同途径激活体内的外源性和(或)内源性凝血系统而引发 DIC。近年来的研究证实,DIC 的发病机制以组织因子为始动的外源性凝血系统激活,在启动凝血过程中有着重要的作用。

1. 组织因子入血,启动外源性凝血途径　正常组织(特别是脑、肺、胎盘)和恶性肿瘤组织中富含组织因子(tissue factor,TF),当这些组织严重损伤时,如大手术、严重创伤、产科意外(胎盘早期剥离、宫内死胎等)、恶性肿瘤或实质脏器坏死等,大量组织因子释放入血与血浆中的 $Ca^{2+}$ 和凝血因子形成复合物,启动外源性凝血系统而导致 DIC。

2. 血管内皮细胞的损伤　细菌、病毒、螺旋体、抗原抗体复合物、高热、持续缺氧、酸中毒及严重感染时的细菌内毒素等,均可损伤血管内皮细胞,产生如下作用:①内皮下胶原暴露,可激活凝血因子Ⅻ,启动内源性凝血系统,并可激活激肽系统,促进 DIC 的发生。②损伤的内皮细胞释放组织因子,启动外源性凝血系统。③损伤的血管内皮细胞减少了 ADP 酶、一氧化氮、前列腺素等物质的产生,从而增强了血小板黏附、活化和聚集的功能。

3. 血细胞大量破坏,释放促凝物质

(1) 血小板被激活:血小板在 DIC 的发生、发展中起着重要作用。内毒素、免疫复合物、颗粒样物质等均可激活血小板,使其发生黏附与聚集,形成微血栓。被活化的血小板释放多种血小板因子(ADP、5-羟色胺、血栓素 $A_2$),进一步激活血小板,促进 DIC 的形成。血小板在 DIC 的发生、发展中大多为继发性作用,但在血栓性血小板减少性紫癜时,其具有原发性作用。

(2) 红细胞大量破坏:急性溶血、异型输血等,红细胞大量破坏并伴有较强的免疫反应时,可引起红细胞大量破坏。一方面,破坏的红细胞释放大量 ADP,激活血小板,促进血小板黏附、聚集;另一方面,红细胞膜上的磷脂可以浓缩凝血因子、凝血酶原等,大量凝血酶生成,促进 DIC 的发生。

(3) 白细胞的大量破坏:正常的中性粒细胞和单核细胞内有促凝物质。在内毒素引起的 DIC 中,内毒素可引起中性粒细胞合成和释放组织因子;而白血病时白细胞大量破坏,或者由于化疗的杀伤作用,使细胞内的组织因子样物质释放入血,从而启动外源性凝血途径引起 DIC。

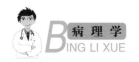
**4. 外源性促凝物质入血** 细菌、病毒、抗原抗体复合物、高分子右旋糖酐、羊水、转移的肿瘤细胞等进入血液,可以激活Ⅻ因子,使血小板聚集,启动内源性凝血系统。急性胰腺炎时,大量胰蛋白酶入血,以及某些蛇毒均能使凝血酶原转变成凝血酶,从而发生 DIC。

## 三、影响 DIC 发生、发展的因素

**1. 单核-巨噬细胞系统功能受损** 单核巨噬细胞系统具有清除循环血液中的凝血酶、纤维蛋白、纤溶酶、纤维蛋白降解产物、其他促凝物质以及内毒素等物质的作用。当这一功能严重障碍或由于吞噬了大量坏死组织、细菌或内毒素而使其功能处于"封闭"状态,可促使 DIC 发生。长期大量使用肾上腺皮质激素也可使该系统功能低下,诱发 DIC。

**2. 肝功能严重障碍** 肝脏既能合成某些凝血因子及某些具有抗凝或促纤溶作用的物质,又能灭活某些已被激活的凝血因子。当肝功能严重障碍时,可使凝血、抗凝和纤溶过程失调,诱发 DIC。此外,当肝细胞大量坏死时,也可释放组织因子,激活外源性凝血途径。

**3. 血液的高凝状态**

(1) 缺氧、酸中毒:一方面酸中毒时,肝素活性下降,生理性抗凝机制减弱,凝血因子酶活性增高,促进血小板聚集。另一方面,酸中毒损伤血管内皮细胞,暴露胶原,启动凝血系统。因此,酸中毒是引起 DIC 的一个重要因素。

(2) 妊娠:尤其是妊娠末期,血液中血小板及多种凝血因子(因子Ⅰ、Ⅱ、Ⅶ、Ⅷ、Ⅸ、Ⅹ)均增多,而具有抗凝作用及纤溶活性的物质(如 t-PA、u-PA、抗凝血酶Ⅲ)等减少,使纤溶系统抑制,而凝血活性相对增强。因此,当产科意外(如宫内死胎、胎盘早期剥离、羊水栓塞等)时,易导致 DIC 的发生。

**4. 微循环障碍** 休克导致微循环严重障碍时,血流瘀滞、血液浓缩。此时,红细胞聚集,血小板激活、黏附、聚集。再加上微循环障碍引起的缺氧、酸中毒和内皮细胞损伤等,均可促进 DIC 的发生、发展。

**5. 其他** 临床上不恰当地应用纤溶抑制剂(如 6-氨基己酸)等药物,过度抑制纤溶系统,也可导致 DIC 的发生。

## 四、DIC 的分期

根据 DIC 的病理生理学特点及发展过程,典型者一般可经过以下 3 期。

**1. 高凝期** 由于凝血系统被激活,血液中凝血酶含量增多,导致大量微血栓形成。此期主要表现为血液的高凝状态。

**2. 消耗性低凝期** 由于大量微血栓的形成,使凝血因子和血小板被消耗而减少,同时继发性纤溶系统也被激活。此期血液处于低凝状态,患者有出血表现。

**3. 继发性纤溶期** 凝血酶及Ⅻa 因子等激活了纤溶系统,产生大量纤溶酶,同时又有纤维蛋白降解产物(fibrin degradation product,FDP)的形成,使纤溶和抗凝作用增强。患者有明显的出血倾向。

DIC 是一个动态的发展过程,各期之间并无明显的界限。在急性 DIC 时,病情发展迅速,不易发现高凝期。

## 五、DIC 的分型

**1. 急性型** DIC 可于数小时或 1~2 天内发生,常见于各种严重感染,特别是革兰阴性菌引起的感染性休克、异型输血、严重创伤、急性移植排斥反应等。临床表现明显,常以休克和出血为主,病情迅速恶化。分期不明显,实验室检查明显异常。

**2. 亚急性型** DIC 在数天内逐渐形成,常见于恶性肿瘤转移、宫内死胎、胎盘早剥等患者。临床表现介于急性型和慢性型之间。

**3. 慢性型** 由于机体有一定的代偿能力,单核-巨噬细胞系统功能较健全,所以 DIC 的临床表现不明显,常以某器官功能不全为主要表现或有时仅有实验室检查异常,给诊断带来一定的困难。此型 DIC 往往在尸体解剖病理检查时才被发现。在一定条件下,可转为急性型,常见于恶性肿瘤、胶原病、溶血性贫血、巨大血管瘤等疾病。

此外,根据凝血物质的消耗与代偿性生成增多之间的对比关系,还可将 DIC 分为代偿性、失代偿性和过度代偿性。

## 六、DIC 时机体功能代谢变化

**1. 出血** 出血是 DIC 患者最突出的表现。可为多部位的出血,如皮肤瘀斑、呕血、黑便、咯血、血尿、牙龈出血、鼻出血及阴道出血等。出血程度不一,通常表现为皮肤黏膜出血、伤口和注射部位渗血不止,严重者可同时多部位大量出血。

引起出血的主要发生机制为:凝血物质被大量消耗而减少、纤溶系统激活以及纤维蛋白(原)降解产物的形成。纤溶酶水解纤维蛋白(原)产生的各种片段,统称为纤维蛋白(原)降解产物(FgDP 或 FDP),它是导致 DIC 出血的重要机制。

各种 FDP 片段的检查在 DIC 的诊断中具有重要意义,其中主要有"3P"试验(鱼精蛋白副凝试验)和 D-二聚体的检查。

(1)"3P"试验:即血浆鱼精蛋白副凝试验(plasma protamine paracoagulation test),主要检测 X 片段的存在。DIC 患者呈阳性反应。

(2) D-二聚体检查:D-二聚体(D-dimer,DD)是纤溶酶分解纤维蛋白多聚体的产物。只有在继发性纤溶亢进时,血液中才会出现 D-二聚体。因此,D-二聚体是反映继发性纤溶亢进的重要指标。

**2. 休克** 急性 DIC 常伴有休克,DIC 和休克可互为因果,形成恶性循环。DIC 时发生休克的主要机制如下。

(1) 微血栓形成:DIC 时,微血管内广泛微血栓形成,使回心血量明显减少,同时造成心肌细胞缺血、损伤,使心输出量减少,引起有效循环血量下降。

(2) 广泛出血:导致血容量明显减少。

(3) 微血管扩张:在 DIC 形成过程中相继激活激肽系统和补体系统以及 FDP 的作用,使微血管平滑肌舒张,通透性增高,导致外周阻力降低,回心血量减少等。

**3. 器官功能障碍** DIC 时,因微血管内广泛的微血栓形成,导致缺血性器官功能障碍。尸检常可见微血栓,典型的微血栓为纤维蛋白血栓。微血栓主要阻塞局部的微循环,造成器官缺血、局灶性坏死。轻者可影响个别器官的功能,严重者可出现多器官衰竭。DIC 时

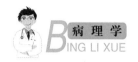

因累及的器官不同,临床表现也不同。如发生于肾,则可累及入球小动脉或肾毛细血管,严重时,可导致双侧肾皮质坏死及急性肾衰竭,出现少尿、蛋白尿、血尿等。如累及肺,可出现呼吸困难、肺出血,导致呼吸衰竭等。肝受累可出现黄疸、肝衰竭等。累及消化系统则可出现呕吐、腹泻、消化道出血。累及肾上腺时可引起皮质出血性坏死,导致华-佛综合征(Waterhouse-Friderichsen syndrome)。累及垂体可发生坏死,可导致席汉综合征(Sheehan's syndrome)。神经系统受累可出现神志模糊、嗜睡、昏迷、惊厥等非特异症状,这可能与微血管阻塞、蛛网膜下隙、脑皮质、脑干等出血有关。

4. 微血管病性溶血性贫血　　DIC 可伴发微血管病性溶血性贫血(microangiopathic hemolytic anemia)。这种贫血患者外周血涂片中可见形态各异的红细胞及红细胞碎片,称为裂体细胞(schistocyte)。外形呈盔形、星形、新月形等,这些细胞脆性高,易发生溶血。裂体细胞形成的主要原因是:在凝血反应的早期,纤维蛋白丝在微血管腔内形成细网,当红细胞流过网孔时,可黏着、滞留或挂在纤维蛋白丝上,被机械切割而破裂。当微血栓形成后,血流通道受阻,红细胞还可从微血管内皮细胞间的裂隙被挤压出血管,也可使红细胞扭曲、变形、破碎。

## 七、DIC 的防治原则

**1. 防治原发病**　　积极治疗原发病可预防和去除引起 DIC 的病因,这是防治 DIC 的根本措施。

**2. 改善微循环**　　疏通被微血栓阻塞的微循环,增加其灌流量等,在防治 DIC 的发生、发展中具有重要作用。通常采取扩充血容量、解除血管痉挛等措施。

**3. 建立新的凝血、抗凝和纤溶间的动态平衡**　　在 DIC 的高凝期可用低分子量肝素等抗凝。消耗性低凝期和继发性纤溶亢进期不宜使用肝素,此时可以输入血小板,以及新鲜冷冻血浆等补充凝血因子。

(向　萌)

### 🔍 思考题

(1) 名词解释:肺褐色硬化,血栓形成,栓塞。

(2) 试用槟榔肝的镜下改变,解释其肉眼病理变化特征。

(3) 静脉淤血、血栓形成、栓塞及梗死之间有何联系?

(4) 比较各型梗死的区别。

(5) 试述 DIC 的发病机制。

(6) 试述 DIC 引起机体出血的机制。

(7) 某一大面积烧伤患者,住院期间曾行大隐静脉切开插管,患者后因感染性休克而死亡。尸检发现髂外静脉有血栓形成。请分析该例患者血栓形成的原因?

# 第四章

## 炎　症

**学习要点**
- 炎症的概念、基本病理变化、常见类型和各型的病理变化特点
- 炎症的原因、结局,炎症介质的概念及作用
- 炎症的局部表现和全身反应

炎症(inflammation)是指具有血管系统的活体组织受到各种损伤因子刺激所发生的以防御为主的反应。此反应是在血管、神经、体液和细胞的参与下出现在机体全身或局部的一系列复杂反应,包括局限和消灭损伤因子,清除和吸收坏死物质,并完成对损伤的修复。因此,炎症是损伤、抗损伤和修复的统一过程。如果没有炎症,机体将不能控制感染及修复损伤,但炎症也在一定程度上给机体造成危害。

炎症反应是普遍存在的一种生物学现象,单细胞生物和不具血管系统的多细胞生物对局部损伤的反应表现为吞噬和清除损伤因子、中和缓解有害刺激。只有到脊椎动物和人类才能完善以血管反应为中心的反应,出现液体渗出、白细胞渗出和活化、稀释、中和、杀灭损伤因子的作用,这才是真正意义上的炎症反应。血管反应是炎症过程中的中心环节。

炎症是许多疾病如皮肤的疖和痈、支气管炎、肺炎、阑尾炎、肝炎、肾炎、结核病和其他传染病的基本病理过程。炎症的基本病理变化包括组织的变质、渗出和增生。临床上局部表现为红、肿、热、痛、功能障碍,并有发热、外周血白细胞变化等全身反应。

## 第一节　炎症的原因

任何能引起组织损伤的因素均可成为炎症的原因,即致炎因子。致炎因子种类繁多,可归纳为以下几类。

**1. 生物性因素**　如细菌、病毒、立克次体、螺旋体、支原体、真菌和寄生虫等,是最常见、最重要的致炎因素。由生物病原体引起的炎症又称为感染。其中,病原生物体经一定的途径可以在易感人群中传播,甚至发生广泛流行的疾病称为传染病。

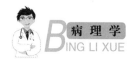
**2. 物理性因素**　如高温(烧伤、烫伤)、低温(冻伤)、放射线、紫外线和机械性创伤等。

**3. 化学性因素**　如强酸、强碱等腐蚀性物质、组织坏死产生的分解产物和某些病理情况下蓄积于体内的代谢产物如尿酸、尿素等。

**4. 免疫反应**　免疫反应异常时所造成的组织损伤可形成炎症,如过敏性鼻炎、荨麻疹和某些类型的肾小球肾炎等。

致炎因子作用于机体是否发生炎症以及炎症反应的强弱,不仅与致炎因子的性质、强度和作用时间等有关,还与机体本身的防御功能状态和对致炎因子的敏感性有关。

## 第二节　炎症的基本病理变化

炎症的基本病理变化包括变质(alteration)、渗出(exudation)和增生(proliferation)。它们之间可相互联系,又可互相影响和转变。一般来说,急性炎症或炎症早期,以变质和渗出为主,慢性炎症或炎症后期则以增生为主。变质是损伤性过程,渗出和增生是抗损伤和修复过程。

### 一、变质

变质是指在致炎因子作用下,炎症局部组织(包括实质和间质)发生的变性和坏死,同时受损的局部组织代谢和功能也发生障碍。变质常由致炎因子直接作用,也可由局部血液循环障碍和炎症反应产物间接作用所致。

变质的形态变化可表现为:①实质细胞肿胀、脂肪变性和凝固性、液化性坏死等;②间质细胞可发生玻璃样变性、黏液样变性、纤维蛋白样坏死等。

变质的代谢变化可表现为分解代谢亢进、酸性代谢产物堆积、氢离子浓度增高、局部酸中毒、组织渗透压增高等。炎区的酸中毒和组织渗透压增高为渗出提供了条件。

### 二、渗出

渗出是指炎症局部组织血管内的液体、纤维蛋白和细胞成分通过血管壁进入组织间隙、体腔、体表和黏膜表面的过程。渗出是炎症最具特征性的变化,在局部发挥重要的防御作用,特别在急性炎症的早期阶段表现明显。渗出以血管反应为主,包括血流动力学改变、血管壁通透性增高、白细胞反应等3个过程,由此组成了机体对各种致炎因子的第一道防线,使炎症局限化,也是炎症局部出现红、肿、热、痛和功能障碍的病理基础。

#### (一)血流动力学改变

当致炎因子作用于机体,局部组织受损后,局部微循环很快发生细动脉短暂痉挛、血管扩张、血流加速和血流量增加等一系列改变,是液体和细胞成分渗出到血管外的基础。

**1. 细动脉短暂痉挛**　首先是细动脉发生瞬间痉挛,持续仅几秒钟。其机制可能是神经调节和化学介质所致。

**2. 血管扩张和血流加速**　细动脉明显扩张,毛细血管床开放,血流加快,血流量增加,称炎性充血。其机制与神经和体液因素有关,神经因素即轴突反射使血管扩张,这种作用较短暂,在炎症早期发挥作用;体液因素如组胺、缓激肽等化学介质具有较强的扩张血管作用,作用时间较长。

**3. 血流速度减慢** 随着炎症继续发展,毛细血管和小静脉相继开放,血流速度逐渐减慢,导致静脉性充血,甚至出现血流停滞。血流停滞有利于白细胞黏附于血管内皮并渗出到血管外。

#### (二)血管壁通透性增高

血管壁通透性增高是炎症局部液体和蛋白渗出的重要原因。

血管壁通透性增高可能的机制有:①内皮细胞收缩导致间隙增宽,此为可逆性反应。主要由组胺、缓激肽、白细胞三烯(LT)等炎症介质作用于内皮细胞受体所致。②内皮细胞穿胞作用增强,在接近内皮细胞之间的连接处存在着相互连接的囊泡所构成的囊泡体,形成穿胞通道。血管内皮生长因子、组胺、缓激肽等炎症介质可引起内皮细胞穿胞通道数量增加和囊泡口径增大,穿胞作用增强,血管壁通透性增高。③严重的烧伤或化脓菌感染可直接损伤内皮细胞,使之坏死脱落,使血管壁通透性增高。另外,白细胞黏附于内皮细胞,使白细胞激活,并释放蛋白水解酶亦可造成内皮细胞损伤脱落,也可使血管壁通透性增高。④在炎症修复过程中形成的新生毛细血管内皮细胞,分化不成熟,细胞连接不健全,具有高通透性。

渗出的液体称为渗出液。渗出液聚集在血管外组织间隙称为炎性水肿,渗出液潴留在浆膜腔(胸腔、腹腔、心包腔)或关节腔称为炎性积液。炎症严重时还可因血管壁通透性显著增高,引起红细胞的漏出。渗出液与血管内流体静压增高(如心力衰竭引起的静脉淤血)或某些疾病(如肝硬化、肾炎、营养不良等引起的血浆胶体渗透压降低)所致的漏出液不同,主要表现为渗出液中蛋白含量、比重、细胞数等均高于漏出液,两者的区别在临床疾病的诊断上具有重要的鉴别意义(表 4-1)。

表 4-1 渗出液与漏出液的区别

| 特 征 | 渗出液 | 漏出液 |
|---|---|---|
| 原因 | 炎症 | 非炎症 |
| 蛋白含量 | $>25\ g/L$ | $<25\ g/L$ |
| 比重 | $>1.018$ | $<1.018$ |
| 细胞数 | $>500/mm^3$ | $<100/mm^3$ |
| 外观 | 混浊 | 澄清 |
| 凝固性 | 能自凝 | 不能自凝 |

渗出过程是急性炎症的重要特征,渗出液对机体具有积极的防御作用:①稀释毒素,减轻毒素对局部组织的损伤作用。②为局部浸润的白细胞带来营养物质(如葡萄糖、氧气等),并带走代谢产物。③渗出液中的抗体、补体有利于防御、消灭病原微生物。④渗出物中的纤维蛋白交织成网,能限制病原微生物的扩散,使病灶局限,有利于白细胞发挥吞噬作用。在炎症后期,纤维蛋白网架可形成修复支架,有利于成纤维细胞产生胶原纤维。⑤渗出物中的病原微生物和毒素随淋巴液被携带至局部淋巴结,有利于刺激机体产生细胞免疫

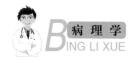

和体液免疫。

但过多的渗出液可压迫和阻塞邻近的组织和器官,造成不良后果。如肺泡内聚积过多的渗出液可影响换气功能,过多的心包腔或胸膜腔积液可压迫心脏或肺,严重的喉头水肿可引起窒息。渗出的大量纤维蛋白不能完全被吸收时,最终发生机化粘连,影响器官功能,如心包粘连可影响心脏的舒缩功能。

(三)白细胞渗出

炎症过程中,各种白细胞通过血管壁游出到血管外,并在炎症灶聚集的过程称为炎性浸润。游出的白细胞又称为炎症细胞。这是炎症反应的重要形态学特征。

1. 白细胞渗出过程　白细胞渗出过程是一复杂的连续过程,包括白细胞边集和附壁、游出和趋化、吞噬和降解等阶段。

(1)边集和附壁:当血流缓慢或发生停滞时,血管内轴流变宽,白细胞由轴流进入边流,并得以向血管壁靠近,即白细胞边集。边集的白细胞随着缓慢的血流沿血管内皮细胞表面滚动,通过细胞黏附分子附于其表面,发生白细胞附壁。

(2)游出和趋化:白细胞穿过血管壁进入周围组织的过程,称为白细胞游出。黏附于血管内皮细胞表面的白细胞在炎症灶产生的化学趋化因子作用下,在内皮细胞的连接处伸出伪足,以阿米巴样运动的形式穿过内皮细胞间隙进入内皮细胞和基膜之间,继而分泌胶原酶使基膜降解并穿越而抵达血管外(图4-1)。

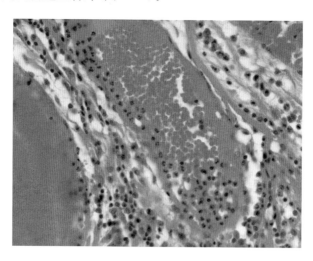

图4-1　白细胞游出

各种类型白细胞都能游出,但不同的白细胞的运动能力不同,以中性粒细胞的运动能力最强,单核细胞弱于中性粒细胞,淋巴细胞最弱。炎症的不同阶段游出的白细胞不同,急性炎症或炎症早期,中性粒细胞首先游出,但中性粒细胞寿命短,多于24~48小时后崩解消失。虽然单核细胞的游出一般晚于中性粒细胞,但其寿命却长达数周至数个月。因此炎症发生48小时后,炎症灶内的中性粒细胞逐渐被单核细胞取代,常见于慢性炎症或炎症晚期。但某些病原微生物如结核杆菌、伤寒杆菌,从炎症一开始即引起明显的单核-巨噬细胞反应。另外,致炎因子不同游出的白细胞种类也不同,葡萄球菌和链球菌感染以中性粒细胞游出为主,病毒感染以淋巴细胞游出为主,寄生虫病感染和过敏性炎症则以嗜酸性粒细胞游出为主。

白细胞游出血管后,受某些化学刺激物的影响或吸引,以阿米巴样运动方式定向游走移动,称趋化作用(chemotaxis)或趋化性。能吸引白细胞定向移动的化学刺激物称为趋化因子。趋化因子可以是内源性的,如补体成分、白细胞三烯、细胞因子;也可以是外源性的,如细菌代谢产物。不同的趋化因子能够吸引不同的白细胞,不同的白细胞对趋化因子的反应也不同,粒细胞和单核细胞对趋化因子的反应明显,淋巴细胞对趋化因子的反应较弱。

(3) 吞噬和降解:是指白细胞到炎症灶内对病原体和组织崩解碎片进行吞噬和消化的过程,是炎症过程中重要的防御反应。具有吞噬功能的细胞主要包括中性粒细胞(又称小吞噬细胞)和单核细胞,后者进入组织后即为巨噬细胞(又称大吞噬细胞)。吞噬细胞不仅能吞噬病原体、组织崩解产物和碎片,而且能对其进行消化、降解。吞噬过程主要包括吞噬细胞对颗粒的识别和附着、包围吞入、杀灭和降解 3 个步骤。

1) 识别和附着:吞噬细胞借助表面的甘露醇受体、调理素受体等识别、结合和摄入微生物。

2) 包围吞入:吞噬细胞黏着细菌等异物之后,吞噬细胞伸出伪足或相应部位的质膜内陷,将异物包围,形成由吞噬细胞质膜包围的吞噬体;然后移入细胞内部与初级溶酶体融合形成吞噬溶酶体。

3) 杀灭和降解:细菌等异物在吞噬溶酶体内开始被杀灭和降解。进入吞噬溶酶体的细菌主要是依赖氧代谢产物杀伤的杀灭和降解作用。细菌与吞噬细胞接触,激活白细胞氧化酶(NADPH 氧化酶),使还原型辅酶Ⅱ(NADPH)氧化为 NADP,氧离子被还原为超氧负离子($O_2^-$),$O_2^-$ 在吞噬体的歧化酶的作用下生成 $H_2O_2$。氧化过程中产生的 $O_2^-$、$H_2O_2$ 虽能杀菌,但作用较弱。而 $H_2O_2$ 在卤素离子($Cl^-$、$I^-$)的存在下,经髓过氧化物酶(MPO)作用形成具有强杀菌作用的次氯酸盐($HOCl^-$),故 $H_2O_2^-$ MPO -卤素系统是中性粒细胞主要的杀菌系统。被杀死的细菌可被溶酶体内的水解酶降解。

$$2O_2 + NADPH \xrightarrow{NADPH 氧化酶} 2O_2^- + NADP + H^+$$

$$H_2O_2 + Cl^- \xrightarrow{髓过氧化物酶} HOCl^- + H_2O$$

细菌还能通过白细胞溶酶体中的一些物质经不依赖氧代谢产物的作用杀灭,包括增强细菌通透性的蛋白、溶菌酶、乳铁蛋白、防御素等。一般认为,溶酶体对已被杀死的细菌作用较之直接杀菌作用更为重要,并在酸性环境(pH=4~5)中有利于酸性水解酶进一步降解细菌。

巨噬细胞的吞噬过程与中性粒细胞基本相同,但其吞噬和降解被吞物体的能力远比中性粒细胞强,特别在炎症后期,炎区组织的崩解碎片、异物等主要由巨噬细胞清除,为组织修复创造条件。

在某些情况下,白细胞激活后释放溶酶体酶、活性氧自由基、前列腺素和白细胞三烯等物质,可造成内皮细胞和组织细胞损伤,从而增强致炎因子的损伤作用。因此,持久、过多的白细胞浸润本身就能造成组织损伤,成为某些慢性疾病的基础。

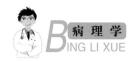
**2. 炎症细胞的种类和功能**

（1）中性粒细胞：又称小吞噬细胞，具有活跃的运动能力和较强的吞噬能力，常见于急性炎症早期和化脓性炎。中性粒细胞核呈分叶状，胞质内含有丰富的中性颗粒，主要吞噬细菌、坏死组织碎片和抗原-抗体复合物。

（2）巨噬细胞：又称大吞噬细胞，它来自血液中的单核细胞和组织内的组织细胞，吞噬能力强，运动能力弱于中性粒细胞，常出现在急性炎症后期、慢性炎症、非化脓性炎症（如结核病、伤寒等）、病毒感染和原虫感染等。巨噬细胞体积大，核呈肾形或椭圆形，胞质丰富，富含溶酶体。它能吞噬中性粒细胞不能吞噬的病原体、异物和较大的组织碎片，还可通过细胞融合的方式或胞核分裂的方式，形成多核巨细胞，对异物包围和吞噬，如结核肉芽肿中的朗汉斯巨细胞和异物肉芽肿中的异物巨细胞。巨噬细胞可以吞噬并处理抗原，并将信息传递给免疫活性细胞，促进免疫反应。巨噬细胞还能产生内源性致热原和干扰素、IL-1、花生四烯酸代谢产物及血小板激活因子。

（3）淋巴细胞和浆细胞：淋巴细胞运动能力弱，无趋化性，也无吞噬能力，体积小，核呈圆形，浓染，胞质极少。淋巴细胞常见于慢性炎症、病毒感染和某些特殊病原体感染。淋巴细胞可分为 T 淋巴细胞和 B 淋巴细胞两类。T 淋巴细胞受抗原刺激产生淋巴因子发挥细胞免疫；B 淋巴细胞受抗原刺激转化为浆细胞，可以产生、释放各种免疫球蛋白（抗体），起体液免疫作用。浆细胞形态特殊，核呈卵圆形、圆形，位于细胞的一侧，染色质呈车轮状排列，胞质丰富，略嗜碱性。浆细胞常见于慢性炎症及梅毒等疾病。

（4）嗜酸性粒细胞：运动能力弱，有一定的吞噬能力，常吞噬抗原抗体复合物，多见于某些变态反应性疾病（如哮喘、过敏性鼻炎等）和寄生虫病（如蛔虫、血吸虫病等）。嗜酸性粒细胞体积略大于中性粒细胞，核呈分叶状，胞质内含有许多较粗大的嗜酸性颗粒，颗粒中含有多种酶，因此胞质染色呈深红色。

（5）嗜碱性粒细胞和肥大细胞：嗜碱性粒细胞来自血液，肥大细胞主要分布于全身结缔组织内和血管周围。这两种细胞在形态和功能上有许多相似之处，胞质中均含有嗜碱性、异染性颗粒，两种细胞的嗜碱性颗粒均含有组胺和肝素，肥大细胞胞质内还含有 5-羟色胺（5-HT），多见于变态反应性炎。

**（四）炎症介质的作用**

炎症反应中除早期有神经介导作用外，化学物质的介导非常重要。参与或介导炎症发生的化学物质称炎症介质（inflammatory mediator），又称化学介质。其特点是：生物活性作用强，种类多，相互间有一定联系，有的介质能激活或放大另一介质的作用，或通过靶细胞释放新的介质，对原介质起协同或拮抗作用。

炎症介质可来自血浆和细胞。来源于血浆的炎症介质是以前体形式存在，经一系列蛋白酶水解而具有生物活性；来源于细胞的炎症介质通常存在于细胞内颗粒中，经刺激而分泌或代谢后发挥生物活性作用。多数炎症介质通过与靶细胞表面的受体结合发挥其生物活性作用。炎症介质一经激活或释放到细胞外，半衰期很短，迅速被酶降解灭活，或被拮抗分子抑制或清除，从而达到新的平衡。介质可作用于一种或多种靶细胞，作用于不同的细胞、组织发挥不同的效应。

**1. 细胞释放的炎症介质**

(1) 血管活性胺:包括组胺和 5-HT。前者主要存在于肥大细胞和嗜碱性粒细胞的颗粒中,也存在于血小板。当致炎因子激活上述细胞膜表面卵磷脂酶或蛋白酶时,使细胞膜受损,细胞脱颗粒,释放组胺;5-HT 主要存在于血小板和内皮细胞。

(2) 花生四烯酸(AA)的代谢产物:包括前列腺素(PG)和白细胞三烯(LT)。

(3) 白细胞溶酶体酶:存在于中性粒细胞和单核细胞溶酶体颗粒内的酶,可以杀伤和降解吞噬的微生物,造成组织损伤。

(4) 细胞因子:是由多种细胞产生的多肽类物质,主要由激活的淋巴细胞和单核巨噬细胞产生,也可来自内皮细胞和结缔组织。它包括调节淋巴细胞激活、增殖和分化的细胞因子,如 IL-2、IL-4;调节免疫,如肿瘤坏死因子-$\alpha$(TNF-$\alpha$)、IL-1$\beta$;激活巨噬细胞的细胞因子,如 IFN-$\gamma$ 等。

(5) 其他:血小板激活因子(PAF)、一氧化氮(NO)、神经肽(如 P 物质)。

**2. 血浆中产生的炎症介质**

(1) 激肽系统:激肽系统的激活最终产生缓激肽。

(2) 补体系统:是具有酶活性的一组蛋白质,在脾、淋巴结和骨髓合成。

(3) 凝血系统:炎症时由于各种刺激,第 XII 因子被激活,同时启动凝血和纤维蛋白溶解系统,使凝血酶原转为凝血酶,后者使纤维蛋白原变为纤维蛋白,在此过程中,释放纤维蛋白多肽。

主要炎症介质的种类及其生物学作用归纳如表 4-2。

表 4-2 主要炎症介质及其生物学作用

| 生物学作用 | 主要炎症介质 |
| --- | --- |
| 血管扩张 | 组胺、缓激肽、前列腺素($PGE_2$、$PGD_2$、$PGF_2$、$PGI_2$)、NO |
| 血管壁通透性升高 | 组胺、缓激肽、补体(C3a、C5a)、白细胞三烯($LTC_4$、$LTD_4$、$LTE_4$)、PAF、活性氧代谢产物、P 物质 |
| 趋化作用 | C5a、$LTB_4$、细菌产物、中性粒细胞阳离子蛋白、细胞因子(IL-8、TNF) |
| 发热 | 细胞因子(IL-1、IL-6、TNF)、PG |
| 疼痛 | $PGE_2$、缓激肽 |
| 组织损伤 | 氧自由基、溶酶体酶、NO |

## 三、增生

增生是指在致炎因子、组织崩解产物或某些生长因子的作用下,炎症局部实质细胞和间质的细胞可发生增生。实质细胞增生如鼻黏膜上皮细胞和腺体的增生,慢性肝炎中肝细胞的增生。间质细胞的增生主要有巨噬细胞、血管内皮细胞和成纤维细胞的增生,增生的成纤维细胞可产生大量的胶原纤维,具有修复作用。炎症增生具有限制炎症扩散和修复作用。但过度或异常的增生可破坏原有组织、器官的结构和功能,如慢性肝炎后引起肝硬化。一般在炎症后期或慢性炎症时增生现象较显著。但某些炎症性疾病的早期就可有明显的细胞增生,如急性弥漫性增生性肾小球肾炎时肾小球的毛细血管内皮细胞和系膜细胞明显

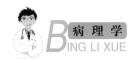
增生;伤寒时全身单核-巨噬细胞系统的增生。

综上所述,任何炎症都具有变质、渗出、增生3种基本病理变化。渗出是炎症的特征性病变,通过一系列复杂的血管反应和炎症介质的作用,所渗出的成分共同完成机体对损伤的防御反应。变质是损伤因子和渗出反应所致的组织损伤病变,增生是对损伤的修复。但由于致炎因子的不同,机体反应性的不同,炎症的部位和发展阶段的不同,有的炎症以变质为主,有的以渗出为主,有的则以增生为主。

## 第三节 炎症的类型

临床上根据炎症发生、发展过程中持续时间的长短,可将炎症分为超急性炎症、急性炎症、亚急性炎症和慢性炎症。根据炎症局部组织的基本病理变化,可将炎症分为变质性炎、渗出性炎症和增生性炎症。

## 一、临床分型

### (一)超急性炎症

超急性炎症(superacute inflammation)呈暴发性经过,病程为数小时至数天。炎症反应急剧,短期引起严重的组织、器官损伤,甚至导致机体死亡。多属变态反应性炎症,如器官移植的超急性排斥反应,在移植器官血管接通后数分钟即可引起移植组织和器官的严重破坏,功能丧失。

### (二)急性炎症

急性炎症(acute inflammation)起病急骤,临床症状明显,病程较短,病程为几天至1个月。局部病变常以变质、渗出为主。病灶内浸润的细胞常常以中性粒细胞为主,如急性阑尾炎、急性细菌性痢疾等。

### (三)慢性炎症

慢性炎症(chronic inflammation)起病缓慢,临床症状较轻,病程较长,几个月至几年。慢性炎症可由急性炎症转化而来,或者一开始即为慢性。其临床症状较轻,局部病变以增生为主,变质、渗出较轻。浸润的炎症细胞常为淋巴细胞和单核细胞。在机体抵抗力低下,病原体繁殖和活动加强时,慢性炎症可转化为急性炎症,如慢性阑尾炎的急性发作。

### (四)亚急性炎症

亚急性炎症(subacute inflammation)病程介于急性和慢性之间的炎症。临床上少见,亚急性炎症有的是从急性炎症迁延而来;有的是与致炎因子有关,如亚急性细菌性心内膜炎,多为毒力较弱的草绿色链球菌引起。

## 二、病理分型

根据炎症的基本病理变化分为变质性炎、渗出性炎和增生性炎。任何炎症都在一定程度上包含3种基本病变,但往往以其中一种为主,以变质为主时称为变质性炎,以渗出为主时称渗出性炎,以增生为主则称增生性炎。

（一）变质性炎

变质性炎(alternative inflammation)主要表现为以组织、细胞的变性、坏死为主,而渗出和增生性病变轻微。常见于心、肝、肾、脑等实质性器官的某些重症感染、中毒等,如急性重型病毒性肝炎时的肝细胞广泛坏死,白喉杆菌外毒素引起中毒性心肌炎的心肌纤维变性、坏死,流行性乙型脑炎时的神经细胞变性、坏死。此类炎症多呈急性经过,也可以迁延不愈。由于实质细胞的变性、坏死,因此,常常造成相应器官的功能障碍。

（二）渗出性炎

渗出性炎(exudative inflammation)主要表现为以渗出为特征,同时伴有一定程度的变质,而增生性改变比较轻微。根据渗出物主要成分的不同,一般将渗出性炎分为浆液性炎、纤维蛋白性炎、化脓性炎和出血性炎。

**1. 浆液性炎(serous inflammation)**　以浆液渗出为特征,常发生于疏松结缔组织、黏膜、浆膜、皮肤等处,局部组织常出现明显充血、水肿。发生于皮肤时,可形成水疱,如皮肤二度烧伤时渗出液蓄积于表皮内和表皮下;发生于黏膜时,渗出物可排出体外,如感冒初期鼻黏膜排出大量浆液性分泌物;发生于浆膜时,常引起形成浆膜腔积液,如渗出性结核性胸膜炎引起胸腔积液;发生于软组织可引起炎性水肿。

浆液性炎病变程度一般较轻,病因消除后,渗出液易被吸收,黏膜或浆膜表面受损的被覆细胞可完全再生。但胸腔或心包腔内如有大量积液可压迫肺或心脏,影响呼吸或心功能;喉头浆液性炎出现喉头水肿可引起窒息。

**2. 纤维蛋白性炎(fibrinous inflammation)**　以大量纤维蛋白原渗出为主,渗出的纤维蛋白原在凝血酶的作用下,转化为纤维蛋白,并交织成网状。与浆液性炎相比,纤维蛋白性炎的血管壁损伤程度较重,血管壁通透性明显增高。引起纤维蛋白性炎的常见致炎因子有白喉杆菌、痢疾杆菌、肺炎球菌的毒素、尿毒症时的尿素等。纤维蛋白性炎好发于黏膜、浆膜和肺。

黏膜(咽、喉、气管、结肠)发生纤维蛋白性炎时,渗出的纤维蛋白、中性粒细胞和坏死的黏膜上皮细胞以及病原菌等相混合,形成一层灰白色膜状物,覆盖在黏膜表面,称假膜。故黏膜的纤维蛋白性炎又称假膜性炎(psendomembranons inflammation)。白喉患者有的假膜牢固附着于黏膜面不易脱落(如咽白喉),而有的假膜容易脱落(如气管白喉),脱落的假膜常堵塞支气管而引起窒息。细菌性痢疾可引起假膜性炎(图4-2)。

浆膜(胸膜、腹膜、心包膜)纤维蛋白性炎时浆膜腔内大量纤维蛋白积聚,如风湿性心外膜炎、结核性心包炎时,心包腔内渗出的纤维蛋白在心脏搏动的撕扯下形成无数参差不齐的绒毛状物,覆盖在心脏表面,称为"绒毛心"。如渗出的纤维蛋白过多,不能被完全溶解吸收,则可发生机化和粘连,严重时可以形成缩窄性心包炎,严重影响心脏功能。

肺炎球菌引起的大叶性肺炎在病理上属于纤维蛋白性炎,其肺泡腔内充满纤维蛋白性渗出物,并交织成网,网中夹杂数量不等的中性粒细胞和巨噬细胞。如渗出的中性粒细胞过少,释放的溶蛋白酶相对较少或组织内抗胰蛋白酶较多时,纤维蛋白则不能被完全溶解吸收而发生机化,引起肺肉质变。

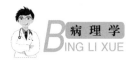
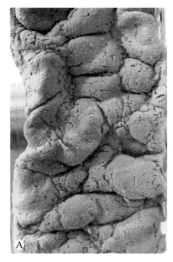
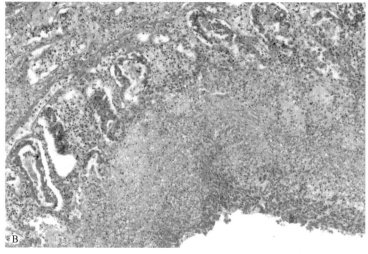

图 4 - 2　假膜性肠炎

注：A. 为假膜性肠炎肉眼观，肠黏膜表面被覆一层糠皮样假膜；B. 镜下示假膜由坏死组织、渗出的纤维蛋白和浸润的炎症细胞构成。

**3. 化脓性炎（purulent inflammation）**　以大量中性粒细胞渗出，伴有不同程度的组织坏死和脓液形成为特征。常由化脓菌引起，如葡萄球菌、链球菌、脑膜炎双球菌、大肠杆菌（又称大肠埃希菌）等，也可由组织坏死继发感染产生。疖、痈、化脓性阑尾炎、化脓性脑膜炎等都是常见的化脓性炎。化脓性炎病灶内的坏死组织被中性粒细胞或坏死组织释放的蛋白溶解酶溶解液化的过程称为化脓（suppuration）。化脓过程中形成的脓性渗出物称脓液（pus），为一种混浊的凝乳状液体，呈灰黄色或黄绿色，其主要成分为大量脓细胞（即变性、坏死的中性粒细胞）、溶解的坏死组织、细菌和少量浆液等。由葡萄球菌引起的脓液质浓稠，而由链球菌引起的脓液质较稀薄。化脓性炎依病因和病变部位的不同又可将其分为脓肿、蜂窝织炎、表面化脓和积脓。

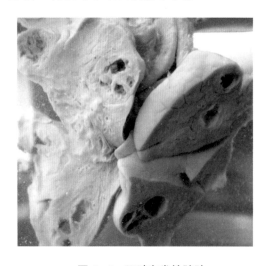

图 4 - 3　两肺多发性脓肿

（1）脓肿（abscess）：器官或组织内局限性化脓性炎称脓肿（图 4 - 3），多发生于实质脏器和皮肤等较致密的组织，并常由金黄色葡萄球菌引起。该菌可产生凝血酶，能使渗出的纤维蛋白原转化为纤维蛋白，因此病灶较局限。脓肿内部坏死组织液化，形成充满脓液的脓腔；脓肿的边缘组织早期呈明显充血、水肿和中性粒细胞浸润，随后形成肉芽组织，称为脓肿膜。它既能向脓腔输送白细胞等血液成分，又有吸收脓液、限制炎症扩散的作用。小脓肿可以被吸收消散，较大的脓肿则由于脓液过多吸收困难，常需切开排脓或穿刺抽脓，而后由肉芽组织修复，形成瘢痕。

疖(furuncle)为典型的皮肤脓肿,是指单个毛囊、皮脂腺及其周围组织所发生的脓肿。痈(carbuncle)好发于颈项部和肩背部等毛囊及皮脂腺丰富的部位,是多个疖的融合,在皮下脂肪、筋膜组织中形成许多互相沟通的脓肿,必须及时切开引流排脓后,局部才能修复愈合。浅表脓肿成熟时穿破皮肤或黏膜,向表面排出脓液可形成溃疡(ulcer)。深部组织脓肿向体表、体腔或自然管道穿破,形成只有一个开口的病理性盲管称窦道(sinus)。深部组织脓肿一端向体表穿破,另一端向自然管道或有腔器官(如消化道或呼吸道等)穿破,或两个有腔器官之间沟通,形成有两个以上开口的病理性盲管称瘘管(fistula)。

　　(2) 蜂窝织炎(phlegmonous inflammation):是指发生于疏松结缔组织的弥漫性化脓性炎。多发生于皮下、肌肉和阑尾(图 4-4)等处,多由溶血性链球菌引起,该菌能分泌透明质酸酶和链激酶,分别降解基质中的透明质酸和渗出的纤维蛋白,使细菌易于沿组织间隙和淋巴管蔓延扩散。单纯的蜂窝织炎一般不发生明显的组织坏死,愈复后一般不留痕迹。

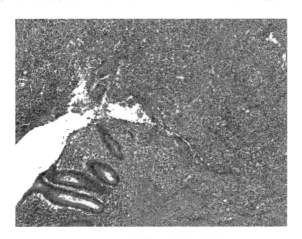

**图 4-4　蜂窝织炎性阑尾炎**
注:部分黏膜上皮坏死、脱落,管壁弥漫性炎症细胞浸润。

　　(3) 表面化脓和积脓:发生于黏膜或浆膜的化脓性炎称表面化脓,此时中性粒细胞主要向黏膜或浆膜表面渗出,深部组织没有明显的炎细胞浸润,也不发生深部组织坏死,如化脓性尿道炎、化脓性支气管炎,渗出的脓液可通过尿道、气管排出体外。化脓性炎发生浆膜腔或胆囊、阑尾、输卵管黏膜时,脓液不能排出蓄积在管腔内,形成积脓。

　　**4. 出血性炎(hemorrhagic inflammation)** 炎症灶内由于血管壁损伤严重,红细胞大量漏出,即称为出血性炎。常见于毒性较强的病原微生物感染引起的急性传染病,如炭疽、鼠疫、钩端螺旋体病、流行性出血热等。出血性炎不是一种独立的炎症类型,常与其他类型炎症混合存在,如浆液性出血性炎、纤维蛋白性出血性炎、化脓性出血性炎。

　　〔附〕卡他性炎

　　卡他性炎(catarrhal inflammation)是指发生于黏膜的一种较轻的表浅的渗出性炎。由于黏膜腺分泌亢进,渗出物沿黏膜表面向外排出("卡他"一词来自希腊语,向下滴流之意)。依渗出物物质不同,又分浆液性卡他、黏液性卡他和脓性卡他。如前述的感冒初期的鼻黏膜炎症,鼻腔排出大量浆液性分泌物,属浆液性卡他;结肠炎时黏液分泌亢进属黏液性卡他;化脓性尿道炎属脓性卡他。

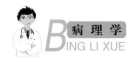

上述各型渗出性炎可单独发生,也可两种不同类型并存,如化脓性出血性炎、纤维蛋白性化脓性炎等。此外,炎症的发展过程中一种类型炎症可转变为另一种类型炎症,如早期的浆液性卡他发展成黏液性卡他,还可进一步转变为脓性卡他。

（三）增生性炎

增生性炎主要表现以组织、细胞增生为主要特征,而变质、渗出病变较轻。增生性炎一般经过缓慢,多属慢性炎症,但个别也可呈急性经过,如急性链球菌感染后的肾小球肾炎、伤寒等。增生性炎可分为非特异性增生性炎和肉芽肿性炎两大类。

**1. 非特异性增生性炎**

（1）非特异性增生性炎的组织学特点:①炎症灶内浸润细胞主要是单核细胞、淋巴细胞和浆细胞,反应了机体对损伤的持续反应;②变质、渗出病变轻微;③损伤区出现修复现象,常有较明显的成纤维细胞、血管内皮细胞增生,同时有炎症灶局部的被覆上皮、腺上皮和实质细胞增生。

（2）两种特殊形态

1）炎性息肉(inflammatory polyp):是指由于致炎因子的长期刺激下,局部黏膜上皮、腺体和肉芽组织局限性过度增生而形成向黏膜表面凸起。可单个或多个,易引起出血;一般体积较小而细长,表面光滑;镜下黏膜或腺上皮形态与正常相似,间质内常伴有炎性水肿和炎症细胞浸润。常见的有鼻息肉(图 4-5)、肠息肉和子宫颈息肉等。

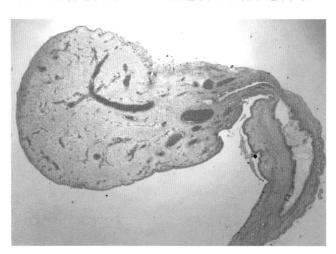

**图 4-5　鼻黏膜炎性息肉**
注:息肉充血、高度水肿,其周围被覆柱状上皮细胞。

2）炎性假瘤(inflammatory pseudotumor):是指局部组织的炎性增生所形成境界清楚的团块,常见于肺。肿块由大量淋巴细胞、巨噬细胞和纤维结缔组织组成。由于局部出现占位性块物,临床上要注意与真性肿瘤相鉴别。

**2. 肉芽肿性炎(granulomatous inflammation)**　肉芽肿性炎是一种特殊类型的增生性炎,其以肉芽肿(granuloma)形成为特征。肉芽肿是由单核-巨噬细胞(包括其衍生的上皮样细胞和多核巨细胞)增生形成境界清楚的结节状病灶(图 4-6)。根据致炎因子和病变特点不同,把肉芽肿分为异物性肉芽肿和感染性肉芽肿两种类型。

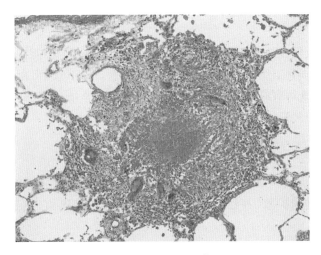

**图 4-6 结核结节**

注：中央为干酪样坏死,周围有类上皮细胞和朗汉斯巨细胞。

(1) 异物性肉芽肿:是由于组织内的异物(如外科缝线、滑石粉、石棉、矽尘、寄生虫和虫卵等)不易被消化,长期刺激所致。

(2) 感染性肉芽肿:除了有某些病原微生物不易被消化外,也可引起机体免疫反应,特别是细胞免疫反应。巨噬细胞吞噬病原微生物后将抗原呈递给 T 淋巴细胞,并使其激活,产生 IL-2 可进一步激活 T 淋巴细胞,产生 TNF-γ,使巨噬细胞转变成上皮样细胞和多核巨细胞。常见的有结核性肉芽肿(结核结节)、伤寒肉芽肿、麻风肉芽肿和风湿性肉芽肿等。结核性肉芽肿中央常可见干酪样坏死,坏死边缘为放射状排列的上皮样细胞,其间可有数目不等的朗汉斯巨细胞,再向外可见大量淋巴细胞浸润,结节周围可有不同程度的纤维组织增生包绕。

## 第四节 炎症的结局

炎症的结局与致炎因子的性质和数量、机体的抵抗力、治疗是否适当等因素有密切关系,一般来讲可分为以下 3 种情况。

### 一、痊愈

在机体的抵抗力较强和经过适当治疗的情况下,多数炎症可以痊愈。致炎因子被及时清除,炎性渗出物和坏死组织被及时溶解液化、吸收或排出体外,病变的组织通过周围正常细胞完全再生而修复,使病变组织的结构和功能完全恢复,称完全痊愈。若损伤范围较大或炎症灶渗出物不能完全被吸收,则通过肉芽组织长入及机化形成瘢痕,称不完全痊愈。如风湿性心内膜炎,心瓣膜机化粘连,导致心瓣膜病,出现器官功能障碍。

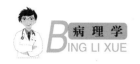

## 二、迁延为慢性炎症

当机体抵抗力较低、治疗不适当或不彻底时，由于致炎因子不能在短期内清除，在机体内持续存在，不断地损伤组织造成炎症迁延或经久不愈，炎症过程可由急性转变为慢性，病情时轻时重，病灶内既可有纤维化、慢性炎症细胞浸润，还常能见到渗出性变化和组织损伤等急性期和活动期的表现。

## 三、蔓延扩散

当机体抵抗力低，病原微生物毒力强、数量多，在体内大量生长繁殖，体内损伤因素占优势时，炎症可向周围扩散，并经组织间隙或自然管道、淋巴道、血道扩散到远处，甚至全身。

（一）局部蔓延

病原微生物经组织间隙或器官的自然管道向周围组织器官扩散。如肾结核可沿泌尿道向下扩散，引起输尿管结核和膀胱结核；肺结核沿支气管播散，引起肺的其他部位新的结核病灶。

（二）淋巴道蔓延

病原微生物进入淋巴道内，随淋巴液到达局部淋巴结或远处，引起继发性淋巴管炎和局部淋巴结炎。如肺结核原发灶的结核杆菌经淋巴管引起肺门淋巴结结核；足部的化脓灶可经下肢淋巴道扩散至腹股沟淋巴结，引起下肢淋巴管炎和腹股沟淋巴结炎。局部淋巴结作为机体防御的第二防线，通常可阻止炎症向全身扩散。病原微生物也可进一步通过淋巴系统入血，引起血道蔓延。

（三）血道蔓延

病原微生物或某些毒性产物从炎症灶直接或经淋巴道进入血液循环，引起菌血症、毒血症、败血症和脓毒败血症，严重者可危及生命。

**1. 菌血症（bacteremia）** 是指细菌由局部病灶入血，菌量少，无明显中毒症状，但从血液可查到细菌，如拔牙后短暂的菌血症；有时菌血症可为严重感染的先兆，如伤寒、脑膜炎前驱期中的菌血症。

**2. 毒血症（toxemia）** 是指细菌产生的毒素或其毒性产物被吸收入血。临床上出现高热、寒战等全身中毒症状，血液中可检不出细菌。病理形态上常表现心、肝、肾等器官的实质细胞变性或坏死，严重者可发生中毒性休克，但血培养查不到病原菌。

**3. 败血症（septicemia）** 是指毒性强的细菌入血，在血中大量繁殖并产生毒素，临床上出现严重的全身中毒症状和病理变化。败血症除有毒血症的临床表现外，还常出现如皮肤和黏膜的出血点、脾和全身淋巴结明显肿大等。血培养细菌阳性。

**4. 脓毒血症（pyemia）** 化脓菌所引起的败血症可进一步发展成为脓毒血症。除有败血症的表现外，化脓菌可随血流到达全身各处，常在肺、肝、肾、皮肤等处形成多发性小脓肿，脓肿中央及小血管内常见细菌菌落。这些小脓肿是由于化脓菌团块栓塞许多组织、器官内的毛细血管引起，故又称栓塞性脓肿（embolic abscess）或称迁徙性脓肿（metastatic abscess）。

## 第五节　炎症的局部表现和全身反应

### 一、局部表现

炎症的局部表现有红、肿、热、痛和功能障碍，其在急性炎症以及慢性炎症的活动期较明显。

**1. 红**　炎症早期由于动脉性充血，局部血液中的氧合血红蛋白增多，局部组织呈鲜红色；随着炎症的发展，转变为静脉性充血，血流缓慢，氧合血红蛋白减少，还原血红蛋白增多，组织变为暗红色。

**2. 肿**　急性炎症时，主要由于炎性充血、炎性渗出所致炎性水肿；而慢性炎症时，是由于局部组织、细胞的增生所致局部肿胀。

**3. 热**　炎症局部由于动脉性充血，血流量增多，血流速度加快，组织代谢增强，使炎区局部温度较周围组织高。主要表现在体表的炎症，而内脏发生炎症时温度变化不明显。

**4. 痛**　炎症局部疼痛与多种因素有关。炎症渗出物使局部组织肿胀、张力增高，压迫神经末梢可引起疼痛，如牙髓炎、骨膜炎症，可引起剧痛；肝炎时的肝肿大，使肝被膜紧张，被膜下的神经末梢受到牵拉而引起肝区疼痛；钾离子可刺激神经末梢，使其敏感度增高，痛阈降低，致使一些轻微的刺激就能引起疼痛；炎症介质如前列腺素、5-羟色胺、缓激肽等可以刺激神经引起疼痛。

**5. 功能障碍**　炎症灶内实质细胞的变性、坏死、代谢异常和渗出物增多所造成的机械性压迫、阻塞和疼痛等，都可能引起炎症局部组织和器官的功能障碍。

### 二、全身反应

严重的局部病变，特别是病原生物性因素引起的炎症，因病原微生物在体内蔓延扩散时常有显著的全身反应，它们往往是严重感染的指征。

**1. 发热**　多见于病原微生物所致的炎症。外源性致热原（如革兰阴性细菌的内毒素）激活白细胞释放 IL-1、IL-6 和 TNF 等（内源性致热原），后者进入脑内或通过 $PGE_2$、NO 等释放，作用于下丘脑体温调节中枢使体温升高。阿司匹林能抑制 $PGE_2$ 合成，故具有消炎退热的作用。

一定程度的体温升高使机体代谢增强，加速抗体形成和增强单核-巨噬细胞系统的吞噬功能，有效地抑制病原体生长繁殖和活动，并加强肝脏的解毒功能，具有一定的防御意义。但体温过高或长期发热，将影响机体代谢过程，引起各系统特别是中枢神经系统功能紊乱。

**2. 外周血中白细胞变化**　绝大多数炎症时，由于 IL-1 和 TNF 等细胞因子刺激骨髓，促进白细胞增生和释放，临床上表现为外周血中白细胞计数增加，严重感染时外周血中常出现幼稚的杆状核中性粒细胞（称此为"核左移"现象）。不同原因引起的炎症增多的白细胞种类不同，如急性化脓性炎以中性粒细胞增多为主；慢性炎症和某些病毒感染以淋巴

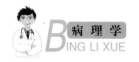

细胞和单核细胞增多为主;寄生虫感染和过敏反应以嗜酸性粒细胞增多为主。但有些炎症外周血白细胞计数反而减少,如伤寒杆菌、流行性感冒病毒、肝炎病毒、立克次体引起的炎症。当患者抵抗力低下时,白细胞增多可不明显,甚至减少,预后则较差。

**3. 单核-巨噬细胞系统的细胞增生** 临床表现为局部淋巴结、肝、脾肿大,单核-巨噬细胞有不同程度的增生。增生的巨噬细胞具有很强的吞噬功能,吞噬和消灭病原微生物,清除坏死组织碎片。此外,脾和淋巴结等处的 T 淋巴细胞、B 淋巴细胞增生,释放淋巴因子和分泌抗体的功能增强。

**4. 实质器官病变** 炎症严重时,由于病原微生物和其毒素的作用,除引起炎症局部组织细胞变性、坏死外,还可引起心、肝、肾等实质器官的细胞变性、坏死,如白喉杆菌外毒素引起的中毒性心肌炎出现心肌纤维的变性、坏死。

**5. 其他** 炎症时还可以出现头痛、嗜睡、厌食等现象。

(仇　容)

### 思考题

(1) 简述引起炎症的常见原因。

(2) 液体渗出有何病理意义?

(3) 哪些疾病为假膜性炎,其病理变化特点是什么?

(4) 何谓化脓性炎,有几种类型及各有什么病理变化特点?

(5) 炎症血道扩散有几种类型,其特点是什么?

(6) 哪些疾病为肉芽肿性炎,其病理变化特点是什么?

# 第五章

## 水、电解质代谢紊乱

**学习要点**

- 脱水、水中毒、水肿的发生机制,对机体的影响和防治原则
- 低血钾和高血钾的发生机制,对机体的影响和防治原则

水和电解质广泛分布于机体内,参与体内重要的生理和代谢活动,是机体必不可少的组成部分。体液由细胞内液和细胞外液组成,分布于细胞内的液体称细胞内液,浸润在细胞周围的液体是组织间液,它与血浆共同构成细胞外液。体液总量的分布因年龄、性别、胖瘦而不同。正常成人体液总量约占体重的 60%,其中 40% 是细胞内液,20% 是细胞外液。在细胞外液中血浆占 5%,细胞间液占体重 15%。正常情况下水和电解质主要由胃肠吸收,从肾、皮肤、肺和肠排出。体液的容量、渗透压和电解质的含量受神经和内分泌的调节,肾脏起到重要的作用。水、电解质代谢紊乱在临床上十分常见,内、外环境的变化都可引起,如果得不到及时的纠正,可使全身各器官系统的功能和代谢发生障碍,严重时可导致死亡。

## 第一节 水、钠代谢紊乱

### 一、脱水

脱水(dehydration)指体液容量减少并出现一系列功能、代谢紊乱的病理过程。脱水时常伴有钠的丢失,由于水和钠的丢失比例不同,脱水时血浆渗透压变化不同,可分成以下3 种类型。

（一）高渗性脱水

高渗性脱水（hypertonic dehydration）主要特征是失水多于失钠,血清钠浓度 >150 mmol/L,血浆渗透压 >310 mmol/L。

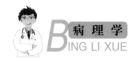

**1. 原因和机制**

(1) 饮水不足:主要见于水源断绝、吞咽困难、上消化道梗阻不能饮水者,或者婴儿、极度衰弱、昏迷患者及丧失渴感等不会自动饮水者。此时,患者一方面摄水不足,另一方面通过皮肤、呼吸的蒸发又不断丢失水分。

(2) 失水过多:①经胃肠道失水,严重呕吐和腹泻时虽丢失的是等渗液;但如不给任何处理,加上不感蒸发,会导致失水多于失钠。②经皮肤、呼吸道失水,如发热或甲状腺功能亢进时,通过皮肤的不感蒸发每日可失水数升;再如高温作业,机体每小时出汗量可达1 000ml以上(汗是低渗液)。此外,气管切开、过度通气也均可使水丢失过多。③经肾脏失水,如中枢性尿崩症,由于ADH合成和分泌不足,肾远曲小管和集合管对水的重吸收减少,肾脏排出大量低渗尿而造成失水过多。慢性肾炎、低钾性肾病等因肾小管上皮细胞受损,对ADH反应性降低或丧失可产生肾性尿崩症。

**2. 对机体的影响**

(1) 口渴:细胞外液高渗和血容量减少通过肾素-血管紧张素-醛固酮(RAA)系统产生的血管紧张素Ⅱ可刺激渴觉中枢;另外,循环血量减少及唾液分泌减少引起的口腔咽喉部干燥,也是患者产生口渴的原因,因此高渗性脱水早期,患者就有明显的渴感。

(2) 细胞内液明显减少、细胞外液减少和渗透压升高:本型脱水失水多于失钠,细胞外液渗透压升高,如果细胞外液的高渗状态未因饮水和肾脏的调节得以纠正,细胞内液中的水则可向相对高渗的细胞外转移。因此高渗性脱水时,细胞内外容量均减少,其中尤以细胞内液明显减少,可发生细胞内脱水。由于汗腺细胞脱水,皮肤散热减少,体温升高,可发生脱水热,这在婴幼儿较为突出。脑细胞脱水可使脑体积缩小,使颅骨与脑细胞之间的血管张力变大,可引起脑出血及出现昏迷,此称为高渗性昏迷。细胞外液减少不明显,因此早期血压一般不下降,到晚期才出现循环功能衰竭。

(3) 尿的变化:细胞外高渗还可刺激渗透压感受器,引起ADH分泌增多,使肾集合管和远曲小管上皮细胞对水的重吸收增加,从而引起尿少和尿比重增高。口渴饮水及尿量减少均有助于恢复血容量、降低血浆渗透压,因而有一定代偿意义。

**3. 补液原则** 高渗性脱水因失水多于失钠,以补水为主。不能口服者可静脉滴注5%葡萄糖溶液。严重者可静滴更低浓度(2.5%)葡萄糖溶液。此时虽然血钠水平比正常高,但有的患者仍有钠丢失,故应补充少量含钠溶液,以免细胞外液量恢复时发生低渗状态。

(二)低渗性脱水

低渗性脱水(hypotonic dehydration)的主要特征是失钠多于失水,血钠浓度<130 mmol/L,血浆渗透压<280 mmol/L。

**1. 原因和机制**

(1) 经消化液失钠:这是最常见的原因。消化液一般为等渗液,如严重呕吐、腹泻、胃肠减压等可丢失大量消化液,如只补充水分,可导致细胞外液低渗。

(2) 经皮肤失钠:汗虽为低渗液,但大量出汗可伴有钠的丢失;大面积烧伤时,大量血浆自创面渗出,水、钠均丢失,如只补水分也可造成细胞外液低渗。

(3) 经肾脏失钠:①长期使用排钠性利尿剂,如呋塞米(速尿)、依他尼酸(利尿酸)等,由于抑制了肾小管对氯化钠的重吸收,钠可随尿丢失。②肾上腺皮质功能不全(如 Addison 病)时,醛固酮分泌不足,或失盐性肾炎时肾小管上皮细胞发生病变,对醛固酮的反应性降低。③急性肾衰竭多尿期,由于肾小管功能尚未恢复,对水、钠重吸收减少,可致水、钠大量丢失。在上述各种导致水、钠大量丢失的情况下,如果只注意补水而忽视补充钠,就可发生低渗性脱水。

**2. 对机体的影响**

(1)易发生休克:本型脱水,失钠多于失水,细胞外液渗透压降低,细胞外液向细胞内转移,因而进一步减少细胞外液量,并且因为有液体的转移,导致血容量进一步减少,易较早出现外周循环衰竭症状,发生低血容量性休克。细胞内液有所增加,有发生细胞水肿的倾向。

(2)明显的脱水体征:由于血浆浓缩,其蛋白及胶体渗透压升高,使组织间液向血管内转移,使细胞间液的减少更加明显。患者有明显的脱水体征,如皮肤弹性降低,眼窝和婴儿囟门内陷等,也称为脱水貌。

(3)尿的变化:细胞外液渗透压降低,可抑制渗透压感受器,使 ADH 分泌减少,肾小管上皮细胞对水的重吸收减少,故低渗性脱水早期,患者尿量可稍增加。但在晚期血容量显著减低时,RAA 系统活性增强,ADH 分泌增多,肾小管对水、钠的重吸收增加,出现少尿,尿钠量减少甚至无钠(肾性失钠者除外)。

(4)患者血浆渗透压降低,无口渴感,饮水减少,故难以自觉从口服补充液体。

**3. 补液原则** 低渗性脱水因失钠多于失水,应以补盐为主。原则上补充 0.9% 等渗氯化钠盐水,明显缺钠和细胞外液严重低渗者应补充高渗盐水(3%～5%氯化钠溶液),然后再补 5%～10% 葡萄糖溶液。如只补水、不补盐,会导致水中毒,加重脑水肿。如出现休克,要按休克的处理方式积极抢救。

(三)等渗性脱水

等渗性脱水(isotonic dehydration)主要特征是水和钠以等渗比例丢失,血清钠维持在 130～150 mmol/L,血浆渗透压为 280～310 mmol/L。

**1. 原因和发病机制**

(1)胃肠道丧失大量消化液,如严重呕吐、腹泻、胃肠引流未予补充者。

(2)大量血浆丢失,常见于大面积烧伤。

(3)大量抽放胸腔积液、腹腔积液。

**2. 对机体的影响** 等渗性脱水主要丢失细胞外液,由于血浆容量和组织间液量均减少,故临床有明显的脱水体征、血压下降和外周循环衰竭等类似低渗性脱水的特征。若患者发生脱水后未经及时处理,由于水分经皮肤和呼吸道不断蒸发,细胞外液的渗透压乃转而偏高,引起细胞内水分向细胞外转移而致细胞内液减少。故等渗性脱水患者可有口渴、尿少等类似高渗性脱水的临床表现。

3 种类型脱水的区别见表 5-1。

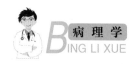
表 5-1　3 种类型脱水的比较

| 特　征 | 低渗性脱水 | 高渗性脱水 | 等渗性脱水 |
| --- | --- | --- | --- |
| 原因 | 失水＜失钠 | 失水＞失钠 | 等渗性体液大量丢失 |
| 血清钠浓度(mmol/L) | ＜130 | ＞150 | 130～150 |
| 血浆渗透压(mmol/L) | ＜280 | ＞310 | 280～310 |
| 失水部位 | 细胞外液为主 | 细胞内液为主 | 细胞内、外液 |
| 口渴 | 早期无,严重时有 | 明显 | 有 |
| 血压 | 易降低 | 正常,严重时降低 | 易降低 |
| 尿量 | 正常,严重时减少 | 减少 | 减少 |
| 脱水貌 | 明显 | 早期不明显 | 明显 |
| 补液原则 | 补盐为主 | 补水为主 | 补水、补盐 |

**3. 补液原则**　等渗性脱水患者因失水或失钠程度相等,应是补水补盐,以偏低渗为宜(一般为 2/3 等渗的电解质溶液)。

## 二、水中毒

当水的摄入大于肾的排出,使大量水分潴留体内,引起细胞内、外液容量扩大,导致稀释性低钠血症,并出现一系列症状和体征,称为水中毒(water intoxication)。

（一）病因和发病机制

**1. ADH 分泌过多**　ADH 分泌过多使肾小管重吸收水能力增强,也使肾排水减少,从而易导致机体产生水中毒。ADH 增多可见于下列情况。

（1）ADH 分泌异常增多综合征(SIADH):见于某些恶性肿瘤(如肺燕麦细胞癌、胰腺癌、淋巴瘤等),以及中枢神经系统疾患(如脑肿瘤、脓肿等)和肺部疾患(如结核、脓肿等)。上述疾病可在不同程度上导致 ADH 的异常释放。

（2）某些药物的作用:异丙肾上腺素、吗啡等药物有促进 ADH 释放或增强 ADH 的作用。氯磺丙脲既能刺激 ADH 的分泌,又能增强肾脏对 ADH 的敏感性。

（3）各种应激状态:大手术、创伤及强烈的精神刺激等,由于交感神经兴奋,解除了副交感神经对 ADH 分泌的抑制。

（4）肾上腺皮质功能低下:糖皮质激素不足,对下丘脑分泌 ADH 的抑制功能减弱。

**2. 肾排水功能低下**　急性肾功能不全的少尿期、慢性肾功能不全的晚期,肾排水显著减少,如输液不当或大量饮水,可致水潴留而引起水中毒。故肾功能良好时一般不易发生水中毒,水中毒最常发生于急性肾功能不全的患者。

（二）对机体的影响

水中毒时机体的基本变化是细胞内、外液容量扩大和渗透压降低。因血钠浓度降低,细胞外液低渗,水向渗透压相对高的细胞内转移,使细胞内液容量大于细胞外液,几乎有2/3 的水潴留在细胞内。水中毒对机体最大的危害是脑组织水分过多,因中枢神经系统被限制在一定体积的颅腔和椎管中,发生脑细胞肿胀和脑组织水肿可使颅内压增高,可出现头痛、恶心、呕吐及惊厥等神经精神症状,严重者可有脑疝形成,危及生命。急性水中毒患者,起病急骤,神经精神症状明显。轻度或慢性水中毒患者症状多不明显。

（三）防治的病理生理基础

首先应防治原发病。轻症水中毒患者暂停给水即可自行恢复。重症或急性水中毒除禁水外，还应静脉内输注甘露醇、山梨醇等渗透性利尿剂，或呋塞米（速尿）等强利尿剂，促进体内水分排出。给予3%～5%的高渗盐水，纠正脑细胞水肿。

## 三、水肿

过多的液体积聚在组织间隙或体腔中称为水肿（edema）。体液积聚在体腔内称为积水，如胸腔积水、心包积水、脑室积水等。水肿如发生于局部，称为局部水肿，如肺水肿、脑水肿、炎性水肿等。水肿如遍及全身则称为全身性水肿，如心性水肿、肾性水肿、肝性水肿等。另外，皮下水肿是全身性水肿和局部水肿最常见的症状和体征。水肿不是独立的疾病，而是一种病理过程。

（一）水肿发生的基本机制

健康人体内组织间液的质和量相对恒定，它是通过血管内外和机体内外液体交换的动态平衡来维持，如果这种动态平衡遭到破坏时，即可引起水肿。

**1. 血管内外液体交换失衡导致组织间液增多** 组织间液是血浆滤过血管而形成的，其量的多少，取决于有效滤过压的高低。有效滤过压＝（毛细血管血压＋组织间液胶体渗透压）—（血浆胶体渗透压＋组织间液静水压）。正常人体毛细血管动脉端的有效滤过压为正值，此压力促使血浆中的液体成分从毛细血管滤出到组织间隙，形成组织间液。在毛细血管静脉端，有效滤过压为负值，由此使形成的组织间液约90%在毛细血管静脉端被回收，其余10%以淋巴液的形式进入淋巴管回流到体静脉系统中，从而维持血管内外液体交换的平衡。组织间液含量增多及压力增高的主要原因如下。

（1）毛细血管流体静压增高：主要见于全身或局部静脉淤血，如心力衰竭、静脉内血栓形成和静脉受压等。因血液回流受阻，而使毛细血管流体静压增高，有效滤过压增大，使组织间液的生成量显著大于回流量。

（2）血浆胶体渗透压降低：血浆胶体渗透压的高低取决于血浆蛋白含量，尤其是清蛋白的含量。血浆蛋白浓度降低的主要原因有：①摄入不足，见于禁食、胃肠消化吸收障碍；②合成减少，见于严重营养不良和肝功能不全；③丢失过多，如肾病综合征，大量蛋白质从尿中排出；④蛋白质分解代谢增强，见于慢性消耗性疾病，如慢性感染、恶性肿瘤等。

（3）微血管通透性增高：造成血浆蛋白的滤出增加，因而引起组织间液胶体渗透压升高，促使溶质和水分在组织间隙积聚。各种致炎因素如感染、创伤、化学物质损伤、某些变态反应、缺氧和酸中毒等都可以引起微血管通透性增高。这些因素可直接损伤微血管壁使其通透性增高，也可通过炎性介质如组胺、激肽类物质的作用而使通透性增高。

（4）淋巴回流受阻：淋巴回流对维持组织间液的稳定性具有重要作用。当淋巴回流受阻时，含有蛋白的淋巴液积聚在组织间隙，导致水肿。临床上见于淋巴管炎症、恶性肿瘤压迫或阻塞淋巴管以及乳腺癌根治术等摘除主要的淋巴管等。丝虫病时，虫体阻塞淋巴管道，可引起下肢及阴囊慢性水肿，称为象皮肿。

**2. 机体内外液体交换失衡导致水、钠潴留** 正常人水、钠的摄入和排出处于动态平衡，以保持体液量的相对稳定。这一动态平衡主要是通过肾脏的滤过和重吸收功能来实现的。

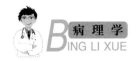
正常情况下,肾小球滤过率(GFR)与肾小管重吸收处于动态平衡。GFR增加,肾小管的重吸收也增加;反之,GFR减少,肾小管的重吸收也减少,称为球-管平衡。钠、水潴留的基本机制就是球-管失平衡,球-管失平衡的情况见于以下几种情况:①GFR减少,而肾小管重吸收功能正常;②GFR正常,而肾小管重吸收功能增强;③GFR减少,而肾小管重吸收功能增强。

（1）肾小球滤过率下降:肾小球滤过率下降有原发和继发两类。前者常见于急性肾小球肾炎,肾小球因内皮细胞肿胀和炎性渗出物积聚阻碍滤过;后者见于充血性心力衰竭、肾病综合征等使机体有效循环血量减少,肾血流量也减少使GFR降低。继发性引起交感-肾上腺髓质系统和RAA系统兴奋,使肾血管收缩,肾血流量减少更明显,肾小球滤过总量下降,而肾小管重吸收没有相应减少,导致水、钠潴留。

（2）肾血流重分布:正常肾血流约90%以上分布在皮质肾单位,其余不足10%的血流分布在髓旁肾单位。皮质肾单位约占肾单位的85%,但其髓祥短,不能进入髓质高渗区,对钠、水重吸收功能较弱。髓旁肾单位占15%,其肾小管深入髓质高渗区,对钠、水重吸收功能强。在病理情况下,如有效循环血量下降时通过皮质肾单位的血流明显减少,而较大量的血流转入髓旁肾单位,使钠、水重吸收增加,出现肾血流重分布。其机制可能与皮质肾单位交感神经丰富、肾素含量较高、形成的血管紧张素Ⅱ较多易引起小血管收缩有关。

（3）肾小管重吸收增多:①近曲小管重吸收钠、水增多,有效循环血量减少时,可引起近曲小管重吸收钠、水增多使肾排水减少,成为某些全身性水肿发病的重要原因。其机制与肾小球滤过分数(FF)的增加有关(滤过分数为GFR与每分钟肾血流量的比值)。例如,当充血性心力衰竭或肾病综合征时,有效循环血量减少,肾血流量减少。由于肾小球出球小动脉的收缩比入球小动脉收缩更明显,因而GFR的下降不如肾血流下降明显,FF增加,流入肾小管周围毛细血管中的血浆蛋白浓度增高,流体静压则下降,这两个因素均促进近曲小管对水、钠的重吸收。②远曲小管和集合管重吸收钠、水增多,肾小管这两段的重吸收水、钠的功能,主要受醛固酮、抗利尿激素和心房钠尿肽(ANP)等肾外激素的调控。当有效循环血量减少或肾脏病变引起肾血流量减少,可激活RAA系统,刺激醛固酮分泌,使肾小管对钠的重吸收增多,引起钠潴留。血钠浓度增高刺激渗透压感受器,使抗利尿激素分泌增多。充血性心力衰竭时,有效循环血量减少使左心房壁和胸腔大血管的容量感受器所受的刺激减弱,反射地引起抗利尿激素分泌增加,从而使肾小管加强对水的重吸收,由此引起水潴留。当有效循环血量减少时,ANP分泌减少,近曲小管对水、钠的重吸收增加,导致水、钠潴留。心力衰竭、肾病综合征等患者出现的钠潴留与此有关。

水肿常是几种因素共同或相继作用的结果。不同类型水肿的发病机制并不完全相同;在同一类型水肿的发生、发展过程中,各种因素所起的作用亦不尽相同。

（二）水肿对机体的影响

各型水肿对机体都存在着不同程度的影响。水肿对机体有利的方面表现为:①水肿是循环系统的重要"安全阀",在血容量明显增加时,大量液体及时转移到组织间隙中,免除血管破裂和急性心力衰竭的危险;②炎性水肿可能具有一定的抗损伤作用,表现为稀释毒素、运送抗体、吸附有害物质、阻碍细菌扩散等。但各型水肿对机体均有一定的危害。重要部位的水肿可引起极为严重的后果,如喉头水肿可立即引起窒息,脑水肿能引起颅内高压,甚至脑疝,使患者猝死;喉头水肿可引起气道阻塞,严重时可使患者窒息死亡。另外,重度和长期的水肿对机体的影响也较为明显。由于水肿液的积聚使组织间隙扩大,弥散距离加大,易造成物质交换障碍。组织间液压力增高,还可使局部微血管受压而引起局部微循环障碍,久之,可引起局部组织、细胞的营养障碍。因此,对水肿应视其发生的部位、速度和程度,采取不同的防治措施。

# 第二节 钾代谢紊乱

钾是机体生命活动必不可少的物质之一,机体内钾的增多或者缺少都将导致机体代谢、功能甚至形态结构的异常。血清钾的正常值为 $3.5\sim5.5$ mmol/L。机体对钾的调节主要依靠肾的调节和钾的跨细胞转移两大机制。钾具有维持细胞新陈代谢、保持细胞静息膜电位和调节细胞内外渗透压及酸碱平衡三大生理功能。钾代谢障碍通常以血钾浓度的高低分为高钾血症和低钾血症。

## 一、低钾血症

血清钾浓度低于 3.5 mmol/L 时称为低钾血症(hypokalemia)。血清钾浓度降低,除了体内钾分布异常外,往往伴有机体总钾量的减少。

(一)原因和机制

**1. 钾摄入不足** 见于不能进食或禁食者,如消化道梗阻或昏迷时,一方面钾的摄入减少,另一方面肾脏仍在继续少量排钾。

**2. 钾排出过多**

(1)经胃肠道丢失:常见于严重的腹泻和呕吐,为小儿失钾的主要途径,还可见于胃肠引流、消化道瘘等。消化液中钾含量很高,平均为血钾的 $2\sim4$ 倍。因此消化液的大量丢失可引起机体失钾。此时因失液可引起血容量降低和醛固酮分泌增加,也可使肾排钾增多。剧烈呕吐时,胃液丢失引起失钾的同时,还有胃酸的丢失,胃酸丢失可引起代谢性碱中毒。碱中毒亦可引起低钾血症。

(2)经皮肤丢失:汗液中的钾浓度与血浆相仿,在大量出汗后如只注意补充水,加上肾脏仍可少量排钾的因素,可造成钾丢失过多。

(3)经肾脏丢失:这是成人失钾的主要原因。常见于以下情况:①排钾性利尿剂的长期使用。临床常用的利尿剂中多数都具有排钾的作用,如呋塞米(速尿)、依他尼酸(利尿酸)、噻嗪类等。可通过抑制肾小管髓袢升支粗段主动重吸收 $Cl^-$ 和 $Na^+$,使小管腔中以及到达远曲小管的 $Na^+$ 量增多,因此可使 $Na^+-K^+$ 交换加强,$K^+$ 排出增多。此外,小管中 $Na^+$ 的重吸收减少,必然伴随水的重吸收减少,致使小管中原尿流量增加,这也是促使远曲小管泌钾的因素之一。②肾小管酸中毒,分为远端(Ⅰ型)肾小管性酸中毒和近端(Ⅱ型)肾小管性酸中毒。前者为远曲小管泌 $H^+$ 功能障碍,引起体内 $H^+$ 堆积所致的酸中毒;后者为近曲小管重吸收 $HCO_3^-$ 功能障碍,使 $HCO_3^-$ 丢失过多所致的酸中毒。两者均可因 $Na^+-H^+$ 交换减少而促使 $Na^+-K^+$ 交换增强,因而 $K^+$ 排出增多。③急性肾衰竭多尿期,此期因体内积

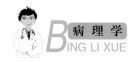
聚的尿素等随肾小球滤过率的逐渐恢复而大量排出,通过渗透性利尿的作用促进 $K^+$ 的排泌。糖尿病时也有类似渗透性利尿作用。④肾上腺皮质激素过多。临床上长期过量使用皮质激素、原发性和继发性醛固酮增多症、Cushing 综合征时,醛固酮和皮质醇明显增多,促进肾远曲小管和集合管的 $Na^+ - K^+$ 交换而使钾排出增多。

**3. 细胞外液钾转移入细胞内** 许多情况可发生细胞外钾向细胞内转移,从而使血清钾减少,但体内总钾量并未减少,故属于分布异常。

(1)家族性周期性麻痹症:此病是一种少见的常染色体显性遗传病,发作时患者可发生一过性肢体瘫痪。实验室检查常有血钾降低,尿钾排出反而减少。其血钾降低的主要原因是细胞外钾转移入细胞内,发病机制尚不清楚。

(2)胰岛素过量使用:其引起血钾降低的机制为:①糖原合成增加,胰岛素可促进细胞摄取糖和糖原合成,糖原合成时需钾的参与,故钾可随葡萄糖进入细胞,血钾因而降低。②胰岛素可促进 $Na^+ - K^+ - ATP$ 酶的活性,促进细胞外钾进入细胞,故血钾降低。

(3)碱中毒:碱中毒时细胞外液 $H^+$ 减少,细胞内 $H^+$ 向细胞外扩散,而细胞外 $K^+$ 与 $H^+$ 交换向细胞内扩散,故细胞外 $K^+$ 减少。但肾小管的 $Na^+ - H^+$ 交换减弱,转而使 $Na^+ - K^+$ 交换增强,故钾的排出增多。

### (二)对机体的影响

低钾血症对机体的影响取决于其发生的速度、程度和持续时间。血钾降低速度越快,血钾浓度越低,对机体的影响越大。慢性失钾时,即使血钾降低较明显,也不一定出现明显症状。

**1. 对神经肌肉的影响** 低钾血症对神经肌肉的影响表现为兴奋性降低。当血清钾降低时,细胞内外钾浓度比增大,促使细胞内 $K^+$ 外流增加,细胞内负电位增大,静息电位负值增加,与阈电位的距离增加,因此细胞的兴奋性降低。轻者(血钾<3 mmol/L)表现为四肢软弱无力、腹胀等;继而(血钾<2.5 mmol/L)发展为肢体软瘫、不能翻身、肠麻痹;重者可有严重的嗜睡,或因呼吸肌麻痹而发生窒息,甚至死亡。一般在同一低血钾水平上,急性者比慢性者表现更为严重。

**2. 对心脏的影响** 低钾血症时易引起期外收缩,出现室性心动过速、心室颤动等心律失常。

(1)心肌兴奋性增高:低钾血症时心肌细胞膜的钾电导降低,膜对 $K^+$ 通透性降低,致 $K^+$ 外流减少,静息电位绝对值减小,与阈电位的距离缩短,故心肌细胞的兴奋性增高。

(2)传导性降低:血清钾降低时,由于心肌细胞膜静息电位负值减小,与阈电位距离缩短,促使 $Na^+$ 内流的电位差减小,故 $Na^+$ 内流减慢,表现为动作电位 0 期的上升速度和幅度均降低,造成兴奋的可扩布性减弱,因而传导性降低。

(3)自律性增高:血清钾浓度降低时,心肌细胞膜的钾电导降低,对钾的通透性降低,$K^+$ 外流减少,因此,快反应自律细胞的 4 期自动除极时间缩短,自律性增高。

(4)收缩性异常:细胞外液的钾可抑制心肌细胞膜对 $Ca^{2+}$ 的通透性。当血清钾降低时,这种抑制作用亦随之减弱,使心肌细胞膜对 $Ca^{2+}$ 的通透性增高,细胞内 $Ca^{2+}$ 浓度增加,从而促进了兴奋-收缩偶联作用,故心肌收缩力加强。当血清钾严重降低时,可因细胞内失钾而导致心肌细胞的代谢障碍,甚至变性和坏死,因此反可使心肌收缩性丧失。

（5）心电图改变和心律失常：由于心肌的传导性降低，可使除极波从心房传到心室的时间延长，心电图上表现为 P - R 间期延长；因心室内的传导阻滞，心电图上可出现 QRS 综合波增宽；心房内的传导障碍可使 P 波延长。由于复极化 3 期钾外流减慢，可使复极化时间延长，动作电位时限延长，心电图表现为 Q - T 间期延长；动作电位 2 期平台可因 $Ca^{2+}$ 内流加速而缩短，心电图表现为 S - T 段压低；复极化 3 期的延长可使 T 波呈现低平和增宽。复极化 4 期延长在心电图上表现为 U 波（图 5 - 1）。

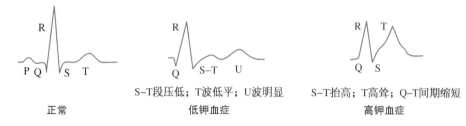

正常　　　　　S-T段压低；T波低平；U波明显　　　　S-T抬高；T高耸；Q-T间期缩短
　　　　　　　　　　　低钾血症　　　　　　　　　　　　高钾血症

**图 5 - 1　低钾血症和高钾血症时心电图的变化**

**3. 对肾脏的影响**　慢性低钾患者临床上常表现为多尿和低比重尿。这主要是由于肾远曲小管和集合管上皮细胞缺钾，一方面对 ADH 的反应不敏感，另一方面髓袢升支对 NaCl 的主动重吸收不足，以致髓质区渗透压梯度形成障碍，使肾脏的浓缩功能降低所致。慢性失钾还可引起肾小管上皮细胞肿胀、空泡变性及坏死等。

**4. 对胃肠道的影响**　缺钾患者可表现为恶心、呕吐、食欲减退、肠鸣音减弱和麻痹性肠梗阻等。这主要是由于血清钾降低时，消化道平滑肌的兴奋性降低，肌张力下降而导致胃肠运动减弱所致。

**5. 对酸碱平衡的影响**　低钾血症时易诱发代谢性碱中毒。

（三）防治的病理生理基础

（1）防治原发病。

（2）补钾。补钾途径原则为尽可能口服，必须静脉补钾时须避免引起高钾血症。静脉补钾的前提是每日尿量不少于 500 ml，不宜过多过快，禁忌静脉推注。慢性低钾血症者，因其细胞内也有不同程度的失钾，故应少量多次，连续补钾 4～6 天或更长方可达到平衡。

（3）纠正水、电解质和酸碱平衡紊乱。

## 二、高钾血症

血清钾浓度高于 5.5 mmol/L 时称为高钾血症（hyperkalemia）。

（一）原因和机制

**1. 肾脏排钾减少**　这是引起高钾血症的主要原因。

（1）肾功能不全：急性肾衰竭少尿期可因肾小球滤过率的明显减少和（或）肾小管泌钾的减少而导致钾在体内潴留。慢性肾衰竭晚期，可因完整肾单位的极度减少，使肾小球滤过率显著降低而导致钾排出减少，引起高钾血症。因此少尿、无尿时多伴有高钾血症。

（2）盐皮质激素缺乏：如 Addison 病，可因醛固酮缺乏导致远曲小管 $Na^+$ 重吸收减少和

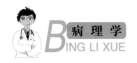

$K^+$排出减少。

(3) 过多使用保钾利尿药:螺内酯(安替舒通)或氨苯蝶啶等能抑制远曲小管排钾,长期大量使用可引起钾的潴留。

**2. 钾摄入过多**　多见于口服钾盐、静脉输入钾过多过快,或大量输入库存血时,在肾功能不全的情况下,更易引起高钾血症。

**3. 细胞内钾转移至细胞外**

(1) 酸中毒:此时细胞外液 $H^+$ 与细胞内 $K^+$ 交换,使细胞外液 $K^+$ 浓度增高。酸中毒时还可因肾远曲小管泌 $H^+$ 增多,$Na^+ - H^+$ 交换增加而使 $Na^+ - K^+$ 交换减少,故也可使血钾增高。

(2) 缺氧:缺氧时,因 ATP 生成不足,$Na^+ - K^+$ 泵功能降低导致细胞内 $Na^+$ 增多,而细胞外 $K^+$ 增多。

(3) 组织损伤和血管内溶血:如挤压综合征时,因广泛的肌肉组织损伤,细胞内钾可大量释放至细胞外;在血型不合输血时,可因红细胞的大量破坏亦可使细胞内 $K^+$ 大量释至细胞外,均可引起血清钾浓度升高。如同时伴有肾功能不全,排钾减少,则可使血清钾浓度急剧升高而危及生命。

(4) 高钾性周期性麻痹:发作时肌细胞内 $K^+$ 转移至细胞外,引起血清钾浓度增高。

(二) 对机体的影响

**1. 对神经肌肉的影响**　血钾浓度轻度增高(5.5～7 mmol/L)时,细胞内外 $K^+$ 浓度差变小,使静息电位负值减小,使神经肌肉的兴奋性增高。当血钾浓度急剧增高(7～9 mmol/L),呈去极化阻滞状态,使 $Na^+$ 通道失活,兴奋性消失。临床上可表现为四肢无力,腱反射减弱或消失,严重者可出现软瘫和呼吸肌麻痹而危及生命。

**2. 对心脏的影响**　这是高钾血症对机体最严重的危害。重症高钾血症的主要危险是心室颤动和心跳停止。

(1) 心肌兴奋性异常:血清钾浓度轻度升高时,心肌兴奋性增高;血清钾浓度显著升高时,心肌兴奋性降低甚至消失。

(2) 传导性降低:静息电位与阈电位之间的距离缩短,0 期除极的速度和幅度均降低,传导性降低。

(3) 自律性降低:细胞外 $K^+$ 浓度增高,$K^+$ 外流加快,使心肌快反应自律细胞舒张期自动除极化速度减慢,自律性降低。

(4) 收缩性降低:高钾血症时心肌收缩性减弱。由于细胞外 $K^+$ 增高,抑制了心肌细胞膜对 $Ca^{2+}$ 的通透性,使 $Ca^{2+}$ 内流减少,故兴奋-收缩偶联障碍,心肌收缩性降低。

(5) 心电图改变和心律失常:高钾血症时心电图的特征性变化是 T 波高尖,这是由于 3 期复极化加速所致;复极化的加速可使动作电位时程缩短,心电图上表现为 Q - T 间期缩短;由于心房内、房室和心室内的传导阻滞可表现为 P 波压低、增宽或消失,P - R 间期延长,QRS 综合波增宽(图 5 - 1)。由于动作电位时程缩短,使有效不应期缩短,加上传导缓慢或单向阻滞也易引起兴奋折返,造成心室颤动在内的心律失常。

**3. 对酸碱平衡的影响**　易诱发代谢性酸中毒。

（三）防治的病理生理基础

（1）防治原发病,去除引起高钾血症的原因。

（2）过高的血钾会引起危及生命的心律失常,因此对重症患者应立即降低血钾。

1）促钾排出:可采用离子交换树脂灌肠,或采取腹膜透析、血液透析等方法排钾。

2）促进细胞外钾转移入细胞内:可同时静脉输注大剂量胰岛素和葡萄糖,以加强细胞内糖原合成,促进 $K^+$ 进入细胞而达到降低血钾的目的。

（3）对抗钾的毒性作用,如静脉注射葡萄糖酸钙拮抗钾对心肌的毒性作用。

（4）纠正其他电解质代谢紊乱。

（钱睿哲）

## 思考题

（1）如何鉴别高渗性脱水、低渗性脱水和等渗性脱水?

（2）高钾血症和低钾血症对心脏分别有哪些影响?

（3）某婴幼儿腹泻 3 天,每天水样便 10 余次,这种情况会导致哪些电解质紊乱? 为什么?

（4）造成体内、外液体交换障碍的主要原因有哪些?

# 第六章

# 酸碱平衡紊乱

## 学习要点

- 酸、碱中毒的概念
- 酸碱平衡常用指标及其意义
- 代谢性和呼吸性酸中毒的原因及其主要指标的变化,酸中毒对机体的影响
- 酸中毒时机体缓冲和代偿机制
- 代谢性和呼吸性碱中毒的发生原因及其主要指标的变化,碱中毒对机体的影响
- 酸碱平稳紊乱的防治原则,混合性酸碱中毒的概念

机体内组织细胞必须处于合适的氢离子浓度下,才能完成正常的物质代谢和生理活动。在生命活动过程中,体内不断生成含酸性的代谢产物(如碳酸、乳酸等)和碱性产物(如 $HCO_3^-$、$HPO_4^{2-}$ 等);此外,机体又不断地从外界摄取酸性或碱性的食物,但机体血液 pH 值能经常保持在 7.35~7.45 范围内,这主要依赖体液自身的缓冲系统,肺对 $CO_2$ 排出的调节以及肾脏泌 $H^+$、泌 $NH_4^+$、重吸收 $HCO_3^-$ 的功能来完成。这种维持体液 pH 值相对稳定性的过程称为酸碱平衡(acid-base balance)。

尽管机体对酸碱负荷具有强大的缓冲能力和有效的调节功能,但在一些病理情况下,由于酸碱超负荷或调节机制障碍而导致体液内环境酸碱稳态破坏,形成酸碱平衡紊乱(acid-base disturbance)。在临床上,酸碱平衡紊乱往往是某些疾病或病理过程的继发性变化。但是,一旦发生酸碱平衡紊乱,就会使病情更加严重和复杂,对患者生命造成严重威胁。因此,及时发现和正确处理常常是治疗成败的关键。

## 第一节 酸碱平衡的调节

在化学反应中,凡能释放出 $H^+$ 的化学物质称为酸,例如 $HCl$、$H_2SO_4$、$NH_4^+$、$H_2PO_4^-$、$H_2CO_3$ 等;反之,凡能接受 $H^+$ 的化学物质称为碱,如 $OH^-$、$NH_3$、$HPO_4^{2-}$、$HCO_3^-$ 等。蛋白质($Pr^-$)在体液中与 $H^+$ 结合成为蛋白酸($HPr$),所以 $Pr^-$ 也是一种碱。

体内的酸性物质可以分为:①挥发性酸,三大物质氧化分解,其最终代谢产物 $CO_2$ 与 $H_2O$ 生成 $H_2CO_3$,并经肺排出体外,故称挥发性酸。②固定酸,主要来源于蛋白质分解代谢,如磷酸、硫酸、尿酸等;部分来自糖和脂肪代谢过程中产生的有机酸,如乳酸、乙酰乙酸、$\beta$-羟丁酸等。固定酸只能通过肾由尿排出体外。体内碱性物质主要来自食物,特别是蔬菜、瓜果中所含的有机酸盐如枸橼酸盐、苹果酸盐和草酸盐,均可与 $H^+$ 起反应,分别转化为枸橼酸、苹果酸、草酸,$Na^+$ 或 $K^+$ 则可与 $HCO_3^-$ 结合生成碱性盐,机体在代谢过程中亦可生成少量碱性物质。在普通膳食情况下,正常人体内酸性物质生成量远超过碱性物质的生成量。

## 一、血液的缓冲系统及其作用

缓冲系统是指由一种弱酸及其共轭碱所构成的具有缓冲酸或碱能力的混合溶液。血液中有一系列缓冲物质,主要有碳酸氢盐缓冲对($HCO_3^- / H_2CO_3$)和非碳酸氢盐缓冲对,后者包括磷酸氢盐缓冲对($HPO_4^{2-} / H_2PO_4^-$)、蛋白质缓冲对($Pr^- / HPr$)、血红蛋白缓冲对($Hb^- / HHb$、$HbO_2^- / HHbO_2$),它们具有很强且很迅速的缓冲酸碱度的能力。其中最重要的是碳酸氢盐缓冲对,它只能缓冲固定酸,不能缓冲挥发性酸,其缓冲能力强,约占血液缓冲总量的 1/2 以上;挥发酸的缓冲主要靠非碳酸氢盐缓冲系统,特别是血红蛋白缓冲对。

## 二、肺在调节酸碱平衡中的作用

肺在酸碱平衡中的作用是通过改变肺泡通气量来控制 $CO_2$ 的排出量。当动脉血二氧化碳分压升高或 pH 值降低时,通过中枢和外周化学感受器,使呼吸中枢兴奋,呼吸加深加快,使 $CO_2$ 由肺排出增多;反之,当动脉血二氧化碳分压降低或 pH 升高时,呼吸中枢兴奋性下降,呼吸变浅变慢,从而减少 $CO_2$ 的排出。肺是通过呼吸运动的频率和幅度来调节血浆 $H_2CO_3$,使血液 $NaHCO_3 / H_2CO_3$ 的比值接近正常,以保持 pH 值相对恒定。

## 三、肾在调节酸碱平衡中的作用

肾是通过排泄固定酸,重吸收 $NaHCO_3$ 从而对酸碱平衡进行调节。肾对酸碱平衡调节的主要机制:①近端肾小管细胞主动分泌 $H^+$ 和重吸收 $NaHCO_3$;②产 $NH_3$ 排 $NH_4^+$,主要在近曲小管完成;③远曲小管酸化作用,其闰细胞泌 $H^+$,同时以 $Cl^- - HCO_3^-$ 交换方式重吸收 $HCO_3^-$。肾的调节作用发挥较慢,常在酸碱平衡紊乱发生后数小时才发挥作用。但效率高,作用持久。

酸碱平衡的调节机制见表 6-1。

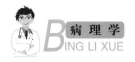

表 6-1　酸碱平衡的调节机制

| 项　目 | 调　节　机　制 | 缓冲与调节作用特点 |
| --- | --- | --- |
| 体液缓冲系统 | 碳酸氢盐缓冲对 | 缓冲固定酸(碱) |
| | 血浆中(主要) | |
| | 红细胞中 | |
| | 非碳酸氢盐缓冲对 | 主要缓冲挥发性酸 |
| | 血红蛋白缓冲对(主要) | |
| | 血浆蛋白缓冲对 | |
| | 磷酸盐缓冲对 | |
| 肺 | 通过呼吸中枢或外周化学感受器的兴奋性调节 $CO_2$ 浓度 | 通过排出 $CO_2$ 调节血浆中 $H_2CO_3$ 浓度 |
| 肾 | 通过肾小管上皮细胞泌 $H^+$、$NH_4^+$ 和重吸收 $NaHCO_3$ 对固定酸进行调节 | 通过排泄固定酸和重吸收 $HCO_3^-$ 调节血浆中 $HCO_3^-$ 浓度 |

### 四、组织细胞在酸碱平衡中的调节作用

细胞的缓冲作用主要是通过离子交换进行的,红细胞、肌细胞、骨组织等均能发挥这种作用。当细胞外液 $H^+$ 过多时,$H^+$ 弥散入细胞内,而 $K^+$ 从细胞内移出。当细胞外液 $H^+$ 过少时,$H^+$ 由细胞内移出,所以酸中毒时往往伴有高钾血症,碱中毒时伴有低钾血症。$Cl^-$-$HCO_3^-$ 的交换也十分重要,因为 $Cl^-$ 是可以自由交换的阴离子,当 $HCO_3^-$ 升高时,$Cl^-$ 的排出由 $Cl^-$-$HCO_3^-$ 交换来完成。

上述 4 方面调节因素在作用时间和强度上是有差别的。血液缓冲系统反应迅速,即刻就可起作用,但缓冲作用不能持久;肺的调节作用快而效能大,缓冲作用 30 分钟达到高峰,但仅对 $CO_2$ 有调节作用;肾脏调节作用缓慢,常在数小时后发挥作用,但作用持久而强大;细胞缓冲作用也较缓慢,3～4 小时发挥作用,作用虽较强,但常导致血钾异常。

## 第二节　酸碱平衡紊乱的概念、常用指标及其意义

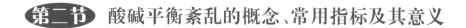

### 一、酸碱平衡紊乱的概念和类型

根据 Henderson-Hasselbalch 方程式:$pH = PKa + \log \dfrac{HCO_3^-}{H_2CO_3}$,可以得知血液 pH 值取决于 $HCO_3^-$ 与 $H_2CO_3$ 的比值。如果这一比值保持在 20/1,血液 pH 值为 7.40。血液中 $HCO_3^-$ 的含量受代谢因素的影响,主要与肾功能有关。如果 pH 值变化是由 $HCO_3^-$ 原发变动所引起,称之为代谢性酸碱平衡紊乱。血液中 $H_2CO_3$ 的含量受呼吸因素影响,如果 pH 值变化是由 $H_2CO_3$ 原发变动所引起,称之为呼吸性酸碱平衡紊乱。在酸碱中毒时,由于体液缓冲和机体的调节,虽然 $HCO_3^-$ 和 $H_2CO_3$ 的绝对值发生变化,但其比值仍保持 20/1,血液 pH 值仍为 7.40,这种情况称为代偿性酸中毒或碱中毒。如果经过机体缓冲、代偿作用

后,$HCO_3^-$ 与 $H_2CO_3$ 的比值不能保持 20/1,pH 值表现为异常,称之为失代偿性酸中毒或碱中毒。如动脉血 pH<7.35 称为酸中毒,动脉血 pH>7.45 称为碱中毒。除上述单纯型外,临床上常见两种或两种以上酸碱平衡紊乱同时存在,则属于混合型酸碱平衡紊乱。

## 二、酸碱平衡常用指标及其意义

### (一)酸碱度

血液酸碱度(pH 值)是血浆中 $H^+$ 浓度的负对数,动脉血正常 pH 值为 7.35~7.45,平均为 7.40。血浆 pH 值异常,表示机体是失代偿性酸碱平衡紊乱;pH 值正常,可以是正常的酸碱平衡,也可能是代偿性酸碱平衡紊乱;某些混合型酸碱平衡紊乱时,血浆的 pH 值也可以在正常范围内。

### (二)二氧化碳分压

二氧化碳分压($PCO_2$)是指物理溶解在血浆中 $CO_2$ 的含量所产生的张力。正常动脉血二氧化碳分压($PaCO_2$)为 4.39~6.25 kPa(33~46 mmHg),平均为 5.32 kPa(40 mmHg)。它反映了肺的通气功能,是呼吸性酸碱平衡紊乱的重要指标。$PaCO_2$ 原发性增高表示 $CO_2$ 潴留,见于呼吸性酸中毒;$PaCO_2$ 原发性降低表示肺通气过度,见于呼吸性碱中毒。在代谢性酸碱中毒时,由于机体的代偿调节,$PaCO_2$ 可发生继发性降低或升高。

### (三)标准碳酸氢盐和实际碳酸氢盐

标准碳酸氢盐(standard bicarbonate,SB)是指全血在 38℃、Hb 氧饱和度为 100%、$PaCO_2$ 为 5.32 kPa(40 mmHg)所测得的血浆 $HCO_3^-$ 含量。因已排除了呼吸性因素的影响,故 SB 是反映酸碱平衡代谢性因素的指标,正常值为 22~27 mmol/L,平均为 24 mmol/L。SB 降低表示代谢性酸中毒,SB 升高表示代谢性碱中毒。但在呼吸性酸碱中毒时,由于肾的代偿作用,SB 也可相应升高或降低。

实际碳酸氢盐(actual bicarbonate,AB)是指隔绝空气的血液标本,在实际 $PaCO_2$ 和血氧饱和度条件下所测得的血浆 $HCO_3^-$ 含量。AB 受呼吸和代谢两方面因素的影响。正常人AB 与 SB 相等。AB 和 SB 的差值反映呼吸性因素对酸碱平衡的影响。

### (四)缓冲碱

缓冲碱(buffer base,BB)是指血液中一切具有缓冲作用的负离子的总和,包括 $HCO_3^-$、$Hb^-$ 和 $Pr^-$ 等,通常以氧饱和的全血测定,正常值为 45~55 mmol/L,其中 $HCO_3^-$ 为22~27 mmol/L,$Hb^-$ 为 6.3 mmol/L,$Pr^-$ 为 16~18 mmol/L。BB 是反映代谢性因素的指标。代谢性酸中毒时,BB 降低;代谢性碱中毒时,BB 升高。

### (五)碱剩余

碱剩余(base excess,BE)是指在 38℃,$PaCO_2$ 5.32 kPa,Hb 150g/L 和氧饱和度100%,将 1L 全血或血浆滴定至 pH 7.4 时所用的酸或碱的量。BE 的正常值为(0±3) mmol/L。如需用酸滴定,说明受测血样碱过剩,用正值(即+BE)表示,见于代谢性碱中毒;如需用碱滴定,说明受测血样碱缺失,用负值(即−BE)表示,见于代谢性酸中毒。但在呼吸性酸碱平衡紊乱时,由于肾的代偿作用,BE 也可增加或减少。

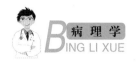
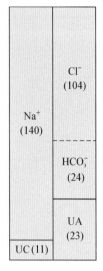

图 6-1　血浆阴离子
间隙图解
（单位：mmol/L）

（六）阴离子间隙

阴离子间隙（anion gap，AG）是指血浆中未测定的阴离子（UA）与未测定的阳离子（UC）的差值，即 AG＝UA－UC。由于细胞外液阴阳离子的总当量数相等，故 AG 可用血浆中可测定的阳离子与可测定的阴离子的差算得，已知正常血清 $Na^+$＝140 mmol/L，$Cl^-$＝104 mmol/L，$HCO_3^-$＝24 mmol/L，即 AG＝$Na^+$－$(HCO_3^-＋Cl^-)$＝140－（24＋104）＝12 mmol/L，波动范围是（12±2）mmol/L（图 6-1）。AG 包括各种有机酸，如乙酰乙酸、β-羟丁酸、丙酮酸、乳酸和 $Pr^-$、$HPO_4^{2-}$、$SO_4^{2-}$ 等，故 AG 增大多数是由于有机酸和无机酸的阴离子在体内蓄积所致。AG 的测定对区分不同类型的代谢性酸中毒和诊断某些混合性酸碱平衡紊乱有重要意义。

酸碱平衡紊乱常用指标及其意义见表 6-2。

表 6-2　酸碱平衡紊乱常用指标及其意义

| 常用指标 | 正常值 | 意义 |
| --- | --- | --- |
| pH 值 | 7.35～7.45 | 酸碱指标 |
| $PaCO_2$ | 33～46 mmHg | 呼吸指标 |
| SB | 22～27 mmol/L | 排除呼吸因素影响的代谢指标 |
| AB | 22～27 mmol/L | 受呼吸影响的代谢指标 |
| AG | （12±2）mmol/L | 血浆未测定阴离子与未测定阳离子的差值，AG ＞ 16 mmol/L 可帮助诊断代谢性酸中毒及混合性酸碱平衡紊乱 |

# 第三节　单纯性酸碱平衡紊乱

## 一、代谢性酸中毒

代谢性酸中毒（metabolic acidosis）是指血浆中 $HCO_3^-$ 原发性减少或 $H^+$ 增加而引起的酸中毒。根据 AG 的变化又可将其分为两类，即 AG 增高型（血氯正常型）代谢性酸中毒与 AG 正常型（高氯型）代谢性酸中毒（图 6-2）。

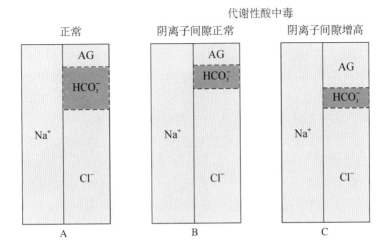

**图 6-2 正常和代谢性酸中毒时的阴离子间隙**

注：A 图正常情况下 AG；B 图 AG 正常型（高血氯型）代谢性酸中毒；
C 图 AG 增高型（正常血氯型）代谢性酸中毒。

（一）原因

**1. AG 增高型代谢性酸中毒** 其特点是因血中固定酸增加，AG 增大，血氯含量正常。

（1）固定酸产生过多

1）乳酸酸中毒：各种原因引起低灌流或缺氧时，例如休克、心力衰竭、呼吸衰竭、严重贫血等。组织缺氧时，糖酵解增强导致乳酸生成增多。

2）酮症酸中毒：多发生于糖尿病、严重饥饿、酒精中毒等，因脂肪分解加强，酮体产生过多。

（2）肾排酸功能障碍：急性和慢性肾衰竭晚期，肾小球滤过率降低至正常的 25% 以下，酸性代谢产物不能通过尿排泄，使血中固定酸增加。

（3）固定酸摄入过多：如服用阿司匹林过时，乙酰水杨酸在体内增多，使血浆中有机酸阴离子增加。

**2. AG 正常型代谢性酸中毒** 其特点是 AG 正常，血氯含量增加。

（1）消化道丢失 $HCO_3^-$：严重腹泻、肠和胆道瘘管、肠内减压引流等均可因丢失大量碱性消化液而引起 $HCO_3^-$ 大量丢失，血氯代偿性增高。

（2）含氯酸性药物摄入过多：经常使用含氯盐类药物，如摄入氯化铵、稀盐酸、盐酸精氨酸等过多，含氯盐类在体内易解离生成 HCl，HCl 被缓冲时可消耗 $HCO_3^-$。此外，输注大量生理盐水，体内 $HCO_3^-$ 被稀释，亦可因生理盐水中 $Cl^-$ 浓度高于血浆，引起血氯浓度增高。

（3）肾泌 $H^+$ 功能障碍

1）轻度或中度肾功能不全：当肾功能减退但肾小球滤过率在正常值 25% 以上时，体内产生阴离子尚不致发生潴留，肾小管泌 $H^+$、泌 $NH_4^+$ 功能下降，使 $HCO_3^-$ 重吸收也减少。

2）应用碳酸酐酶抑制剂：如乙酰唑胺能抑制肾小管上皮细胞内碳酸酐酶活性，使 $H_2CO_3$ 生成减少，泌 $H^+$ 和重吸收 $HCO_3^-$ 减少。

3）肾小管性酸中毒：由于遗传性缺陷，使肾小管泌 $H^+$ 能力减弱，使 $HCO_3^-$ 重吸收减少。

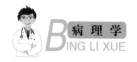
（二）机体的代偿调节

**1. 血液的缓冲作用**　血液中 $H^+$ 增高后，首先被 $HCO_3^-$ 缓冲，消耗大量 $HCO_3^-$。其他缓冲碱也不断进行缓冲并被消耗。生成的 $H_2CO_3$ 可由肺排出。

**2. 肺的调节**　$H^+$ 增高，刺激外周化学感受器，呼吸中枢兴奋，呼吸加强，$CO_2$ 排出增多，$PaCO_2$ 代偿性降低。

**3. 肾的调节**　酸中毒时，肾小管上皮细胞的碳酸酐酶和谷氨酰胺酶活性加强，泌 $H^+$、泌 $NH_4^+$ 作用增强，使肾小管 $HCO_3^-$ 重吸收功能加强。肾的代偿一般在酸中毒后数小时开始，3～5 天发挥最大效应。

**4. 细胞内外离子交换**　细胞外液中增多 $H^+$ 向细胞内转移，被细胞内缓冲碱所缓冲，而细胞内 $K^+$ 向细胞外转移，以维持细胞内外电平衡，故酸中毒易引起高钾血症。细胞内缓冲多在酸中毒 2～4 小时后发生。

通过上述代偿调节，若能使 $HCO_3^-/H_2CO_3$ 比值保持 20/1 左右，血液 pH 值可在正常范围内，称之为代偿性代谢性酸中毒；反之，血浆 pH 值低于正常，称之为失代偿性代谢性酸中毒。代谢性酸中毒时，由于原发性 $HCO_3^-$ 浓度下降，SB、AB、BB 都降低，BE 为负值；由于呼吸代偿，继发 $PaCO_2$ 降低。

（三）对机体的影响

**1. 心血管系统的变化**　①心肌收缩力降低，主要通过减少心肌 $Ca^{2+}$ 内流、减少肌浆网 $Ca^{2+}$ 释放和竞争性抑制 $Ca^{2+}$ 与肌钙蛋白结合，从而抑制心肌的兴奋-收缩偶联过程，使心肌收缩性减弱；②血管对儿茶酚胺的敏感性降低，导致外周阻力血管扩张，血压下降；③心律失常，酸中毒常伴有血钾升高，高钾能抑制心肌收缩，导致心传导阻滞，甚至心室颤动。

**2. 中枢神经系统**　酸中毒时，中枢神经系统功能抑制，常表现为乏力、意识障碍、嗜睡和昏迷等，这可能与脑组织能量代谢障碍，ATP 生成减少，以及酸中毒时谷氨酸脱羧酶活性增加，抑制性神经递质 γ-氨基丁酸生成增多有关。

## 二、呼吸性酸中毒

呼吸性酸中毒（respiratory acidosis）是指血浆中 $H_2CO_3$ 浓度原发性增高而引起的酸中毒。

（一）原因

主要见于肺泡的通气量减少而导致 $CO_2$ 排出受阻，如肺部疾患、呼吸道阻塞、胸廓及胸腔病变、呼吸中枢抑制和呼吸肌麻痹等（详见第十章第八节呼吸衰竭）。

较为少见的原因是 $CO_2$ 吸入过多，见于通气不良、空气中 $CO_2$ 浓度较高的矿井、坑道、防空洞等。

（二）机体的代偿调节

呼吸性酸中毒时，由于呼吸器官病变，往往不能发挥其代偿作用，血浆中非碳酸氢盐缓冲系统的缓冲能力有限。因此，机体的主要代偿调节特点如下。

**1. 细胞内外离子交换和细胞内缓冲**　这是急性呼吸性酸中毒时的主要代偿方式。当血浆 $CO_2$ 不断升高时，在红细胞内和血浆中通过 $Cl^-$ 交换进行代偿（图 6-3）。而 $H^+$ 与细

胞内 $K^+$ 交换，$H^+$ 可被蛋白质阴离子缓冲，$K^+$ 外移使血 $K^+$ 浓度升高。

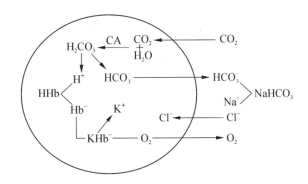

图 6-3　呼吸性酸中毒时的细胞内外离子交换

**2. 肾的代偿**　这是慢性呼吸性酸中毒的主要代偿方式，主要通过肾小管上皮细胞泌 $H^+$、泌 $NH_4^+$ 作用增强，加强 $HCO_3^-$ 重吸收来进行代偿。

急性呼吸性酸中毒时，因 $CO_2$ 急剧潴留，肾尚来不及发挥代偿作用，而通过细胞内外离子交换进行缓冲作用有限，$PaCO_2$ 每升高 10 mmHg（1.33 kPa），血浆 $HCO_3^-$ 仅升高 1 mmol/L，故不足以维持血浆 $HCO_3^-/H_2CO_3$ 的正常比值，因此急性呼吸性酸中毒往往是失代偿性的。此时，pH 值降低，$PaCO_2$ 原发性升高，AB>SB，SB、BB、BE 变化不大。

慢性呼吸性酸中毒时，由于肾发挥代偿功能，当血浆中 $HCO_3^-/H_2CO_3$ 比值接近正常值时，pH 可保持不变，称之为代偿性呼吸性酸中毒；失代偿时，pH 值下降。慢性呼吸性酸中毒时，其原发性改变为 $PaCO_2$ 升高，由于肾代偿，$HCO_3^-$ 继发性升高，故 AB、SB、BB 升高，BE 为正值，AB>SB。

（三）对机体的影响

呼吸性酸中毒对心血管系统的影响与代谢性酸中毒相似，对中枢神经系统的影响要比代谢性酸中毒更为显著，特别是急性 $CO_2$ 潴留时，可发生 $CO_2$ 麻醉，患者可出现精神错乱、震颤、谵妄和嗜睡，称之为肺性脑病（参阅第十章第八节呼吸衰竭）。

## 三、代谢性碱中毒

代谢性碱中毒（metabolic alkalosis）是指血浆中 $HCO_3^-$ 原发性增高或 $H^+$ 丢失而引起的碱中毒。

（一）原因

**1. $H^+$ 丢失过多**

（1）经胃丢失 $H^+$ 过多：常见于幽门梗阻和高位肠梗阻，造成剧烈呕吐胃酸丢失，肠腔内 $HCO_3^-$ 因不能被 $H^+$ 中和而吸收入血，使血浆中 $HCO_3^-$ 增高。此外，呕吐胃液丢失时，往往伴有 $Cl^-$ 和 $K^+$ 的丧失，造成低氯血症和缺钾症，也促进代谢性碱中毒的发生。

（2）经肾丢失 $H^+$：主要由盐皮质激素过多引起。不论是原发性醛固酮增多，还是由于细胞外液丢失引起的继发性醛固酮增多，都能增强肾远曲小管和集合管对 $Na^+$ 的重吸收，并促进 $K^+$ 和 $H^+$ 的排出，因而导致 $H^+$ 经肾丢失和 $NaHCO_3$ 重吸收增多，引起代谢性碱中

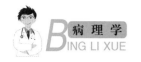
毒,同时还可发生低钾血症。

**2. 缺钾**　机体缺钾可引起代谢性碱中毒。这是由于低钾血症时,细胞内 $K^+$ 向细胞外转移,而细胞外液中的 $H^+$ 则向细胞内移动。同时,肾小管上皮细胞 $K^+$ 缺乏可导致 $H^+$ 排泌增多和 $HCO_3^-$ 重吸收增加,因而发生代谢性碱中毒和反常性酸性尿。

**3. 低氯性碱中毒**　使用髓袢利尿剂(如呋塞米、依他尼酸等)或噻嗪类利尿剂等,可抑制髓袢升支或远曲小管对 $Cl^-$ 的重吸收。$Cl^-$、$HCO_3^-$ 同为血浆中阴离子,$Cl^-$ 丢失过多,造成远曲小管对 $HCO_3^-$ 重吸收的相应增加。

**4. 碱性物质摄入过多**　见于溃疡病患者服用过多碳酸氢盐。此外,大量输注含枸橼酸钠的库存血液,导致柠檬酸盐含量增加,后者经肝代谢后生成 $HCO_3^-$。

（二）机体的代偿调节

**1. 血液的缓冲作用**　血液对碱中毒的缓冲作用较弱,因为在大多数缓冲对组成成分中,碱性成分远多于酸性成分,如 $HCO_3^-/H_2CO_3$ 比值通常为 20/1,所以血浆对碱性物质的缓冲能力有限。当血浆中 $H^+$ 降低,$OH^-$ 升高时,可被弱酸所缓冲,如 $OH^- + H_2CO_3 \rightarrow HCO_3^- + H_2O$,并导致 $HCO_3^-$ 浓度升高。

**2. 肺的代偿**　$H^+$ 浓度降低可抑制呼吸中枢兴奋,呼吸变浅变慢,$CO_2$ 排出减少,继发 $PaCO_2$ 升高。

**3. 肾的代偿**　血浆 $H^+$ 降低抑制肾小管上皮细胞碳酸酐酶和谷氨酰胺酶活性,肾泌 $H^+$、泌 $NH_4^+$ 减少,重吸收 $HCO_3^-$ 也减少,使血浆中 $HCO_3^-$ 有所降低。

**4. 细胞内外离子交换**　细胞外液 $H^+$ 浓度降低,细胞内 $H^+$ 外移,细胞外 $K^+$ 内移,使血 $K^+$ 浓度降低,故碱中毒常伴有低钾血症。

通过以上代偿调节,$HCO_3^-$ 与 $H_2CO_3$ 比值如能维持在 20/1 左右,pH 值可在正常范围内,称之为代偿性代谢性碱中毒;反之,如果 $HCO_3^-$ 与 $H_2CO_3$ 比值大于 20/1,pH 值升高,称之为失代偿性代谢性碱中毒。此时,由于原发性 $HCO_3^-$ 升高,故 SB、AB、BB 升高,BE 为正值;由于呼吸抑制,$PaCO_2$ 继发性升高。

（三）对机体的影响

代谢性碱中毒时的临床表现往往被原发性疾病所掩盖,缺乏特有的症状或体征。严重代谢性碱中毒时,可出现以下几方面的变化。

**1. 中枢神经系统功能改变**　严重的碱中毒会引起患者烦躁不安、精神错乱,这可能与氧离曲线左移,脑组织缺氧以及中枢抑制性神经递质 $\gamma$-氨基丁酸生成减少有关。

**2. 神经肌肉应激性增高**　表现为面部和肢体肌肉抽动、手足搐搦等。一般认为,这是由于 pH 值升高引起血浆游离的 $Ca^{2+}$ 浓度下降所致。

**3. 低钾血症**　碱中毒时常伴有低钾血症。这是由于碱中毒时,细胞内 $H^+$ 逸出,细胞外液 $K^+$ 向细胞内移动,同时肾小管上皮细胞排 $K^+$ 增多,导致血钾降低。

**4. 血红蛋白氧解离曲线左移**　氧解离曲线左移,血红蛋白和氧的亲和力增大,在组织内氧合血红蛋白不易释放氧,使组织缺氧。

## 四、呼吸性碱中毒

呼吸性碱中毒(respiratory alkalosis)是由于肺通气过度而引起血浆中 $H_2CO_3$ 原发性

减少而引起的碱中毒。

（一）原因

任何原因引起通气过度，$CO_2$ 排出过多，都可使血浆中 $H_2CO_3$ 浓度下降。

**1. 低氧血症**　初入高原时，由于空气中 $PO_2$ 降低或肺炎、肺水肿等外呼吸功能障碍，导致 $PaO_2$ 降低，呼吸中枢兴奋而导致呼吸加深加快，$CO_2$ 排出过多。

**2. 精神性通气过度**　如癔症发作时或小儿持续哭闹，均可发生深快呼吸，使 $CO_2$ 排出过多。

**3. 机体代谢旺盛**　见于高热、甲状腺功能亢进时，因机体代谢增高导致肺通气功能增强。

**4. 中枢神经系统疾患**　颅脑损伤、脑炎、脑血管意外等中枢神经系统疾患可通过直接刺激呼吸中枢而引起通气过度。

**5. 其他**　如呼吸机使用不当使通气量过大；大剂量应用水杨酸或含氨盐类药物可兴奋呼吸中枢，增强肺通过量。

（二）机体的代偿调节

急性呼吸性碱中毒时，肾代偿功能尚未充分发挥作用，主要依赖细胞内的缓冲作用和细胞内外离子的交换作用，通过红细胞内外离子交换，使血浆中 $H_2CO_3$ 浓度略有升高，$HCO_3^-$ 含量下降。慢性呼吸性碱中毒时，肾小管上皮细胞可通过减少泌 $H^+$ 和泌 $NH_4^+$，降低 $HCO_3^-$ 重吸收。通过这些代偿作用，$HCO_3^-$ 与 $H_2CO_3$ 的比值如能维持在 20/1，则为代偿性呼吸性碱中毒；两者比值如果大于 20/1，血浆 pH 值升高，则为失代偿性呼吸性碱中毒。急性呼吸性碱中毒常为失代偿性的。

$PaCO_2$ 原发性降低，由于肾的代偿，$HCO_3^-$ 继发性下降，表现为 SB、AB、BB 下降，SE 为负值，AB＜SB。

（三）对机体的影响

呼吸性碱中毒对机体的影响与代谢碱中毒基本相似，但急性呼吸性碱中毒引起中枢神经系统功能障碍往往比代谢性碱中毒更为明显，这可能与碱中毒引起脑组织缺氧，以及 $PaCO_2$ 降低使脑血管收缩痉挛、使脑血流量减少有关。

单纯型酸碱平衡紊乱的比较见表 6-3。

表 6-3　酸碱平衡紊乱的比较

| 特　征 | 代谢性酸中毒 | 呼吸性酸中毒 | 代谢性碱中毒 | 呼吸性碱中毒 |
|---|---|---|---|---|
| 原因 | (1) 固定酸过多<br>(2) 碱丢失 | $CO_2$ 潴留 | (1) 胃液丢失<br>(2) 碱摄入过多<br>(3) 低氯或低钾性碱中毒 | 通气过度 |
| 原发性变化指标 | $HCO_3^- \downarrow$ | $H_2CO_3 \uparrow$ | $HCO_3^- \uparrow$ | $H_2CO_3 \downarrow$ |
| 　pH 值 | $\downarrow$ | $\downarrow$ | $\uparrow$ | $\uparrow$ |
| 　$HCO_3^-$ | $\downarrow$ | $\uparrow$ | $\uparrow$ | $\downarrow$ |
| 　$PaCO_2$ | $\downarrow$ | $\uparrow$ | $\uparrow$ | $\downarrow$ |

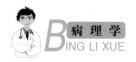
续表

| 特　征 | 代谢性酸中毒 | 呼吸性酸中毒 | 代谢性碱中毒 | 呼吸性碱中毒 |
|---|---|---|---|---|
| 对机体的影响 | (1) 呼吸加强<br>(2) 心肌收缩性降低，外周血管扩张，心律失常<br>(3) 中枢神经系统功能抑制 | (1) $CO_2$ 麻醉，肺性脑病<br>(2) 心肌收缩性降低，心律失常 | (1) 神经肌肉兴奋性增高，手足抽搐<br>(2) 中枢神经系统兴奋症状<br>(3) 低钾血症 | |

## 五、酸碱平衡紊乱防治原则

### （一）治疗原发病

去除引起酸碱平衡紊乱的病因是治疗的基本原则和主要措施，如纠正水和电解质紊乱，恢复有效循环血量，改善肾和肺泡通气功能等。

### （二）碱性药物的应用

较严重的代谢性酸中毒患者，首选碱性药物是碳酸氢钠，其直接补充 $HCO_3^-$，作用迅速，为临床治疗所常用；乳酸钠经肝代谢生成乳酸和 $NaHCO_3$，是作用较缓慢的碱性药物，但对肝疾患者和乳酸酸中毒时不宜使用。

呼吸性酸中毒时，应慎用碱性药物。因为 $HCO_3^-$ 与 $H^+$ 结合后生成 $H_2CO_3$ 必须经肺排出，在通气功能障碍时，可导致 $PaCO_2$ 进一步升高。在通气功能改善后也可谨慎地补给不含钠有机碱，如三羟甲基氨基甲烷（THAM），其在体内作用是 $THAM + H_2CO_3 \rightarrow THAM \cdot H^+ + HCO_3^-$，即 THAM 不仅可缓冲挥发酸，其生成 $HCO_3^-$ 还可中和固定酸。

### （三）酸性药物的应用

因胃液丢失，利尿剂应用导致低氯性碱中毒患者，可给予生理盐水进行治疗，因为生理盐水中含 $Cl^-$ 量高于血浆。通过扩充血容量和补充 $Cl^-$，使过多 $HCO_3^-$ 从肾排泄。对缺钾引起的碱中毒，在补充生理盐水的同时，应补充 KCl。因醛固酮增多和严重低钾血症导致代谢性碱中毒患者，生理盐水治疗无效，可给予醛固酮拮抗剂螺内酯和碳酸酐酶抑制剂乙酰唑胺。对于严重代谢性碱中毒可给予一定量的含氯药物，如 $NH_4Cl$ 或盐酸稀释液。

急性呼吸性碱中毒患者可吸入含 5% $CO_2$ 的混合气体，或用纸袋罩于患者口鼻使其再吸入呼出气体，以维持血浆 $H_2CO_3$ 浓度。癔症发作时可用镇静剂治疗。

## 第四节　混合型酸碱平衡紊乱

混合性酸碱平衡紊乱（mixed acid-base disturbance）是指同一患者有两种或两种以上单纯性酸碱平衡紊乱同时存在。

## 一、酸碱一致型

两种酸中毒或两种碱中毒合并存在，pH 值向同一方向显著变化。

（一）呼吸性酸中毒合并代谢性酸中毒

主要见于:①通气障碍型呼吸衰竭既有 $CO_2$ 潴留又有缺氧Ⅱ型呼吸衰竭;②心搏、呼吸骤停,如溺水、窒息、药物中毒等;③糖尿病酮中毒合并肺部感染。

血气检查:pH 值下降显著,$PaCO_2$ 升高,血浆 $HCO_3^-$ 下降,AG 增大,AB>SB。

（二）呼吸性碱中毒合并代谢性碱中毒

主要见于:①高热合并严重呕吐;②肝硬化应用利尿剂治疗。

血气检查:pH 值升高显著,$PaCO_2$ 下降,血浆 $HCO_3^-$ 升高。

## 二、酸碱混合型

酸中毒与碱中毒并存,pH 值变化不大。

（一）呼吸性酸中毒合并代谢性碱中毒

主要见于:①慢性肺源性心脏病应用利尿剂治疗;②慢性阻塞性疾患合并呕吐。

血气检查:pH 值变动不大,可以正常或轻度下降和轻度升高,$PaCO_2$ 升高,$HCO_3^-$ 升高。

（二）呼吸性碱中毒合并代谢性酸中毒

主要见于:①尿毒症合并感染发热;②糖尿病酮中毒合并高热;③肝肾综合征。

血气检查:pH 值变化不大,可以正常或轻度升高和轻度下降,$PaCO_2$ 下降,$HCO_3^-$ 下降。

（三）代谢性酸中毒合并代谢性碱中毒

主要见于:①肾衰竭或糖尿病酮中毒合并剧烈呕吐;②急性胃肠炎患者剧烈呕吐伴有严重腹泻。

血气检查:因导致血浆 $HCO_3^-$ 下降和升高原因同时存在或相继发生,因此 $HCO_3^-$、pH值、$PaCO_2$ 指标可以正常或降低或升高。

临床所见酸碱平衡紊乱极其复杂,必须在充分了解原发病情的基础上(原发病史、结合临床表现),结合实验室检查(以血气检查为基础,进一步检查血清电解质、AG 值等)和酸碱平衡紊乱的列线图作出准确诊断。混合型酸碱平衡紊乱的特点见表 6-4。

表 6-4　混合型酸碱平衡紊乱的特点

| 类　　　　型 | pH 值 | $PaCO_2$ | $HCO_3^-$ |
|---|---|---|---|
| 酸碱一致型 | | | |
| 　呼吸性酸中毒合并代谢性酸中毒 | ↓↓ | ↑ | ↓ |
| 　呼吸性碱中毒合并代谢性碱中毒 | ↑↑ | ↓ | ↑ |
| 酸碱混合型 | | | |
| 　呼吸性酸中毒合并代谢性碱中毒 | 不定 | ↑ | ↑ |
| 　呼吸性碱中毒合并代谢性酸中毒 | 不定 | ↓ | ↓ |
| 　代谢性酸中毒合并代谢性碱中毒 | 不定 | 不定 | 不定 |

（王建中）

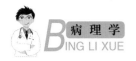

### 思考题

（1）李某,动脉血 pH 值为 7.4,试分析该患者酸碱平衡紊乱有几种可能?要求分析说明原因。

（2）根据 AG 的变化,代谢性酸中毒可分为几类?其主要原因是什么?

（3）张某,患慢性支气管炎合并肺气肿已 15 年,血气分析和电解质测定结果:pH7.28, $PCO_2$ 62 mmHg,$HCO_3^-$ 37 mmol/L,$Cl^-$ 90 mmol/L,$Na^+$ 140 mmol/L。试问:该患者有何酸碱平稳紊乱?依据是什么?

（4）酸、碱中毒对机体有何影响?

（5）根据以下指标的变化,分析患者属于哪种单纯性酸、碱平衡紊乱。

1）糖尿病患者,血气分析:pH 7.30,$PCO_2$ 30 mmHg,$HCO_3^-$ 18 mmol/L。

2）某溺水窒息患者,经抢救后血气分析:pH 7.20,$PCO_2$ 76 mmHg,$HCO_3^-$ 26.4 mmol/L。

3）某幽门梗阻合并呕吐患者,血气分析:pH 7.49,$PCO_2$ 50 mmHg,$HCO_3^-$ 35 mmol/L。

4）某癔症发作患者,血气分析:pH 7.48,$PCO_2$ 28 mmHg,$HCO_3^-$ 19 mmol/L。

# 第七章

## 肿　　瘤

**学习要点**

- 肿瘤、癌、肉瘤、侵袭、转移、癌前病变、原位癌的概念
- 肿瘤的异型性及其意义，肿瘤扩散的方式与机制
- 良性与恶性肿瘤的区别，癌与肉瘤的区别
- 肿瘤的命名原则，肿瘤的分级、分期
- 常见的癌前病变，肿瘤发生的有关因素
- 肿瘤的临床表现、预防和治疗的基本方法
- 常见肿瘤的临床病理学特点

肿瘤(neoplasm、tumor)是危害人类健康最严重的一类常见病、多发病。依其生物学特性及其对机体的危害程度分为良性肿瘤(benign tumors)和恶性肿瘤(malignant tumors)两大类。俗称的"癌症"(cancer)是指起源于上皮组织的恶性肿瘤。

据调查和估计，20世纪70年代我国恶性肿瘤死亡占死亡原因的第三位，而90年代则上升为死亡原因的第二位。2006年，中国卫生部公布城乡居民主要死亡原因统计显示，恶性肿瘤已成为首要死因。我国最常见的10大恶性肿瘤为：胃癌、肝癌、肺癌、食管癌、大肠癌、白血病、淋巴瘤、子宫颈癌、鼻咽癌、乳腺癌。由于恶性肿瘤的危害严重，因此肿瘤的早期诊断、早期治疗和早期预防仍是生物医学领域十分重要的任务。

## 第一节　肿瘤的概念和一般形态

### 一、肿瘤的概念

肿瘤是机体在各种致瘤因素作用下，局部组织在基因水平上失去对生长的正常调控，导致异常增生而形成的新生物。这种新生物常表现为局部肿块(neoplasia)。

肿瘤细胞是由正常细胞转化而来的，转化后的肿瘤细胞即表现出与正常细胞有着明显

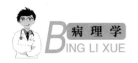

的差异性。肿瘤细胞具有以下特性：①间变（anaplasia）：表现为肿瘤细胞在形态、代谢和功能诸方面返回原始的幼稚状态，肿瘤细胞不同程度的丧失了分化成熟的能力。②自律性（autonomy）：肿瘤细胞生长旺盛，具有相对的自主性，即使致瘤因素的作用已不存在，仍能持续性生长。③遗传性（heredity）：肿瘤细胞一旦形成，就能将上述特性遗传给子代。④克隆性（clonal）：一个肿瘤中的瘤细胞，是由单个发生了肿瘤性转化的亲代细胞经过反复分裂增殖产生的子代细胞组成。

## 二、肿瘤的一般形态和结构

### （一）肿瘤的肉眼形态

**1. 肿瘤的形状**  肿瘤的形状多种多样。一般来说，发生在深部组织和器官内的肿瘤多呈结节状（nodular）、分叶状（lobular）、囊状（cystic）或浸润状（infiltrating）；发生在体表和空腔器官内的肿瘤常突出于皮肤、黏膜表面，呈息肉状（polypoid）、乳头状（papillary）、绒毛状（villous），瘤组织坏死后表面脱落可形成溃疡状（ulcerative）；发生在腔状器官的肿瘤可因弥散侵袭而使管腔壁弥散肥厚呈皮革状（图7-1）。肿瘤形状上的差异一般与发生部位、组织起源、生长方式以及肿瘤性质有关。

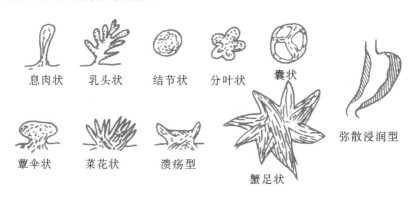

息肉状　乳头状　结节状　分叶状　囊状

蕈伞状　菜花状　溃疡型　蟹足状　弥散浸润型

图7-1　肿瘤的外形和生长方式模式图

**2. 肿瘤的大小**  肿瘤的大小差异悬殊。小的肿瘤只有几毫米或只能在显微镜下被发现，如上皮组织的原位癌（carcinoma in situ）。大的肿瘤直径可达数十厘米，重量可达数十千克，如生长在体表或体腔内的肿瘤。一般说，肿瘤的大小与肿瘤的良恶性、生长时间、生长速度、生长部位等有关。

**3. 肿瘤的数目**  肿瘤的数目常为一个，也可出现多个，如子宫多发性平滑肌瘤。多发瘤可同时出现，也可在不同时间先后出现，肿瘤的组织学类型也可相同或不相同。

**4. 肿瘤的硬度**  肿瘤的硬度一般较周围正常组织硬，而且与肿瘤的组织起源、实质与间质的比例以及继发性变化有关，如脂肪瘤较软，纤维、平滑肌源性肿瘤质地较韧。瘤细胞数量多于间质的肿瘤质地较软，瘤细胞数量少于间质的肿瘤质地则较硬；肿瘤发生玻璃样变、钙化、骨化后质地变硬，发生坏死、液化、囊性变后质地变软。

**5. 肿瘤的颜色**  良性肿瘤的颜色一般与其起源组织颜色相近似，如血管瘤呈红色，脂肪瘤呈黄色，纤维瘤成灰白色。恶性肿瘤切面的色泽不均一，多呈灰白或灰红色，或呈鱼肉状。特别是当肿瘤组织发生出血坏死的情况下,可见多种颜色的混杂。有时可从肿瘤的色泽大致推测肿瘤的类型和良恶性。

**6. 肿瘤的包膜** 一般说来,良性肿瘤常有完整包膜,与周围组织分界清楚,容易完整摘除;而恶性肿瘤大多无包膜,与周围组织分界不清,手术时常不易完整摘除。

（二）肿瘤的组织结构

肿瘤的组织结构形态多样,几乎都是由实质和间质两个部分组成,观察和认识肿瘤组织结构是进行肿瘤组织病理学诊断的基础(图7-2)。

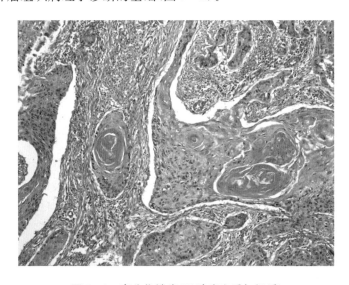

**图7-2 高分化鳞癌(示肿瘤实质与间质)**

**1. 肿瘤实质** 肿瘤的实质(parenchyma)是肿瘤细胞的总称,为肿瘤的主要成分。肿瘤的类型和生物学特性主要是由肿瘤的实质决定的。因此,肿瘤的实质是进行肿瘤分类、命名和组织学诊断的主要依据。肿瘤实质的形态多种多样,通常一种肿瘤的实质只有一种成分,但少数肿瘤可以含有2种甚至多种实质成分。

**2. 肿瘤间质** 肿瘤的间质(stroma)主要由结缔组织和血管构成,对肿瘤实质起着支持和营养作用。肿瘤间质内可有一定数量的淋巴细胞浸润,这些细胞大多数为T淋巴细胞,这是机体抗肿瘤免疫反应的表现。而肿瘤间质中血管的形成对肿瘤的生长和扩散具有重要的影响。通常生长缓慢的肿瘤,其间质血管较少,而生长迅速的肿瘤,其间质血管和淋巴管较丰富。

## 第二节 肿瘤的异型性与良、恶性

肿瘤异型性是肿瘤组织的分化程度在形态学上的表现。分化是指幼稚或原始细胞发育成为成熟细胞的过程,在肿瘤病理学中是指肿瘤细胞和组织与其起源的细胞和组织的相似程度。异型性小,表示肿瘤与来源的正常细胞相似,分化程度高(well-differentiated);而

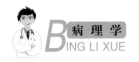
异型性大,表示肿瘤分化程度低(poorly-differentiated),恶性度大。肿瘤的异型性是诊断肿瘤良、恶性以及判断恶性肿瘤恶性程度的主要组织学依据。有的恶性肿瘤主要由未分化细胞构成,称为间变性肿瘤(anaplastic tumor)。

## 一、肿瘤的异型性

肿瘤的异型性可表现在细胞形态与组织结构两个方面。

### (一)肿瘤细胞的异型性

**1. 肿瘤细胞的多形性** 恶性肿瘤细胞通常比起源组织的正常细胞大,且瘤细胞之间的大小和形态不一致,可出现瘤巨细胞;而分化差或未分化的肿瘤细胞可以表现为小而一致,如肺小细胞癌。

**2. 肿瘤细胞核的多形性** ①肿瘤细胞核的体积多明显增大,胞核与胞质的比例接近$1:1$(正常为$1:4\sim1:6$)。②核的大小、形状不一,可出现双核、多核、巨核、扭曲的核,甚至怪异的细胞核。③核深染,染色质呈粗颗粒状,分布不均匀,常堆积在核膜下,使核膜增厚。④核仁明显肥大,数目增多可达$3\sim5$个。⑤核分裂象常增多,可出现不对称性、多极性、顿挫性等核分裂象。这些核分裂象完全不同于正常细胞核分裂象,称为病理性核分裂象(pathological mitotic figure),它们对诊断恶性肿瘤具有重要的意义。

**3. 肿瘤细胞胞质的改变** 恶性肿瘤细胞的胞质内由于核蛋白体增多而多呈嗜碱性。有些肿瘤细胞可产生一些异常的分泌物或代谢产物而具有不同特点,如激素、黏液、糖原、脂质、角质、色素等,有助于对其组织起源的推断。

### (二)肿瘤组织结构的异型性

肿瘤组织结构的异型性是指肿瘤细胞在空间排列方式上与其起源的正常组织的差异。良性肿瘤表现为瘤细胞分布和排列上的不规则,如纤维源性肿瘤常呈束状或编织状排列,而腺上皮源性肿瘤则表现为腺体数目增多,大小及形态不一致。由于良性肿瘤的细胞异型性不明显,因此,诊断良性肿瘤的主要依据是其组织结构的异型性。恶性肿瘤的组织结构异型性明显,表现为瘤细胞排列紊乱,失去正常结构、层次或极性。如腺上皮源性恶性肿瘤的腺体大小和形状不规则,排列较乱,瘤细胞层次增多,紧密重叠,失去极性,并可有乳头状增生或形成实性瘤细胞巢。

## 二、良性肿瘤与恶性肿瘤

良性肿瘤和恶性肿瘤在生物学行为和对机体的影响上有明显不同,其治疗方法和预后也不一样。如果把良性肿瘤误诊为恶性肿瘤,可能导致过度治疗,就会使患者遭受伤害和负担。反之,如果把恶性肿瘤误诊为良性肿瘤,就可能延误治疗或治疗不彻底,造成复发和转移。因此,正确区分良性肿瘤与恶性肿瘤,具有重要的临床意义。

但是目前尚未发现可以准确鉴别良、恶性肿瘤的特异性独立形态学或分子生物学指标。目前区分良、恶性肿瘤仍然是依据病理形态学改变,结合生物学行为等多项指标来综合判断。

应该指出,良性肿瘤和恶性肿瘤的区别是相对而言的。有的良性肿瘤生长在要害部位常可危及患者生命;而有的恶性肿瘤,转移率低,其生物学特征接近良性,如基底细胞癌;有的分化甚好,但可发生侵袭和转移,如甲状腺滤泡性腺癌。良、恶性肿瘤之间也没有绝对的界线,有些肿瘤的生物学行为介于良性肿瘤与恶性肿瘤之间,称为交界性肿瘤(borderline tumor),如膀胱乳头状瘤等。这类肿瘤具有不同程度的潜在恶性表现,应采取相应的治疗措施,并加强随访,以免复发或转移。

现将良性肿瘤与恶性肿瘤的区别要点简要归纳为表7-1。

表 7-1 良性肿瘤与恶性肿瘤的区别要点

| 区别要点 | 良 性 肿 瘤 | 恶 性 肿 瘤 |
| --- | --- | --- |
| 分化程度 | 分化高、异型性小,与起源组织形态相似 | 分化低、异型性大,与起源组织形态差别大 |
| 核分裂象 | 无或稀少,无病理性分裂象 | 多见,可见病理性核分裂象 |
| 生长速度 | 通常缓慢 | 较快 |
| 生长方式 | 多呈膨胀性或外生性生长,常有包膜或蒂形成,边界清楚,通常可推动 | 多呈侵袭性生长,无包膜,边界不清,常粘连固定,不能推动 |
| 继发改变 | 很少发生出血、坏死 | 常发生出血、坏死、溃疡、感染 |
| 转移与复发 | 不转移,切除后很少复发 | 常有转移,切除后较易复发 |
| 对机体的影响 | 较小,主要为局部压迫或阻塞,除发生于要害部位外,一般危害性较小 | 较大,除压迫阻塞外,可引起组织破坏,甚至造成恶病质,危害性大 |

## 三、肿瘤的分级

肿瘤的分级(grading)一般用于恶性肿瘤的描述。肿瘤的分级是根据肿瘤分化程度的高低、异型性的大小及核分裂象的多少来确定的。传统上,肿瘤多采用简单易掌握的三级分级法,即Ⅰ级为高分化(well-differentiated),分化良好,属低度恶性;Ⅱ级为中分化(moderate-differentiated),分化程度中等,属中度恶性;Ⅲ级为低分化(poorly-differentiated),分化程度低,属高度恶性。肿瘤的分级是肿瘤恶性程度的重要指标,对肿瘤临床治疗方案的选择和预后的估计具有重要意义。

## 第三节 肿瘤的生长与扩散

肿瘤的生长与扩散是肿瘤生物学行为特性的表现形式之一,也是肿瘤病理学研究的重要内容。

## 一、肿瘤的生长方式

1. **膨胀性生长** 膨胀性生长是发生在器官内或深部组织良性肿瘤的常见生长方式。肿瘤分化较好,瘤细胞生长缓慢,不侵袭周围正常组织,瘤体在组织内如膨胀的气球,逐渐推开或挤压周围组织;肿瘤多呈结节状、分叶状,常有完整的包膜,与周围组织分界清楚,瘤体可活动,易手术摘除,术后很少复发。

2. **侵袭性生长** 侵袭性生长是大多数恶性肿瘤的生长方式。肿瘤分化差,瘤细胞生长速度快,宛如树根长入泥土一样,侵入周围组织间隙、淋巴管或血管内,平面看像只螃蟹;肿

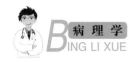

瘤常无包膜,与周围正常组织紧密连接而无明显界限,瘤体固定或活动度小,因而手术时不容易切干净,容易发生切口附近复发。

**3. 外生性生长** 外生性生长是体表、体腔或管道器官表面肿瘤的生长方式,肿瘤往往向表面突起形成乳头状、息肉状、菜花状肿物。良性肿瘤和恶性肿瘤都可呈外生性生长,但恶性肿瘤往往在基底部同时向下浸润。

## 二、肿瘤的生长速度

不同的肿瘤生长速度差异较大,更主要的是取决于肿瘤细胞分化的程度。一般说来,分化程度高的良性肿瘤生长较缓慢,病程较长;当其生长速度突然加快,短期内体积迅速增大时,应考虑发生恶性转变的可能。分化程度低的恶性肿瘤生长较快,短期内即可形成明显肿块。由于生长过快,血液和营养不足,易发生出血坏死等继发改变。影响肿瘤细胞生长速度的主要因素如下。

**1. 生长分数** 生长分数(growth fraction)是指肿瘤细胞群体中处于增殖阶段(S 期+$G_2$ 期)细胞的比例。生长分数越大,肿瘤生长越迅速;反之,则生长缓慢。在细胞恶性转化初期,大多数细胞处在复制期,生长分数很高;但随着肿瘤的持续生长,不断有瘤细胞发生分化而离开复制阶段,使大多数肿瘤细胞处于 $G_0$ 期,生长分数随之减小。即使是生长迅速的肿瘤细胞其生长分数也只是在 20% 左右。

**2. 细胞丢失因数** 一个肿瘤群体内,既有新细胞的不断产生,同时又有细胞因不断凋亡、坏死而丢失,通常把总的细胞丢失率占与新生细胞产生率的比例称为细胞丢失因数(cell loss factor)。肿瘤是否能进行性生长及其生长速度主要取决于瘤细胞的生成大于丢失的程度。

**3. 肿瘤血管形成** 肿瘤初始阶段瘤细胞的营养是以弥散方式获得的,当肿瘤长到 1~2mm 的直径或厚度($10^7$ 个细胞)时,往往会伴有血管的新生,否则没有新生血管供应营养,肿瘤将不再长大。这种实体性肿瘤在宿主内诱导形成新生血管的现象,称为肿瘤血管形成(angiogenesis)。肿瘤血管形成对肿瘤生长起灌注作用,不仅导致肿瘤细胞数的迅速增加,而且为肿瘤转移准备了有利条件。现已发现肿瘤细胞及肿瘤组织中的炎性细胞可产生一类血管生成因子,如血管内皮细胞生长因子(VEGF)、成纤维细胞生长因子(FGF)、转化生长因子-α(TGF-α)等,它们有促进肿瘤局部血管内皮细胞分裂增生和毛细血管出芽生长等功能。肿瘤细胞还可以诱导多种抗血管生成因子形成,从而抑制肿瘤血管形成。由此可见,抑制肿瘤血管形成可能成为肿瘤治疗的一个新的途径。

**4. 倍增时间** 即一个细胞分裂为两个子代细胞所需的时间。恶性转化细胞的倍增时间并不比正常细胞快,而是与正常细胞相似或比正常细胞慢。所以,恶性肿瘤的生长迅速可能主要不是倍增时间缩短引起的。

## 三、肿瘤的扩散

### (一)肿瘤扩散的主要方式

浸润周围组织、转移到远隔器官是恶性肿瘤生物学行为的两大显著特点,也是引起多种合并症、导致患者死亡的主要原因。

**1. 浸润（infiltration）**　又称直接蔓延，是指恶性肿瘤细胞连续地沿着组织间隙、淋巴管、血管或神经束衣蔓延性生长，破坏邻近正常器官和组织的过程。如胰头癌可以直接蔓延至十二指肠、肝脏，晚期乳腺癌可穿透胸部肌肉和胸腔蔓延至肺，晚期子宫颈癌蔓延到直肠、膀胱和子宫旁组织。

**2. 转移（metastasis）**　是指恶性肿瘤细胞从原发部位侵入淋巴管、血管或其他腔道，迁徙到其他部位继续生长，并形成与原发瘤同样组织类型的肿瘤的过程。所形成的肿瘤称为转移瘤（metastatic tumor）。肿瘤转移的途径主要有以下 3 种。

（1）淋巴道转移（lymphatic metastasis）：淋巴道转移是癌转移的重要途径。癌细胞首先侵入毛细淋巴管，随淋巴液进入局部淋巴结，先聚集于淋巴结边缘窦，继而增殖逐渐波及整个淋巴结，并可依次累及引流的远处各组淋巴结，或因受累淋巴窦或淋巴管阻塞，发生逆行转移或跳跃式转移，最后经胸导管入血，继发血道转移。如外上象限的乳腺癌首先转移到同侧腋窝淋巴结，肺癌首先转移到肺门淋巴结，腹部肿瘤尤其是胃癌晚期可经胸导管转移到左锁骨下淋巴结（Virchow 淋巴结）。受累淋巴结常呈无痛性肿大，质地变硬；当瘤细胞浸润被膜后或多个淋巴结受累时，相邻淋巴结可相互融合成固定的团块。

（2）血道转移（hematogeneous metastasis）：血道转移是肉瘤及未分化癌转移的重要途径。恶性肿瘤细胞侵入血管后可随血流到达远处器官继续生长，形成转移瘤。血道转移的途径通常与血流方向一致，肿瘤栓子进入门静脉引起肝转移，进入体静脉引起肺转移，进入肺静脉引起全身转移。肺和肝是肿瘤血道转移最常累及的靶器官。血道转移形成的转移瘤常表现为多发、球形、境界清楚、大小相似、器官周边部较多，靠近脏器表面的结节可因肿瘤中央出血坏死下陷而形成"癌脐"。

（3）种植性转移（seeding metastasis）：种植性转移又称体腔转移。是指体腔内器官的恶性肿瘤蔓延到器官表面时，瘤细胞脱落并种植在体腔内的浆膜或各个器官表面，甚至侵入其下生长，形成密集无数转移瘤。如胃黏液癌侵及浆膜后，脱落种植到大网膜、腹膜、腹腔内器官或卵巢等处，其中双侧卵巢的种植性转移瘤称为 Krukenberg 瘤。浆膜腔的种植性转移常伴有血性积液和癌性粘连。值得注意的是，因手术操作不慎也偶然造成医源性种植，应尽量避免。

（二）恶性肿瘤的侵袭机制

恶性肿瘤的浸润、转移与具有侵袭能力的亚克隆肿瘤细胞的出现、肿瘤组织内血管的形成等有关。

**1. 肿瘤的演进与异质化**　其侵袭性增加的现象称为肿瘤的演进（progression），它包括生长加快、侵袭能力加强。肿瘤的异质化（heterogeneity）是指由单克隆起源的肿瘤细胞在生长过程中形成侵袭能力、生长速度、激素反应性、药物敏感性等方面不同细胞亚型、具有不同生物学表型的现象。肿瘤的演进与异质化的机制在于肿瘤细胞基因表型的易变性和基因突变的积累。

**2. 肿瘤细胞的侵袭机制**　目前认为，肿瘤细胞对细胞外基质的侵袭是一个主动过程，大致分为以下 4 个步骤（以结肠癌为例）。

（1）肿瘤细胞彼此分离（detachment）：肿瘤细胞的上皮钙黏蛋白表达下调、连环蛋白基因突变，使得肿瘤细胞表面的黏附分子减少，肿瘤细胞彼此分离。

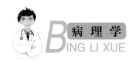

（2）肿瘤细胞与基膜黏着（attachment）增强：正常细胞与基膜的附着是通过上皮细胞基底面的一些分子介导的，如层粘连蛋白受体，癌细胞表面有很多层粘连蛋白受体，使得肿瘤细胞与基膜黏附增强。

（3）细胞外基质被降解（degradation）：与细胞外基质黏附的肿瘤细胞分泌蛋白降解酶（如Ⅳ型胶原酶等），或诱导宿主细胞合成蛋白酶，溶解细胞外基质，使得基膜或基质产生缺损，为肿瘤细胞的侵袭、入出血管或淋巴管创造了条件。

（4）肿瘤细胞迁移（migration）：肿瘤细胞自分泌的移动因子（如胸腺素 β15、肝细胞生长因子等）和基质降解产物（如胶原、纤连蛋白等），介导肿瘤细胞的游走。细胞外基质的破坏不仅为肿瘤细胞侵袭建立了通道，同时，基质降解产物还具有促进肿瘤细胞生长、血管增生和趋化活性的功能，促进肿瘤细胞向疏松的细胞外基质迁移。

**3. 血管播散及定居**　肿瘤细胞以细胞外基质侵袭的方式穿过血管基膜进入血管，但进入血液中的癌细胞并不一定意味着发生转移。进入血液循环中的单个肿瘤细胞，大部分可被宿主的免疫系统识别并被自然杀伤细胞攻击而破坏。只有当肿瘤细胞与血细胞，尤其是与血小板聚集成团形成瘤栓后，则可能得以逃脱自然杀伤细胞的攻击，而随着血流引起远隔器官的栓塞。在栓塞处，肿瘤细胞黏附分子与靶器官的血管内皮细胞的配体结合，并以细胞外基质的侵袭机制穿过血管内皮和基膜，穿出血管，侵入到组织内定居下来并继续生长，形成新的转移瘤。

肿瘤的血道转移具有一定的器官选择性，如肺癌易转移到肾上腺和脑，前列腺癌先转移到骨，乳腺癌常转移到肺、肝、骨、卵巢等。其发生可能与下述机制有关：①靶器官微血管内皮细胞上表达的配体能与癌细胞表达的表面黏附分子特异性结合。②靶器官能够释放某些吸引癌细胞的化学趋化物质（如胰岛素生长因子 1 和 2），吸引肿瘤细胞转移。③有些组织和器官可因某些物质的存在（如蛋白酶抑制剂）或功能状态，形成不利于肿瘤生长的环境。如横纹肌组织中很少有肿瘤转移，可能是由于肌肉经常收缩使肿瘤细胞不易停留，或肌肉内乳酸含量过高不利于肿瘤生长；脾虽然血液循环丰富，但转移癌少见，可能与脾是免疫器官有关。

## 四、肿瘤的分期

肿瘤的分期（staging）代表恶性肿瘤的生长范围和播散程度，对临床医生选择治疗方案和评估预后有重要的参考价值。肿瘤分期主要是根据肿瘤大小、侵袭程度、扩散范围及转移情况等确定。国际上通常采用国际抗癌联盟制定的肿瘤 TNM 分期（TNM classification）。T（tumor）是指原发肿瘤的特性和大小，N（node）是指局部淋巴结有否转移，M（metastasis）是指是否有远处转移。具体分期时，不同的肿瘤采用各自对应的 TNM 组合标准。

# 第四节　肿瘤的命名与分类

肿瘤的命名（nomenclature）和分类（classification）一般是根据肿瘤实质细胞的组织起源（分化方向）、生物学行为和对机体的影响来确定，首先要反映肿瘤的良性或恶性，这是肿瘤病理诊断的核心内容,是肿瘤诊断的前提,对于临床实践非常重要。

## 一、良性肿瘤的命名

良性肿瘤命名简单,在其组织起源名称之后加"瘤"(-oma)即为肿瘤的名称。如纤维组织起源的良性肿瘤称为纤维瘤,腺体和导管上皮起源的良性肿瘤称为腺瘤,脂肪组织起源的良性肿瘤称为脂肪瘤。有时结合一些肿瘤形态特点命名,附加一些形态描述。如皮肤、膀胱黏膜起源的乳头状瘤,胃肠道腺上皮起源的绒毛状腺瘤,腺上皮起源的囊腺瘤、乳头状囊腺瘤等。

## 二、恶性肿瘤的命名

**1. 癌** 上皮组织起源的恶性肿瘤称为癌(carcinoma)。命名时,在其来源组织名称之后加"癌"即为肿瘤的名称。如鳞状上皮起源的恶性肿瘤称为鳞状细胞癌,腺体和导管上皮起源的恶性肿瘤称为腺癌,移行上皮起源的恶性肿瘤称为移行细胞癌。

**2. 肉瘤** 间叶组织(包括纤维结缔组织、脂肪、肌肉、脉管、骨、软骨组织等)起源的恶性肿瘤称为肉瘤(sarcoma)。命名时,在组织来源名称之后加"肉瘤"即为肿瘤的名称。如纤维结缔组织起源的恶性肿瘤称为纤维肉瘤,骨骼肌起源的恶性肿瘤称为横纹肌肉瘤。肉瘤比癌少见,其组织学特点与转移方式等也与癌有所不同(表 7-2)。

表 7-2 癌与肉瘤的区别

| 区别要点 | 癌 | 肉 瘤 |
|---|---|---|
| 组织来源 | 上皮组织 | 间叶组织 |
| 发病率 | 较常见,约为肉瘤的 9 倍,多见于 40 岁以上成人 | 较少见,大多见于青少年 |
| 大体特点 | 质地较硬、色灰白、较干燥 | 质地软、色灰红、湿润、鱼肉状 |
| 组织学特点 | 多形成癌巢,实质与间质分界清楚,纤维组织常有增生 | 肉瘤细胞多弥散分布,实质与间质分界不清,间质内血管丰富,纤维组织少 |
| 网状纤维 | 癌细胞间多无网状纤维 | 肉瘤细胞间多有网状纤维 |
| 免疫组化 | 表达上皮标记如 CK、EMA | 表达间叶组织标记如 vimentin |
| 转移 | 多经淋巴道转移 | 多经血道转移 |

恶性肿瘤也可结合其发生部位或形态特点来命名。如腺癌分泌物潴留形成囊肿的称为囊腺癌,囊内有乳头状结构的称为乳头状囊腺癌。如癌细胞胞质呈透明状的称为透明细胞癌,癌细胞体积巨大的称为巨细胞癌,癌细胞体积小的称为小细胞癌。

## 三、特殊命名

**1. 母细胞瘤** 有一些肿瘤的形态类似某种幼稚组织,称为母细胞瘤(blastoma)。称为母细胞瘤者绝大多数是恶性。恶性的有神经母细胞瘤,视网膜组织起源的视网膜母细胞瘤,幼稚的肾组织起源的肾母细胞瘤;也有一些是良性肿瘤,如骨母细胞瘤、软骨母细胞瘤。

**2. 含有多种组织成分的肿瘤** 少数肿瘤实质即有上皮成分又有间叶成分,如纤维腺瘤是乳腺最常见的良性肿瘤,当上皮和间叶成分都恶变称为癌肉瘤。含有 2 个胚层以上的

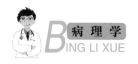
多种组织的肿瘤称为畸胎瘤。

**3. 习惯命名** 有些肿瘤称为病，如白血病、霍奇金病、Bowen 病、佩吉特病等；有些肿瘤冠以人名，如 Ewing 瘤、Wilms 瘤。

**4. 不确定来源胚层** 如间皮瘤、脑膜瘤，恶性时称为恶性间皮瘤、恶性脑膜瘤。

**5. 其他** 有的称为瘤的肿瘤生物学行为是恶性的，如精原细胞瘤(seminoma)、淋巴瘤(lymphoma)、黑色素瘤(melanoma)等。而有些以瘤为后缀的名称并不是真性肿瘤。如错构瘤是局部存在的组织结构紊乱形成的包块，迷离瘤是组织误位到其他部位形成的包块，动脉瘤是动脉管壁的局限性病理性扩张。

## 四、肿瘤的分类

肿瘤分类可使诊断标准和论断术语得到统一，这对于拟定治疗方案、判断患者预后、开展肿瘤研究以及各种交流都是十分重要的。目前全世界统一的肿瘤分类是采用由世界卫生组织(WHO)制定的肿瘤组织学分类。表 7-3 列举了常见肿瘤的分类。

表 7-3　肿瘤分类举例

| 组 织 起 源 | 良 性 肿 瘤 | 恶 性 肿 瘤 |
| --- | --- | --- |
| (1) 上皮组织 | | |
| 　鳞状上皮 | 乳头状瘤 | 鳞状细胞癌 |
| 　基底细胞 | | 基底细胞癌 |
| 　腺上皮 | 腺瘤 | 腺癌(各种类型) |
| 　移行上皮 | 乳头状瘤 | 移行细胞癌 |
| (2) 间叶组织 | | |
| 　纤维组织 | 纤维瘤 | 纤维肉瘤 |
| 　纤维组织细胞 | 纤维组织细胞瘤 | 恶性纤维组织细胞瘤 |
| 　脂肪组织 | 脂肪瘤 | 脂肪肉瘤 |
| 　平滑肌组织 | 平滑肌瘤 | 平滑肌肉瘤 |
| 　横纹肌组织 | 横纹肌瘤 | 横纹肌肉瘤 |
| 　血管组织 | 血管瘤 | 血管肉瘤 |
| 　淋巴管组织 | 淋巴管瘤 | 淋巴管肉瘤 |
| 　骨组织 | 骨瘤 | 骨肉瘤 |
| 　软骨组织 | 软骨瘤 | 软骨肉瘤 |
| 　滑膜组织 | 滑膜瘤 | 滑膜肉瘤 |
| 　间皮 | 间皮瘤 | 恶性间皮瘤 |
| (3) 淋巴造血组织 | | |
| 　淋巴组织 | | 淋巴瘤 |
| 　造血组织 | | 白血病 |

续表

| 组织起源 | 良性肿瘤 | 恶性肿瘤 |
|---|---|---|
| （4）神经组织 | | |
| 　　神经鞘膜组织 | 神经纤维瘤 | 恶性神经鞘膜瘤 |
| 　　神经鞘细胞 | 神经鞘瘤 | 恶性神经鞘膜瘤 |
| 　　胶质细胞 | 胶质细胞瘤Ⅰ、Ⅱ级 | 胶质细胞瘤Ⅲ、Ⅳ级 |
| 　　脑膜组织 | 脑膜瘤 | 恶性脑膜瘤 |
| 　　交感神经节 | 节细胞神经瘤 | 神经母细胞瘤 |
| （5）其他肿瘤 | | |
| 　　黑色素细胞 | 黑痣（色素痣） | 黑色素瘤 |
| 　　胎盘组织 | 葡萄胎 | 绒毛膜上皮癌、恶性葡萄胎 |
| 　　性索 | 支持细胞-间质细胞瘤 | 恶性支持-间质细胞瘤 |
| | 颗粒细胞瘤 | 恶性颗粒细胞瘤 |
| 　　生殖细胞 | | 精原细胞瘤、无性细胞瘤 |
| | | 胚胎性癌 |
| 　　3个胚层组织 | 畸胎瘤 | 恶性畸胎瘤 |

## 第五节　癌前病变、原位癌和早期浸润癌

　　肿瘤的发生发展是一个多基因多步骤的过程。如子宫颈癌的发生进展就历经了鳞状上皮增生、非典型增生（轻度、中度、重度）、原位癌、早期浸润癌、中晚期癌等阶段。因此，对癌前病变的患者进行随访和普查，有利于癌的早期发现、早期诊断、早期治疗，从而有利于恶性肿瘤治愈率的提高。

### 一、癌前病变

　　癌前病变（precancerous lesions）是指某些具有癌变潜在可能的良性病变。临床上常见的癌前病变或疾病有以下几种。

　　**1. 结肠、直肠的息肉状腺瘤**　可以单发或多发；多发者常有家族史，属遗传性疾病，几乎100％的患者在50岁以前不可避免地发生癌变，必须及早处理。

　　**2. 乳腺增生性纤维囊性变**　乳腺增生性纤维囊性变（proliferative fibrocystic change）常见于40岁左右妇女，由内分泌失调所致。表现为乳腺小叶导管和腺泡上皮细胞的增生，大汗腺样化生及导管囊性扩张，间质纤维组织增生。其中伴导管上皮增生者，较易发生癌变。

　　**3. 子宫颈糜烂**　子宫颈糜烂（cervical erosion）为已婚妇女常见疾患。子宫颈慢性炎症致子宫颈阴道部的鳞状上皮坏死、脱落，继而由子宫颈管内膜的单层柱状上皮所取代，该处呈粉红色或鲜红色，称子宫颈糜烂（假性糜烂）。修复时重新为化生的鳞状上皮覆盖。上述过程反复进行，少数病例可通过非典型增生进展为子宫颈鳞状细胞癌。宫颈和外界相通，

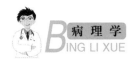
很容易发生感染,最新的科学研究指出,与致癌相关的感染是人类乳头状瘤病毒(human papiloma virus,HPV)的感染。

**4. 慢性萎缩性胃炎和胃溃疡** 久治不愈的慢性萎缩性胃炎伴肠上皮化生,可以转变成胃癌;久治不愈的慢性溃疡病,溃疡边缘胃黏膜反复受刺激增生,也可能转变为癌,其癌变率大约在1%。

**5. 黏膜白斑** 黏膜白斑(leukoplakia)常发生于口腔、外阴、宫颈、食管和阴茎等处,呈白色斑块状,表现为黏膜鳞状上皮过度增生和过度角化,并出现一定的异型性,如长期不愈可转变为鳞状细胞癌。

**6. 慢性溃疡性结肠炎** 在反复溃疡和黏膜增生基础上可发生结肠癌。

**7. 皮肤慢性溃疡** 皮肤长期慢性炎症刺激,表皮鳞状上皮增生,有的可发生癌变。常见于小腿慢性溃疡。

**8. 肝硬化** 由慢性病毒性肝炎所发展的结节性肝硬化患者,可进展为肝癌。

正常细胞从增生到癌变,要经过一个缓慢而渐进的演变过程,并非所有的癌前病变都必然转变为癌,而且,大多数癌目前并未发现有明确的癌前病变。

## 二、非典型性增生

非典型性增生(dysplasia)是指上皮细胞过度增生,增生细胞形态和排列极性呈现一定程度的不一致性(图7-3),表现为大小和形态不一,细胞核染色加深、核分裂象增多。但一般不见病理性核分裂,核与胞质比例增大,但还不足以诊断为癌。这种增生可发生于皮肤或黏膜表面的被覆上皮,也可发生于腺体上皮。根据其异型性程度和累及范围可分为轻、中、重3级。轻度和中度非典型增生,分别累及上皮层下部的1/3和2/3,在病因消除后可恢复正常。而重度非典型性增生,累及上皮层下部超过2/3尚未达全层,常转变为癌,很难

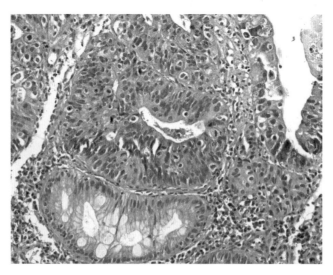

**图7-3 肠黏膜腺体重度非典型增生**

注:不典型增生的腺上皮有共壁现象,细胞核大,排列失极性,
分裂象多见。

逆转。当累及全层时则相当于原位癌。近年来提出了上皮内肿瘤（intraepithelial neoplasia）的概念,并根据其程度分类Ⅰ、Ⅱ、Ⅲ 3个级别或高、低两个级别。如结、直肠肿瘤中,上皮内肿瘤低级别包括轻度和中度非典型增生,而高级别包括了重度非典型增生和原位癌。

## 三、原位癌

原位癌（carcinoma in situ）是指上皮性恶性肿瘤局限于皮肤表皮或黏膜内,尚未侵破基膜的早期癌。较常见的有子宫颈、食管、皮肤等处鳞状细胞原位癌、乳腺导管内癌和小叶原位癌等（图7-4）。原位癌是一种早期癌,如果早期发现,积极治疗,完全可以治愈;反之,则可能发展为侵袭性癌。

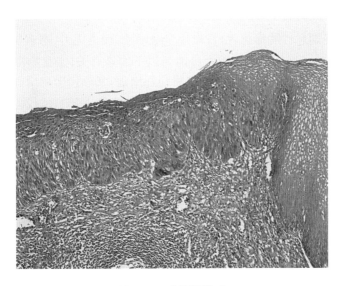

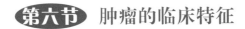

图7-4 宫颈原位癌

## 第六节 肿瘤的临床特征

## 一、肿瘤对宿主的影响

肿瘤对机体的影响与下列因素有关:①肿瘤的大小与发生的部位;②肿瘤的侵袭程度;③肿瘤的功能性活动（如激素的合成和分泌）;④肿瘤引起的并发症（如出血、溃疡、继发感染等）;⑤有无急症发作（如破裂、穿孔、梗阻、梗死等）;⑥有无转移;⑦是否已引起恶病质;⑧是否合并副肿瘤综合征。

（一）局部影响

1. 压迫与阻塞 无论良性或恶性肿瘤,长到一定大小时,均可压迫周围组织或器官,或阻塞某些脏器管道,引起相应的功能障碍。如消化道平滑肌瘤可引起肠梗阻或肠套叠,呼

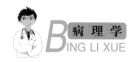
吸道肿瘤(如支气管壁的平滑肌瘤)可引起严重的呼吸困难,颅内良性肿瘤可引起颅内高压。

**2. 侵袭与破坏** 恶性肿瘤具有侵袭生长的特点,可侵袭和破坏正常的组织结构,引起器官结构破坏和功能障碍。如肝癌广泛破坏肝细胞导致肝功能障碍,胃癌组织坏死导致溃疡或穿孔,骨肉瘤破坏正常骨质导致病理性骨折。

**3. 出血和感染** 恶性肿瘤可由于其自身的缺血坏死或对周围组织血管的破坏而导致出血。如肺癌痰中带血、膀胱癌出现血尿等。肿瘤组织坏死、出血可继发感染。出血和感染也见于某些良性肿瘤,如鼻腔乳头状瘤、结肠腺瘤等。

**4. 疼痛** 恶性肿瘤晚期瘤细胞侵袭或压迫神经,可引起顽固性疼痛,如肝细胞癌、骨转移性肿瘤等。

(二) 全身影响

**1. 恶病质** 晚期恶性肿瘤患者,常出现全身消瘦、疲乏无力、严重贫血、进行性全身衰竭状态,称为恶病质(cachexia)。其发生可能与以下因素有关:①食物摄入减少,各种营养素的供应不足;②肿瘤生长导致机体营养物质消耗增加,基础代谢率增高,肌肉与脂肪大量消耗;③出血、感染、发热或肿瘤组织坏死,产生的毒性产物引起机体代谢紊乱;④肿瘤侵犯神经,引起顽固性疼痛,严重影响生活和睡眠;⑤受累器官的结构破坏和功能障碍;⑥对肿瘤的恐惧心理导致患者出现悲观和抑郁情绪。

**2. 肿瘤伴随综合征** 由于肿瘤的产物(包括异位激素和其他生物活性物质)或异常免疫反应(包括交叉免疫、自身免疫和免疫复合物沉积等)或其他不明原因,可引起内分泌、神经、消化、造血、骨关节、肾脏及皮肤等系统发生病变,并出现相应的临床表现。但这些表现不是由原发肿瘤或转移瘤直接引起,而是通过产生某种物质间接引起的。这些症状可随着肿瘤生长情况而加重或减轻,故称为肿瘤伴随综合征(paraneoplastic syndrome)。认识肿瘤伴随综合征的意义在于它可能是一些隐匿性肿瘤的早期表现,可由此而发现早期肿瘤;其次不要误认为这些症状是肿瘤转移所致,而放弃对肿瘤的治疗。

## 二、肿瘤的病理学检查

肿瘤的病理学检查在鉴别真性肿瘤与瘤样病变,确定肿瘤的良、恶性,组织学类型以及肿瘤的侵袭、转移等情况时起决定性作用。

(一) 细胞学检查

细胞学检查依采样方法不同,分为脱落细胞学(exfoliative cytology)检查和细针穿刺吸取细胞学(fine needle aspiration cytology,FNAC)检查。前者是以生理或病理情况下脱落的细胞作为研究对象,采集含有脱落细胞的体液或分泌物,直接涂片或取其沉淀物涂片;后者是通过特制细针抽吸病变部位的细胞作为研究对象,然后制成涂片。经染色后在光学显微镜下观察细胞形态,作出疾病诊断。

细胞学的检查方法简便、安全、快速、经济,已成为肿瘤普查和早期诊断的重要手段之一。但细胞学检查只能观察单细胞的形态,不能观察组织结构,在实际应用时有一定的局限性,必要时可做病理组织学检查以便确诊。

（二）活检

活检是从患者身体（活体）采取病变组织，制成病理组织切片，在光学显微镜下观察细胞形态和组织结构的变化，并结合有关临床资料作出病理诊断。这是最常用的，也是最权威的病理学诊断方法。

有时为尽快了解病变性质，确定手术范围和肿瘤转移情况，在手术过程中可切取小块病变组织，采用快速石蜡切片或冷冻切片技术，前者可在 1 小时内、后者可在 20～30 分钟左右作出病理学诊断，其中冷冻切片技术应用较多。其优点是能在短时间内迅速确定病变性质，以便临床决定手术方案、切除范围；缺点是切片质量差于常规石蜡切片、阅片时间短、诊断准确率受影响。

# 第七节　肿瘤的病因和发病机制

大量实验证明，肿瘤的发生是多种外界和内在因素共同作用的结果，并非单一或直接因素作用就可以致病。其特点是多因素交互作用，有的起致癌作用即诱导细胞转化，有的起促癌作用；一种因素通过不同途径可以引起不同的肿瘤，而同一种肿瘤可以由不同的因素作用所致。

## 一、环境致癌因素与致癌机制

### （一）化学致癌因素

化学致癌物大多与环境污染和职业因素有关。因此彻底的治理环境污染，加强防护措施，防治职业病对于减少癌症的发病极其重要。天然的和合成的化学致癌物可分为直接致癌物和间接致癌物（亦称为前致癌物）。直接致癌物在体内可直接发挥致癌作用，间接致癌物则需要在体内代谢转化为能转化细胞的终末致癌物后才能发挥致癌作用。化学致癌作用是一个多步骤渐进的过程，主要分为激发（initiation）和促进（promotion）两个阶段。

激发是致癌物作用于细胞所产生的效应。直接致癌物和终末致癌物都是活性很高的亲电子基团（如环氧化物、硫酸酯基团），它们能与细胞的亲核基团（如 DNA 中的鸟嘌呤 N－7、C－8，胞嘧啶 N－3）发生非酶促反应，形成共价结合，从而导致 DNA 损伤（突变）。促进剂本身无致癌作用，它主要是通过诱导突变细胞无限增生并获得浸润和转移的能力，形成恶性肿瘤。

目前已确认与人类癌瘤发生密切相关的化学致癌物有以下几类。

**1. 多环芳烃**　多环芳烃（polycyclic aromatic hydrocarbon）分布广泛，主要由石油、煤焦油、有机物、烟草等燃烧产生，烟熏和烧烤的鱼、肉等食品中也可含有多环芳烃。其中致癌性特别强的有 3,4-苯并芘、1,2,5,6-双苯并蒽、3-甲基胆蒽等。多环芳烃在肝脏经细胞色素氧化酶 P450 系统氧化成环氧化物，后者以其亲电子基团（不饱和的 C－C 键）与核酸分子共价键结合而引起 DNA 突变，可在各种组织和种系中诱发肿瘤，它们可能是肺癌、膀胱癌、胃癌等肿瘤发生的主要原因。

**2. 芳香胺类与氨基偶氮染料**　芳香胺类（aromatic amines）具有致癌性的有乙萘胺、联

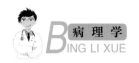

苯胺、4-氨基联苯等,芳香胺的活化是在肝通过细胞色素氧化酶 P450 系统使其 N 端羟化形成羟胺衍生物,然后与葡萄糖醛酸结合成葡萄糖苷酸从泌尿道排出,并在膀胱水解释放出活化的羟胺,从而导致膀胱癌的发生。氨基偶氮染料(azo dyes)中的奶油黄、猩红等,因有颜色,曾被用作纺织品染料和饮料、食品的着色剂,主要在肝脏代谢,经氧化后形成致癌物,可引起肝细胞癌。

**3. 亚硝胺类** 亚硝胺的致癌作用强,致癌谱广,可在许多实验动物中诱发各种不同器官的肿瘤。亚硝胺类物质普遍存在于水与食物中,在变质的蔬菜和食物中含量更高。亚硝酸盐被广泛用于动物性食品的保存剂与着色剂,其与来自食物的各种二级胺,可在胃内酸性环境中合成亚硝胺,也可由细菌分解硝酸盐产生。亚硝胺在体内经羟化作用形成烷化碳离子而致癌,可引起食管癌、胃癌、肝癌、肺癌、鼻咽癌等肿瘤,还可通过胎盘屏障影响胎儿。

**4. 真菌毒素** 目前已知有数十种真菌毒素具有致癌作用,代表性的真菌毒素是黄曲霉素。黄曲霉毒素(aflatoxin)广泛存在于霉变的粮食作物中,尤以霉变的花生、玉米及谷类含量最多。其化学结构为异环芳烃,在肝脏通过肝细胞内的混合功能氧化酶氧化为环氧化物而致癌。

**5. 烷化剂与酰化剂** 烷化剂与酰化剂作为抗癌药物(如环磷酰胺、氮芥、苯丁酸氮芥、亚硝基脲等)广泛应用于临床。其主要通过与 DNA 作用,引起 DNA 损伤而发挥抗癌作用,这些作用使它们具有抗癌和致癌的双重作用。有报道指出,长期应用环磷酰胺可发生白血病、皮肤癌、淋巴瘤等,长期应用环磷酰胺的患者膀胱癌的发病率高于正常人 10 倍。

**6. 其他致癌物** 金属元素如铬可引起肺癌,镍可引起鼻咽癌、肺癌,镉则与前列腺癌、肾癌发生有关;职业性接触石棉与支气管源性癌、间皮瘤及胃肠道癌的发生有关;一些非金属元素和有机化合物也有致癌性,如砷可引起皮肤癌,氯乙烯可致肝血管肉瘤,苯可致白血病等。有证据表明许多杀虫剂(如多氯联苯、阿耳德林等)对动物有致癌性。

(二)物理性致癌因素

物理性致癌因素主要为电离辐射(X 线、γ 线、亚原子微粒等)。电离辐射能使染色体断裂,进而发生染色体的缺失、重复、倒位、易位和点突变,激活癌基因或使肿瘤抑癌基因失活,从而形成激发细胞。如再受到促癌因素(如化学致癌物、病毒等)引起附加突变后,则可能导致肿瘤的发生。在日本长崎、广岛原子弹爆炸后幸存的居民中,由于受原子弹爆炸时放出的 γ 线和中子流的超强照射,白血病、甲状腺癌、乳腺癌、肺癌发病率明显升高。

紫外线尤其是波长 280～320 nm 的紫外线,如长期过度照射,可导致 DNA 中相邻的两个嘧啶连接形成嘧啶二聚体,使 DNA 双螺旋结构破坏,同时抑制核苷酸切除修复能力,易导致皮肤鳞状细胞癌、基底细胞癌和恶性黑色素瘤的发生。

此外,热辐射(如烧伤)、慢性炎症刺激(如慢性皮肤溃疡、慢性胃溃疡等)、创伤(如骨折)、异物(如石棉)等,可能有促癌作用。

(三)生物性致癌因素

能引起人类或动物肿瘤、或在体外能使细胞发生恶性转化的病毒称为致瘤病毒。已知有上百种致瘤病毒,其中 2/3 为 RNA 病毒,1/3 为 DNA 病毒。

**1. RNA 致瘤病毒** 动物反转录病毒研究发现,这类致瘤病毒可通过转导(transduction)或插入突变(insertional mutagenesis)将其遗传物质整合到宿主细胞 DNA

中,并使宿主细胞发生转化,基因突变而发生癌变。人类 T 细胞白血病/淋巴瘤病毒
(humant cell leukemia/lymphoma virus,HTLV)是目前从人体肿瘤中成功分离出的 RNA
病毒,其与 T 细胞白血病/淋巴瘤的发生有密切关系。

**2. DNA 致瘤病毒**　DNA 致瘤病毒感染宿主细胞后,病毒遗传物质整合到宿主细胞
DNA 的基因组中,与宿主细胞的基因组形成稳定性联结,并且作为细胞的基因加以表达,
使宿主细胞发生转化。已经发现人类乳头状瘤病毒与子宫颈鳞癌、EB 病毒与 Burkitt 淋巴
瘤、鼻咽癌和某些霍奇金淋巴瘤、乙型肝炎病毒与肝细胞性肝癌的发生有密切关系。

**3. 其他**　幽门螺杆菌感染与胃低度恶性 B 细胞性淋巴瘤及胃癌的发生有关;日本血吸
虫病与结肠癌的发生有关;华支睾吸虫病与胆管细胞性肝癌的发生有关。

## 二、影响肿瘤发生与发展的内在因素及其作用机制

### (一) 遗传因素

遗传因素对肿瘤发生的作用在动物实验中已得到证实。人类与遗传有关的肿瘤大致
可分为以下 3 类。

**1. 常染色体显性遗传的肿瘤**　这类肿瘤有明显的家族史,多以常染色体显性遗传的规
律遗传,特点是早年发病,呈多发性,常累及双侧器官,如视网膜母细胞瘤、肾母细胞瘤、肾
上腺或神经节的神经母细胞瘤、家族性结肠多发性腺瘤性息肉病、神经纤维瘤病等。其发
生的分子基础是肿瘤抑制基因(如 Rb、P53、APC 等)的突变或缺失,其发生还需第二次突
变。所谓家族肿瘤的遗传,遗传的是易患肿瘤的倾向。

**2. 常染色体隐性遗传的肿瘤**　这类肿瘤常呈染色体隐性遗传的遗传综合征,如着色性
干皮病患者经紫外线照射后易患皮肤癌,毛细血管扩张性共济失调症患者多发生急性白血
病和淋巴瘤,Bloom 综合征时易发生白血病及其他恶性肿瘤。其发生的分子生物学基础是
DNA 修复基因突变,导致 DNA 修复缺陷。

**3. 遗传因素与环境致癌因素在肿瘤发生中起协同作用**　这类肿瘤的遗传因素是多基
因的,如乳腺癌、胃肠癌、食管癌、肝癌、鼻咽癌、白血病、子宫内膜癌、前列腺癌、黑色素瘤等
有明显家族史,而环境致癌因素的作用引起的二次突变对这类肿瘤的发生更为重要。

不同肿瘤可能有不同遗传传递方式,真正直接遗传的肿瘤只是极少数,大多数肿瘤遗
传因素的作用只是表现对致癌因子的易感性或倾向性。如家族性视网膜母细胞瘤患儿的
基因组中,已有一条染色体 13q14 上的一个 Rb 基因是缺陷的,当另一条同源染色体上的
Rb 基因再次受到致癌因素作用而突变后,才可形成肿瘤。

### (二) 免疫因素

大量的临床证据表明,正常机体存在对转化细胞和肿瘤组织的免疫监视机制,能够发
现并消灭恶性转化的细胞。如先天性免疫缺陷病患者和接受免疫抑制治疗的患者,因宿主
的免疫功能低下,恶性肿瘤的发病率明显增加;艾滋病患者由于免疫缺陷,而常伴发 Kaposi
肉瘤和淋巴瘤;儿童与老年人处在免疫功能不成熟或免疫功能减退的生理阶段,恶性肿瘤
发病率均高于其他年龄组;癌组织内及周围有大量淋巴细胞浸润的患者和引流淋巴结内大
量窦组织细胞增生患者,预后较好。但是,大多数的恶性肿瘤发生在免疫功能正常的人群的
事实,提示肿瘤细胞可能存在免疫逃避机制来避开宿主的免疫系统,破坏宿主的免疫功能。

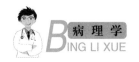
机体的抗肿瘤免疫反应主要是细胞免疫,即细胞毒性 T 淋巴细胞(CTL)的作用,CTL通过免疫监视作用清除突变的肿瘤细胞,通过细胞活化释放各种淋巴因子,或介导细胞毒活性杀伤肿瘤细胞,这些细胞包括 T 杀伤细胞、K 细胞、NK 细胞和巨噬细胞。CTL 被白细胞介素－2 激活后,通过细胞表面的 T 细胞受体,识别与 MHC 分子组成复合物的肿瘤特异性抗原,释放某些溶解酶以杀灭肿瘤细胞。NK 细胞被白细胞介素－2 激活后,可以大范围地溶解人的多种肿瘤细胞,包括一些对 T 细胞不具有免疫原性肿瘤细胞。NK 细胞识别靶细胞的机制可能是通过 NK 细胞受体和抗体介导的细胞毒作用(ADCC)。T 细胞产生的干扰素 γ 可激活巨噬细胞,后者产生肿瘤坏死因子(TNF－α)和活性氧代谢产物,参与杀伤肿瘤细胞。

引起机体免疫反应的肿瘤抗原分为肿瘤特异性抗原(tumor-specific antigens,TSAs)和肿瘤相关抗原(tumor-associated antigens,TAAs)两大类。TSA 是指肿瘤细胞所特有的,不存在于正常组织细胞上的抗原。TAA 是指并非肿瘤细胞所特有,也可存在于正常组织细胞特别是胚胎组织上的抗原。

TSA 只存在于肿瘤细胞,是肿瘤个体独特的。CTL(CD8$^+$)可以通过其表面的 T 细胞受体,识别只存在于肿瘤细胞,而且与 MHC 组成复合物的肿瘤特异性抗原,从而杀伤肿瘤细胞。TAA 肿瘤相关抗原包括肿瘤胚胎抗原(oncofetal antigens)和肿瘤分化抗原(differentiation antigens)。肿瘤胚胎抗原在胚胎组织中正常表达,在正常成熟组织中则不表达或微量表达,但在某些类型的癌细胞中表达,如肝细胞性肝癌中的甲胎蛋白(AFP)、结肠癌中的癌胚蛋白(CEA)。肿瘤分化抗原是指正常细胞和肿瘤细胞都具有的与分化程度有关的某些抗原,如 CD10(CALLA 抗原)抗原在早期 B 淋巴细胞表达,并在 B 细胞白血病和淋巴瘤中表达;前列腺特异性抗原(PSA)在正常前列腺上皮以及前列腺癌细胞均表达。肿瘤相关抗原在肿瘤的诊断中可作为有用的分化标记,也可用此制备活性 T 细胞或抗体,用于肿瘤免疫治疗。

### (三) 种族、年龄、性别和激素因素

某些肿瘤的发生有明显的种族倾向。如胃癌多见于日本人,乳腺癌欧美人多见,广东人鼻咽癌多见,移居海外的广东籍华裔其鼻咽癌发病率也高于当地人。这可能与不同的地理环境、生活习惯、遗传等多种因素的影响有关。

年龄对肿瘤的发生也有一定影响,如神经母细胞瘤、肾母细胞瘤等好发于儿童;骨肉瘤、横纹肌肉瘤好发于青年人;而大部分癌则以老年人多见。

男性肺癌、食管癌、胃癌、大肠癌、肝癌等的发生明显多于女性,而生殖器官肿瘤、甲状腺肿瘤、乳腺肿瘤及胆囊癌则在女性好发。肿瘤发生的性别差异,可能与体内激素水平不同及接触致癌物质的机会不同有关。

内分泌功能紊乱与某些肿瘤的发生、发展有一定的关系,如乳腺癌、子宫内膜腺癌与雌激素过多有关,垂体前叶激素可促进肿瘤的发生和转移,肾上腺皮质激素则可抑制某些造血系统恶性肿瘤的生长与扩散。

### 三、肿瘤的发病机制

肿瘤的发病机制是一个极其复杂的问题,目前公认的观点是细胞基因突变学说,即癌

基因过度表达和抑癌基因的失活。

（一）原癌基因的激活

原癌基因（protooncogene）转变为癌基因（oncogene）的过程，称为原癌基因的激活。原癌基因是指存在于正常细胞内并编码促进细胞生长物质的基因序列。癌基因则是由原癌基因激活后衍生而来的具有转化细胞能力的基因。

原癌基因编码的产物大多是对正常细胞生长十分重要的细胞生长因子、生长因子受体、重要的信号转导蛋白、核调节蛋白和细胞周期调节蛋白，它们对正常细胞的生长与分化起正性调控作用。

原癌基因的激活有两种方式：①DNA 结构改变，包括点突变、染色体重排和基因扩增等，从而产生具有异常功能的癌蛋白（oncoprotein）。②基因表达调控异常，即原癌基因结构未发生改变，而是由于调节水平的改变（获得启动子），造成基因过度表达，产生过多的正常生长促进蛋白。

（二）抑癌基因失活

正常细胞内存在的一类抑制细胞生长、促进细胞分化的基因，当它缺失、突变及重排后，失去抑制肿瘤活性，往往会使细胞呈恶性生长，这类基因称为肿瘤抑癌基因（tumor suppressor genes）。肿瘤抑癌基因的失活多数是通过等位基因的两次突变、纯合子缺失和甲基化的方式而失活。目前了解较多的肿瘤抑癌基因是 Rb 基因和 p53 基因，它们表达的蛋白都是以转录调节因子的方式调节核转录和细胞周期的核蛋白，从而实现负性调控细胞生长与分化的作用。

（三）凋亡调节基因和 DNA 修复调节基因

近年发现调节细胞进入凋亡的基因和 DNA 修复基因对某些肿瘤的发生也起着重要的作用。如正常情况下，Bcl-2 蛋白可以抑制凋亡，而 Bax 蛋白可以促进凋亡，两者在细胞内保持平衡。

许多致癌物（如电离辐射、化学物质）可引起 DNA 损伤，如果超过细胞能够忍受的范围，受损细胞会以凋亡的形式死亡。如果引起轻微的 DNA 损伤，正常细胞内的 DNA 修复机制可及时修复，这对维持机体遗传基因组的稳定非常重要。如果凋亡基因失活、抗凋亡基因功能增强或 DNA 修复基因缺陷，DNA 发生损伤的细胞不能被有效地清除或修复，这种有 DNA 缺陷的细胞有可能形成转化细胞，并不断增殖形成肿瘤。

（四）端粒、端粒酶和肿瘤

端粒（telomere）是位于染色体末端的 DNA 重复序列，细胞每复制一次，染色体就丢失部分端粒序列的核苷酸。当细胞复制一定次数后端粒缩短，可使染色体相互融合，细胞停止分裂并最终导致衰老和死亡。

端粒酶（telomerase）是 RNA 和蛋白质的复合体，激活的端粒酶能以自身的 RNA 为模板合成端粒 DNA 重复序列，使其连接于染色体的端粒末端，稳定端粒的长度，维持细胞的无限增殖潜能，使细胞获得永生性。绝大多数体细胞中无端粒酶的活性，而在恶性肿瘤细胞中普遍存在端粒酶活性，恶性肿瘤细胞几乎可以无限制地复制与其有一定程度的端粒酶活性有关。p53、Rb 等基因可抑制端粒酶基因表达，当这些基因突变后，端粒酶基因的表达

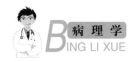
从抑制状达转为激活状态。此外,APC、DCC 等基因是端粒酶基因上游调节因子,它们的突变或缺失也可以激活端粒酶基因。

（五）肿瘤发生和演进过程

肿瘤的发生和演进过程是一个长期的多因素作用下多步骤的过程,单个基因改变尚不足以造成细胞的完全恶性转化。一个正常细胞转变为癌细胞,要经过 10 次或更多次不同基因突变的积累才能完成,包括几个癌基因的激活、两个或更多肿瘤抑制基因的失活,以及凋亡调节和 DNA 修复基因的改变。

目前认为,细胞癌变过程至少可以分为 3 个阶段:①激发阶段,这时环境的和遗传的致癌因素,以协同或序贯的方式引起靶细胞 DNA 突变,一般较短暂。②促发阶段,由于癌基因的活化、抑癌基因的失活和调节基因的改变,突变细胞出现生长调节蛋白的表达异常,实现细胞的转化,被激活的突变细胞发展为良性肿瘤。③演进阶段,是指由良性肿瘤转变为恶性肿瘤并进一步演变的过程。个别转化细胞逃脱宿主免疫鉴视,实现克隆性扩增,并随着附加突变的积累,形成异质化的实体瘤,最终获得侵袭、转移的能力。

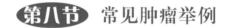

# 第八节　常见肿瘤举例

## 一、上皮组织肿瘤

（一）良性上皮组织肿瘤

**1. 乳头状瘤**　乳头状瘤(papilloma)起源于被覆上皮细胞,如鳞状上皮或移行上皮发生的良性肿瘤。肿瘤呈外生性生长,形成多个乳头状或手指状突起,根部常形成一个细蒂与正常组织相连。镜下,每一乳头表面覆盖增生的鳞状上皮或者移行上皮,乳头轴心由具有血管的结缔组织构成,分化良好(图 7-5)。鳞状上皮乳头状瘤常见于外阴、鼻腔、喉等处,移行上皮乳头状瘤可见于膀胱、输尿管和肾盂。乳头状瘤切除后一般不复发,但发生于外耳道、阴茎及膀胱者易复发或恶变。

**2. 腺瘤**　腺瘤(adenoma)起源于腺上皮,是由腺体和腺体导管上皮发生的良性肿瘤。多见于甲状腺、乳腺、胃肠道、唾液腺(涎腺)、卵巢等处。发生于腺器官的腺瘤多呈结节状,常有包膜;发生于黏膜面的腺瘤多呈息肉状;分化较好的腺瘤常具有相应的分泌功能。根据腺瘤的形态特点又可分为以下几种。

（1）管状腺瘤:管状腺瘤(tubular adenoma)又称为息肉状腺瘤或腺瘤性息肉,多发生于直肠和结肠,单发或多发,呈息肉状、乳头状或绒毛状,借细蒂与黏膜相连(图 7-6)。表面呈乳头状或绒毛状者恶变率较高,大肠绒毛状腺瘤和家族性多发性结肠息肉易早期癌变。

（2）纤维腺瘤:纤维腺瘤(fibroadenoma)常见于女性乳腺,是乳腺常见的良性肿瘤。肿瘤多为单个,呈结节状或分叶状,境界清楚;镜下,见乳腺导管上皮增生,纤维间质亦增生有黏液样变性,常挤压导管。

（3）多形性腺瘤:多形性腺瘤(pleomorphic adenoma)为交界性肿瘤,常见于腮腺、颌下腺和舌下腺等处,起源于唾液腺闰管上皮和肌上皮细胞,呈结节状,可有包膜。镜下,见肿瘤由腺管、鳞状上皮、黏液样和软骨样组织等多种成分构成,过去曾称为混合瘤(mixed tumor)。本瘤生长缓慢,但切除后可复发,多次复发后可以发生恶变。

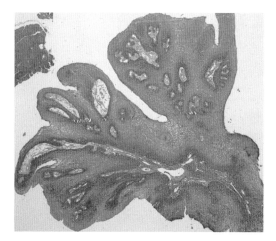

图7-5　鳞状细胞乳头状瘤

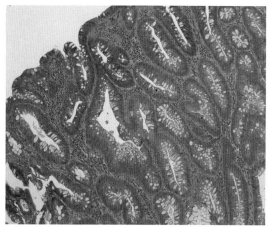

图7-6　结肠管状腺瘤

(4)囊腺瘤:囊腺瘤(cystadenoma)常见于卵巢,偶见于甲状腺及胰腺。由于肿瘤中的腺体分泌物大量淤积,使腺腔逐渐扩大并融合成大小不等的囊腔。卵巢囊腺瘤主要有两种类型:一种为腺上皮向囊腔内呈乳头状生长并分泌浆液,称为浆液性乳头状囊腺瘤,此型肿瘤易发生癌变;另一种分泌黏液,常为多房性,囊壁光滑,少有乳头状增生,称为黏液性囊腺瘤。

(二)恶性上皮组织肿瘤

**1. 鳞状细胞癌**　鳞状细胞癌(squamous cell carcinoma)简称鳞癌,是最常见的一类恶性肿瘤,多发生在有鳞状上皮覆盖的皮肤、口腔、食管、阴茎、阴道、子宫颈等处,也可发生在有鳞状上皮化生的其他非鳞状上皮覆盖的部位,如支气管、胆囊等处。肉眼,肿瘤多呈菜花状或溃疡状;镜下,癌组织为不规则的条索或片块状癌巢,与间质界限清楚。分化好的鳞癌,细胞间可见到细胞间桥,在癌巢中央可见层状的角化物,称为角化珠(keratin pearl)或癌珠(图7-7);分化较差的鳞癌无角化珠形成,甚至无细胞间桥,细胞异型性明显,病理性核分裂象较多。

**2. 基底细胞癌**　基底细胞癌(basal cell carcinoma)起源于皮肤的基底细胞,多见于中老年人面部的眼睑、颊和鼻翼等处。镜下,癌巢大小不等,由深染的多角形或梭形癌细胞构成,癌巢边缘的癌细胞呈栅栏状排列。肿瘤生长较慢,在局部形成经久不愈的溃疡,浸润、破坏深层组织,但几乎不发生转移,对放射治疗敏感,属低度恶性肿瘤,预后较好。

**3. 移行细胞癌**　移行细胞癌(transitional cell carcinoma)多起源于膀胱、肾盂等处的泌尿道上皮细胞,常呈多发性乳头状或菜花状外观,乳头纤细而质脆,可破溃形成溃疡或广泛浸润深层组织,易发生早期转移。镜下,癌细胞似移行上皮,呈多层排列,有异型性。临床主要表现为无痛性血尿。

**4. 腺癌**　腺癌(adenocarcinoma)起源于腺体、导管或分泌上皮,肿瘤多呈息肉状、菜花状、蕈伞状、溃疡或弥漫浸润型。根据其形态结构和分化程度,可分为管状或乳头状腺癌、

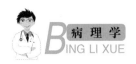

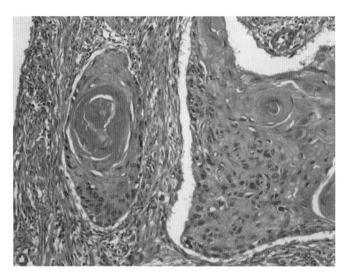

图 7-7　鳞状细胞癌

实性癌和黏液癌。

（1）管状腺癌：管状腺癌（tubular adenocarcinoma）常见于胃肠道、胆囊、子宫体、卵巢和甲状腺等处。镜下，癌细胞形成大小不等、形态不规则的腺管样结构，细胞分化较好，常排列成多层，核大小不一，核分裂象多见。当腺癌伴有大量乳头状结构时，称为乳头状癌。

（2）实体癌：实体癌（sold carcinoma）属低分化的腺癌，多见于乳腺，少数可发生在胃及甲状腺。癌巢形成实性体，分化较差，无腺样结构，癌细胞异型性明显，核分裂象多见。若癌巢小而少，间质纤维结缔组织较多时，质地较硬，称为硬癌（scirrhous carcinoma）；反之，若以癌巢占优势，间质结缔组织相对较少时，质地软如脑髓，称为髓样癌（medullary carcinoma）。

（3）黏液腺癌：黏液腺癌（mucoid carcinoma）常见于胃和结肠，由于腺癌分泌大量黏液并堆积在腺腔内，后因腺腔扩张破裂而释入间质中。肉眼癌组织呈半透明胶冻状，称为胶样癌（colloid carcinoma）。镜下，黏液可堆积在腺腔内，并由腺腔崩解而形成黏液湖；若癌细胞产生的黏液储积于细胞内，细胞呈球形，胞核受压偏于细胞一侧，此时癌细胞形如戒指状，称为印戒细胞癌（signet-ring cell carcinoma）。印戒细胞癌（图 7-8）浸润转移较早，预后不佳。

**5. 未分化癌**　未分化癌（undifferentiated carcinoma）是一种分化极差、难以确定其组织起源的高度恶性肿瘤。癌细胞异型性显著，核分裂象常见，弥散排列似肉瘤，但仍有呈巢、索状排列的倾向，免疫组化上皮标记为阳性。未分化癌易于血道转移，对放疗、化疗敏感。

## 二、间叶组织肿瘤

### （一）良性间叶组织肿瘤

**1. 纤维瘤**　纤维瘤（fibroma）多见于躯干及四肢皮下。肿瘤起源于纤维组织，多呈结

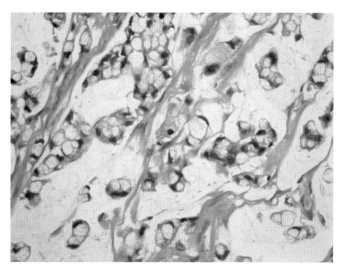

图 7-8 印戒细胞癌

节状,有包膜,切面灰白色,可见纺织状条纹,质地韧硬;镜下,肿瘤由分化好的成纤维细胞、纤维细胞和胶原纤维组成,胶原纤维排成束状,互相编织,间质为血管及其周围少量疏松结缔组织。肿瘤生长缓慢,切除后一般不复发。

**2. 脂肪瘤** 脂肪瘤(lipoma)常发生于四肢和躯干的皮下组织。外观为扁圆形或分叶状,有包膜,质地柔软,切面色淡黄,有油腻感,似正常脂肪组织。镜下,肿瘤由分化成熟的脂肪细胞构成,呈不规则分叶,间质为少量纤维组织和血管,与正常脂肪组织几无差别。肿瘤多为单发,也可多发,易手术切除,很少恶变。

**3. 脉管瘤** 包括血管瘤和淋巴管瘤。分别由分化成熟的血管和淋巴管组成,多为先天性,故多见于儿童。

(1) 血管瘤:血管瘤(hemangioma)最为多见,常见于儿童的头面部皮肤,也见于肝、脾等器官。外观呈紫红色,无包膜,边界不规则如地图状。根据组织形态分为:①毛细血管瘤,由分化成熟的毛细血管构成。②海绵状血管瘤,由大、形状不规则和管壁厚薄不均的窦样血管构成。③混合性血管瘤,上述两种改变并存。血管瘤一般随身体发育而长大,成年后即停止发展,较小者可自然消退。

(2) 淋巴管瘤:淋巴管瘤(lmphangioma)好发于唇、舌、颊、口底、腋窝、腹腔等处,肉眼呈蜂窝状或囊状,由分化成熟的大、小淋巴管组成,内含淋巴液。可分为毛细淋巴管瘤、海绵状淋巴管瘤和囊状淋巴管瘤3种类型。

**4. 平滑肌瘤** 平滑肌瘤(leiomyoma)多见于子宫和胃肠道,肿瘤大小不等,呈球形结节,境界清楚,包膜可有可无,切面灰白色编织状。镜下,肿瘤由形态较一致的平滑肌瘤细胞组成。瘤细胞胞质丰富,互相编织呈束状或栅状排列,核呈长杆状,两端钝圆,核分裂象少见(图 7-9)。瘤体较大者常继发玻璃样变、黏液样变性、坏死、出血和囊性变。

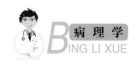

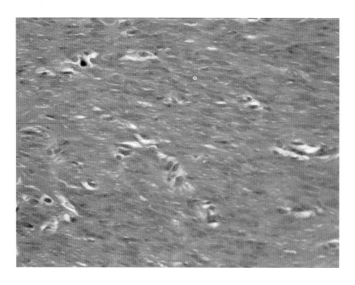

图 7 - 9　平滑肌瘤

（二）恶性间叶组织肿瘤

间叶组织恶性肿瘤统称肉瘤。肉瘤比癌少见，多发于青少年。肉眼呈结节状或分叶状，由于其生长较快，除浸润性生长外，也可挤压周围组织形成假包膜。肉瘤体积常较大，质软，切面多呈灰红色或灰白色，质地细腻、湿润，呈鱼肉状，故称肉瘤。肉瘤易发生出血、坏死、囊性变等继发改变。

**1. 纤维肉瘤**　纤维肉瘤（fibrosarcoma）好发于深部软组织，发病年龄轻。肿瘤多呈结节状或不规则形，可有假包膜。镜下，肿瘤由梭形瘤细胞和胶原纤维组成，分化好者异型性小，常排列呈束状并相互交织，似正常纤维组织；分化差者生长快，瘤细胞丰富，异型性明显，胶原纤维少见，易转移及切除后复发。

**2. 恶性纤维性组织细胞瘤**　恶性纤维性组织细胞瘤（malignant fibrous histiocytoma，MFH）为老年人较为常见的软组织肉瘤。肿瘤好发于下肢，其次为上肢的深部软组织和腹膜后等处。肿瘤细胞有多种类型。镜下，主要见成纤维细胞、组织细胞样细胞、巨细胞和炎症细胞。在有的区域由成纤维细胞呈束状交织排列或排列成车辐状；有的区域则以多种细胞混杂分布为主，无一定排列形式，而且异型性明显，核分裂象多见，可见形态怪异胞质丰富的瘤巨细胞；有的区域黏液变性明显。此瘤恶性程度较高，手术切除后易复发和转移。

**3. 脂肪肉瘤**　脂肪肉瘤（liposarcoma）好发于中老年人的大腿、腹膜后或其他深部组织。肿瘤多呈结节状或分叶状，直径一般为5～10 cm，可有薄层包膜；分化好者呈黄色，似脂肪组织；分化差者可呈黏液样或鱼肉状改变（图 7 - 10）。镜下，肿瘤由不同程度异型性脂肪细胞和脂肪母细胞构成，后者呈星形、梭形、小圆形、多形性，明显异型性，胞质内有大小不等的脂滴空泡，也可见成熟的脂肪细胞。冷冻切片瘤细胞脂肪染色阳性，免疫组化染色显示 S - 100 蛋白阳性。

**4. 平滑肌肉瘤**　平滑肌肉瘤（leiomyosarcoma）好发部位与平滑肌瘤类似，常见于中老年人。肿瘤呈不规则结节状，可有假包膜，常继发坏死、出血、囊性变。镜下，肿瘤分化较好

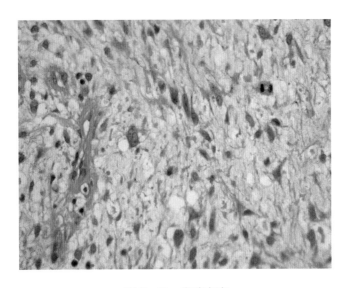

**图 7 - 10　脂肪肉瘤**

的瘤细胞呈梭形,异型性不明显,呈交织状排列;分化差的瘤细胞呈显著多形性,排列紊乱,核分裂象易见。临床上常以肿瘤大小和瘤细胞核分裂象多少(每50个高倍视野超过10个)作为诊断标准。免疫组化染色显示结蛋白和平滑肌性肌动蛋白阳性。

**5. 骨肉瘤**　骨肉瘤(osteosarcoma)由骨膜中多潜能骨母细胞发生,为最常见的骨恶性肿瘤。镜下,瘤细胞由明显异型性的梭形或多边形肉瘤细胞组成,瘤细胞可直接形成肿瘤性骨样组织或骨组织,是病理诊断骨肉瘤最重要的组织依据(图 7-11)。免疫组化染色显示骨连接蛋白和骨形成蛋白阳性。骨肉瘤好发于青少年,男性多见,多发生于股骨下端、胫骨和肱骨上端,形成梭形肿块,切面呈灰白色鱼肉状。肿瘤组织可破坏骨皮质,并侵犯周围

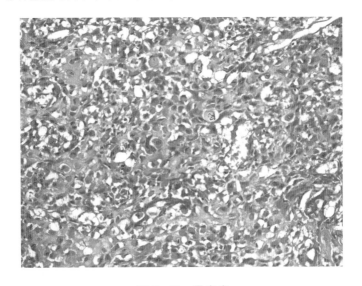

**图 7 - 11　骨肉瘤**

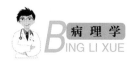

组织。肿瘤表面的骨外膜常被瘤组织掀起，上下两端的骨皮质与掀起的骨外膜之间形成三角形隆起，在 X 线上称为 Codman 三角。在被掀起的骨外膜与骨皮质之间可形成与骨表面垂直的放射状反应性新生骨小梁，在 X 线表现为日光放射状阴影。这种现象与 Codman 三角对骨肉瘤的诊断具有特异性。骨肉瘤为高度恶性肿瘤，生长快，侵袭破坏能力强，常经血道转移到肺，预后差。

### （三）其他类型肿瘤

**1. 畸胎瘤** 畸胎瘤(teratoma)常见于卵巢和睾丸，可分为良性和恶性两类。病理特征为肿瘤组织由外、中、内 3 个胚层组织构成。良性畸胎瘤由分化成熟的多种组织构成，多为囊状，又称囊性畸胎瘤，囊内充满皮脂及毛发，有时可见牙齿。恶性畸胎瘤多为实体性，由分化不成熟的胚胎样组织构成，常见有分化不成熟的神经外胚层成分。

**2. 恶性淋巴瘤（malignant lymphoma）** 恶性淋巴瘤是来源于淋巴网状组织的恶性肿瘤，恶性程度很高。该瘤多发生于淋巴结，可以累及颈部、腋窝、纵隔、肠系膜等处淋巴结，也可以在淋巴结外淋巴组织中发病，如胃壁、肠壁、肺等处。由于霍奇金(Hodgkin)最早对淋巴瘤进行病理学组织学研究时，发现了一类有巨大双核细胞为特征的瘤细胞(图 7 - 12)，故此命名为霍奇金病(Hodgkin's disease)而沿用至今。以后对淋巴瘤的研究深入进展，把恶性淋巴瘤分为霍奇金恶性淋巴瘤和非霍奇金恶性淋巴瘤，实际上每一类淋巴瘤又有更多的更详细的分类，瘤细胞可以是 T 淋巴细胞来源，也可以是 B 淋巴细胞来源。恶性淋巴瘤是外科肿瘤病理诊断的难点。镜下可见巨大双核细胞，两个核平行对映，像是照镜子图像，故称镜影细胞，是诊断霍奇金淋巴瘤的重要依据。

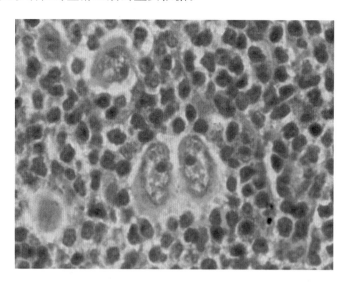

**图 7 - 12　霍奇金淋巴瘤的镜影细胞**

**3. 白血病(leukemia)** 白血病是骨髓造血干细胞克隆性增生形成的恶性肿瘤。由于最基本的临床实验室表现为血液中有大量幼稚的白细胞，称其为白血病细胞，故名白血病。病理学特征是骨髓内细胞异常增生，不成熟的白细胞弥漫性增生取代正常骨髓组织，并进入周围血液，浸润肝、脾、淋巴结和全身各组织、器官，造成器官肿大、功能降低，临床表现为贫血、出血和感染等,最后患者衰竭死亡。白血病细胞不形成局部肿块,而是弥漫浸润全身组织器官,不能手术切除,主要是靠化学治疗,因此白血病对人体损害较大,死亡率很高。白血病分类较为复杂,临床上根据病情急缓和白血病细胞的成熟程度可分为急性白血病和慢性白血病。急性白血病起病急,病程短,骨髓和周围血中以异常的原始和早期幼稚细胞为主;慢性白血病起病缓慢,病程长,骨髓和周围血中以晚期幼稚阶段的细胞为主。病理学分类是根据骨髓增生异常细胞的类型,可分为粒细胞白血病、淋巴细胞白血病、单核细胞白血病等。

(金月玲)

### 思考题

(1) 掌握下列名词概念:肿瘤、肿瘤的异型性、转移、转移瘤、癌前病变、原位癌、早期浸润癌。

(2) 肿瘤有哪些形态特点和生长、扩散方式?

(3) 肿瘤对机体可造成哪些危害?

(4) 怎样区分良性肿瘤与恶性肿瘤?

(5) 肿瘤的命名原则有哪些?肿瘤是如何分类的?

(6) 引起肿瘤的环境因素有哪些?

# 第八章

## 休　克

**学习要点**

- 休克的概念,休克发生的始动环节、发展过程及其发生机制
- 休克各期的临床表现和分类方法
- 休克时各主要器官的功能变化
- 多器官功能衰竭的概念
- 休克的防治原则

休克(shok)的原意为(剧烈的)震荡或打击。1731 年,法国医师 Le Dran 首次将休克一词应用于医学,距今已有 200 多年的历史。在此期间,人们对休克的认识经历了 4 个阶段,即症状描述阶段、循环衰竭阶段、微循环障碍阶段和分子水平阶段。19 世纪 Warren 对休克患者的临床症状描述为:面色苍白、皮肤湿冷、脉搏细速、尿量减少、血压下降和神志淡漠等,称之为"休克综合征"。20 世纪 60 年代,Lillehei 通过大量的实验研究测定了各种休克时器官血流量和血流动力学,提出了休克的微循环学说。认为休克的共同发病环节是交感-肾上腺髓质系统强烈兴奋致微循环障碍。20 世纪 80 年代以来,许多学者从细胞、亚细胞和分子水平对休克发病机制进行了更深入的研究,发现休克的发生除与微循环障碍有关外,还与体液因子和细胞因子的释放有关。

目前大多数学者认为,休克的本质是由各种强烈致病因子作用所引起的多环节、多种体液因子参与的,以急性循环功能衰竭,导致全身有效循环血量下降,致组织微循环灌流量急剧降低为主要特征,进而发生细胞与器官功能代谢严重障碍的全身性危重病理过程。

## 第一节 休克的病因与分类

引起休克的原因很多,分类方法也有多种,比较常用的分类方法有以下 3 种。

## 一、按休克原因分类

**1. 失血或失液性休克** 常见于外伤大出血、消化性溃疡出血、妇产科疾病所致的出血性休克(hemorrhagic shock)。大量出汗、严重腹泻或呕吐等情况引起的体液丧失,可导致失液性休克。

**2. 创伤性休克** 见于各种严重创伤,如骨折、挤压伤、火器伤等。创伤过程伴有大量出血时更易发生休克。

**3. 烧伤性休克** 大面积烧伤伴有大量血浆丧失者,常导致烧伤性休克。

**4. 感染性休克** 细菌、病毒、立克次体等感染均可引起感染性休克(infectious shock),严重感染特别是革兰阴性细菌常可引起感染性休克,其中内毒素对休克的发生尤为重要,故又称内毒素休克。感染性休克常伴有败血症,常称为败血性休克。感染性休克按血流动力学的特点分为两型:低排高阻型休克和高排低阻型休克。

**5. 心源性休克** 大面积急性心肌梗死、严重急性心肌炎、心包填塞及严重心律失常等,均可引起心输出量急剧减少而发生急性心力衰竭,并导致心源性休克(cardiogenic shock)。

**6. 过敏性休克** 机体对某些药物(如青霉素)、血清制剂(如破伤风抗毒素、白喉类毒素)等过敏时,再次接受过敏原可导致过敏性休克(anaphylactic shock),这种休克属Ⅰ型变态反应。

**7. 神经源性休克** 强烈的神经刺激如剧烈疼痛、高位脊髓麻醉或损伤等,均可引起血管运动中枢抑制并影响交感缩血管功能,引起外周小血管扩张和血压下降,导致神经源性休克。这种休克预后较好,有人称之为低血压状态,而不是真正的休克。

## 二、按休克发生始动环节分类

尽管休克的原始病因不同,但组织有效灌流量减少是多数休克发生的共同基础。根据泊肃叶定律,在一定条件下,脏器微循环血液灌流量与心功能、血容量成正比,与血管阻力成反比。

要实现组织有效灌流的基础是:①需要足够的循环血量;②需要正常的心泵功能;③需要正常血管舒缩功能。各种病因一般通过以上3个环节导致休克的发生。因此,我们把机体血容量减少、心泵功能障碍和血管容量增加称为休克的始动环节。按始动环节,将休克分为以下几类(图8-1)。

**1. 低血容量性休克** 始动环节是血容量减少,常见于失血、失液、烧伤等,一般情况下,若快速失血占全身血量的20%左右,常出现休克。临床上常出现"三低一高"的典型表现,即中心静脉压(CVP)、心输出量(CO)、动脉血压降低,而总外周阻力(PR)增高。

**2. 心源性休克** 始动环节是心泵功能障碍,心输出量急剧降低。常见于心肌源性的原因,如急性心肌梗死、严重急性心肌炎、严重心律失常等。另外,非心肌源性的原因,即心脏外部原因也可引起休克,包括压力性或阻塞性的原因使心脏舒张期充盈减少,如急性心包填塞、急性肺动脉栓塞等。

**3. 血管源性休克** 始动环节是外周血管容量扩大,常见于过敏性休克、神经源性休克和部分感染性休克。休克时,主要是腹腔器官小血管扩张,血液淤滞在内脏的微血管中,使

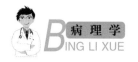

有效循环血容量减少。

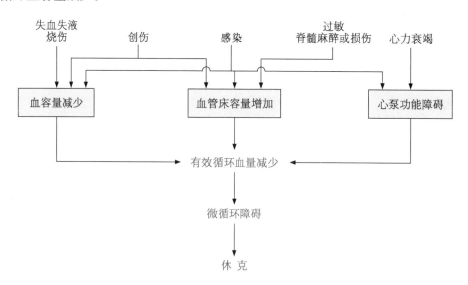

图8-1 休克发生的始动环节

## 三、按休克时血流动力学变化分类

根据休克时外周阻力和心输出量的变化,可分为两种类型。

**1. 低排高阻型休克** 这类休克的血流动力学特点是心输出量低,而总外周阻力高,主要见于低血容量性、心源性、创伤性和大多数感染性休克。革兰阴性细菌感染的患者,休克前血容量明显减少者,易发生低排高阻型休克。这类患者主要表现为四肢湿冷、皮肤苍白、少尿、血压下降等,故又称"冷休克"。临床大多数休克属于此类。

**2. 高排低阻型休克** 这类休克的血流动力学特点是心输出量高,而总外周阻力低。一般认为,革兰阳性细菌感染的患者,休克前血容量减少不明显者,易发生高排低阻型休克。这类患者主要表现为四肢温暖、皮肤潮红、少尿、血压下降等,故又称"热休克"。临床少见。

## 第二节 休克发展过程及其机制

引起休克的原因很多,始动环节亦不相同,但各类休克都有一个共同的发病学环节,即微循环障碍。

微循环是指微动脉和微静脉之间的血液循环。典型的微循环由微动脉、后微动脉、毛细血管前括约肌、真毛细血管、通血毛细血管、动-静脉吻合支及微静脉组成(图8-2)。其中,微动脉(总闸门)、后微动脉和毛细血管前括约肌(分闸门)因控制血液的流入,称为前阻力血管;微静脉(后闸门)控制血液的流出,称为后阻力血管。

进出微循环及真毛细血管的血流量是通过改变微循环前、后阻力血管的舒缩实现的。微血管既受缩血管物质如儿茶酚胺、血管紧张素、血管加压素等的影响,又受局部舒血管物

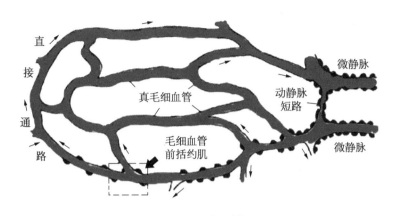

图 8-2　正常微循环

质如组胺、激肽和代谢产物(如乳酸、腺苷)等的影响。由于各部位受体种类和密度的差异性,前阻力血管对缩血管物质的敏感性强于后阻力血管,而对舒血管物质的耐受性,后阻力血管大于前阻力血管。

　　休克是一个以急性微循环障碍为主的综合征。由于休克的种类不同,其发展过程也有差异。根据微循环和血流动力学的变化规律,一个典型休克(如低血容量性休克)的发展过程大致可分为以下 3 期。

## 一、休克早期

　　休克早期(休克代偿期、缺血缺氧期)的微循环变化,以缺血为主,故称缺血性缺氧期(ischemic anoxia phase)。此期机体以动员各种代偿机制来保证重要器官的血液灌流,属于休克的代偿阶段。

　　(一) 微循环变化

　　本期微循环变化,以缺血为主,主要是小血管收缩或痉挛,尤其是微动脉、后微动脉和毛细血管前括约肌的收缩,使毛细血管前阻力增加,真毛细血管关闭,血流量减少;血液通过直接通路和开放的动-静脉吻合支回流,使组织灌流量减少,出现少灌少流、灌少于流,组织呈缺血、缺氧状态(图 8-3)。

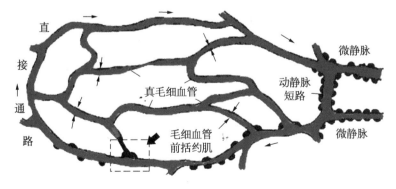

图 8-3　休克早期微循环的变化

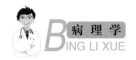

**（二）微循环变化的机制**

**1. 交感-肾上腺髓质系统强烈兴奋** 各种休克的动因,如血容量减少、心输出量降低、内毒素、疼痛等,均通过不同途径引起交感-肾上腺髓质系统强烈兴奋,大量释放儿茶酚胺,引起小血管收缩或痉挛。然而,不同脏器的血管对儿茶酚胺的反应性不一。表现在:①皮肤、腹腔内脏和肾的小血管强烈收缩,由于这些脏器的组织具有交感缩血管纤维支配,α-受体又占优势;②脑血管交感缩血管纤维的分布少,α-受体密度也低,故交感神经兴奋时,脑血管的口径变化不明显;③心冠状动脉虽然也有交感神经支配和 α、β-受体,但交感神经兴奋,心活动增加和代谢水平增高,导致扩血管代谢产物腺苷等产生增多,使冠状动脉扩张。

**2. 休克过程产生的其他体液因子也参与本期的缩血管作用** ①血管紧张素:交感神经兴奋和血容量减少可激活肾素-血管紧张素系统,血管紧张素 II 有强烈的缩血管作用。②血栓素 $A_2$:儿茶酚胺能刺激血小板产生血栓素 $A_2$,其有强烈缩血管作用并引起血小板进一步聚集导致血栓形成。③心肌抑制因子:休克时由溶酶体蛋白溶解酶分解胰腺蛋白质而产生一种多肽即心肌抑制因子,除了抑制心肌收缩,能使腹腔内脏小血管收缩。

**（三）微循环变化的代偿意义**

休克早期微循环变化,一方面引起皮肤腹腔内脏特别是肾器官的缺血、缺氧,另一方面却具有一定的代偿意义,其主要表现在以下两个方面。

**1. 有助于休克早期动脉血压的维持** 其机制是:①外周阻力血管收缩,血管总阻力增高;②容量血管收缩和肝、脾储血库收缩,可迅速而短暂地减少血管床容量,增加回心血量,起到"自身输血"的作用;③"自身输液"作用,因为毛细血管前阻力收缩,毛细血管内压下降,组织液重吸收增加;④心输出量增加,交感神经兴奋,心率加快,心肌收缩力增强,使心输出量增加。

**2. 血液重分布有助于维持心、脑血液供应** 由于不同脏器对儿茶酚胺反应不一,导致血液重新分布,皮肤、腹腔内脏、肾的血管收缩,而心、脑重要生命器官血管张力无明显变化,血液的重分布保证了心、脑等重要器官的血液供应。

**（四）病理临床联系**

这一阶段的临床表现主要与交感-肾上腺髓质系统强烈兴奋有关。患者表现脉率加快,一般每分钟大于 100 次;由于阻力血管的收缩代偿以及"自身输血"和"自身输液"作用,血压可以略降或接近正常(如大失血可骤降),所以收缩压降低并不是休克早期敏感的指标。但脉压明显减小(小于 4 kPa),脉压降低与血管收缩及心输出量减少的程度有关。功能性肾衰竭可导致尿量减少,故监测尿量有助于休克的早期诊断,因为尿量的变化反映了肾组织微循环的灌流量,而且少尿的变化是发生在血压下降之前。由于汗腺分泌增加和皮肤血管收缩,患者脸色苍白、四肢湿冷。由于血液重分布,脑血流量可以正常,神志一般是清楚的,因去甲肾上腺素分泌增多,使脑干网状结构的上行激动系统活动增强,患者可出现烦躁不安(图 8-4)。

## 二、休克期

如果患者在休克早期未能得到及时和适当的治疗,由于微循环持续缺血和组织缺氧,

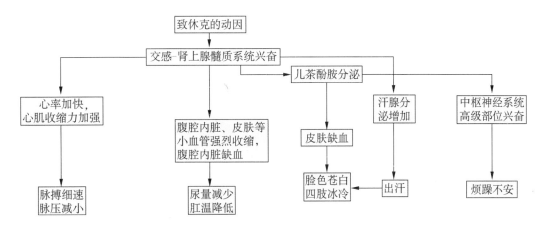

**图 8-4　休克早期的临床表现及机制**

病情发展进入休克期(休克失代偿期、淤血性缺氧期)。此期微循环变化以淤血为主,也称为淤血性缺氧期(stagnant anoxia phase)。临床出现典型的休克症状,病情恶化,故又称临床进展期。

(一)微循环的变化

本期微循环改变以淤血为主。休克持续一定时间,内脏微循环中的血管自律运动消失,终末血管床对儿茶酚胺反应性降低,微动脉、毛细血管前括约肌的收缩逐渐减弱,血液大量涌入真毛细血管网。由于毛细血管的后阻力大于前阻力,灌大于流。缺氧和酸中毒使微血管通透性增高,血浆外渗,血液浓缩,机体有效循环血容量进一步减少,动脉血压进行性下降(图 8-5)。

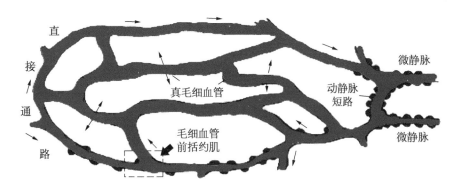

**图 8-5　休克期微循环的变化**

(二)微循环变化的机制

**1. 酸中毒**　组织缺血缺氧,$CO_2$ 和乳酸堆积,酸中毒导致血管平滑肌对儿茶酚胺反应性降低,使微血管扩张。

**2. 局部扩血管代谢物增多**　缺氧和酸中毒刺激肥大细胞释放组胺增多;ATP 的分解产物腺苷堆积;细胞在缺氧状态下,释出 $K^+$ 增多。这些物质都可引起血管平滑肌舒张和毛

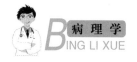

细血管扩张。

**3. 血液流变学改变** 由于血流缓慢和血浆外渗,红细胞和血小板聚集,白细胞贴壁与嵌塞,血液黏度增高,使血液更缓慢,血液泥化、淤滞。血流动力学的变化在微循环淤血的发生、发展过程中起非常重要的作用。

(三)病理临床联系

患者可出现休克的典型临床表现:①由于外周血管扩张,血容量和心输出量进一步减少,血压进行性下降,可低于 50 mmHg(6.67kPa),脉压进一步缩小,常小于 20 mmHg(2.67kPa);②微循环淤血,皮肤、黏膜发绀和出现花斑;③肾持续缺血,出现少尿,甚至无尿;④因脑缺血,可出现神志淡漠、意识模糊,甚至发生昏迷(图 8-6)。

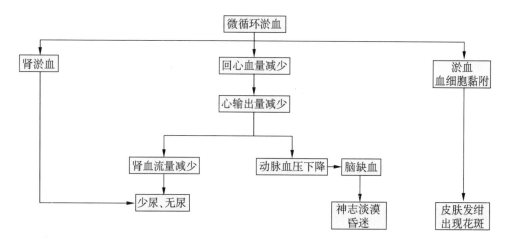

图 8-6 休克期临床表现及机制

## 三、休克晚期

休克期持续较长时间以后,休克进入晚期(难治期、微循环衰竭期)。微血管平滑肌麻痹,对任何血管活性物质均失去反应,微循环处于衰竭期。微血流流态紊乱和凝血系统被激活,导致 DIC 和重要器官功能衰竭,甚至发生多器官功能衰竭,休克处于难治期或不可逆期(irreversible shock stage)。

(一)微血管反应性显著下降

由于缺氧和酸中毒加重,微血管对儿茶酚胺反应性下降,微血管舒张,微血流停止,组织灌流处于不灌不流、停止灌流状态,此期又称为微循环衰竭期(图 8-7)。

(二)DIC 发生的机制

**1. 微血流流态紊乱** 微循环持续淤血,血液浓缩,血小板和红细胞聚集,白细胞嵌塞于毛细血管,血池及微血流淤泥形成。

**2. 血管内皮损伤启动内源性凝血系统** 持续缺氧和酸中毒或内毒素的作用使血管内皮损伤,激活凝血因子Ⅻ并启动内源性凝血系统。

**3. 某些类型休克启动外源性凝血系统** 休克的原始动因如严重创伤或烧伤,常伴有大

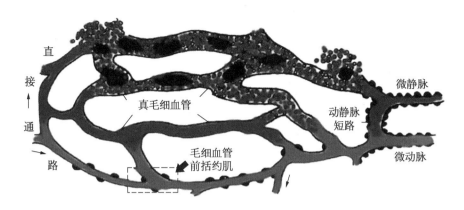

**图 8-7 休克晚期微循环的变化**

量组织破坏并释放组织因子,从而激活外源性凝血系统。

DIC 一旦发生,由于休克与 DIC 互为因果,造成恶性循环,病情恶化,对微循环和各器官功能将产生严重影响。这是因为 DIC 引起的出血,使血容量进一步降低;微血管广泛栓塞,使回心血量减少,重要器官缺血加重,可导致多器官功能衰竭。

应当指出,并非所有休克患者都一定发生 DIC。也就是说,DIC 并非是休克晚期必经的过程。

### (三)重要器官功能衰竭

主要与以下因素有关:①微循环障碍和 DIC 形成,由于全身重要器官内广泛微血栓形成,加重各器官功能衰竭;②休克时产生的体液因子,尤其是溶酶体酶、活性氧和大量炎症介质的释放,导致全身炎症反应综合征的发生,并加重组织细胞的损伤。以上变化是全身性的,所以休克晚期可发生多系统器官功能衰竭(multiple system organ failure,MSOF)。

### (四)病理临床联系

此期患者血压进一步下降,甚至难以测出;皮肤、黏膜出现瘀斑;伴有不明原因的呕血、便血和尿血时,须考虑发生 DIC 的可能,并要求进行实验室检查以确定诊断;多器官功能衰竭患者常首先发生急性肺功能衰竭,它是以呼吸困难和进行性低氧血症为特征,动脉血气分析及肺部 X 线检查有助于早期发现。

休克发展过程中微循环的 3 个时相变化并不是机械不变的,它们既有区别,又相互联系。如过敏性休克以微循环淤血开始,而严重烧伤和某些感染性休克,休克早期变化并不明显,可较早发生 DIC。休克的发展过程和分期及其主要机制见图 8-8,休克各期的主要特点比较见表 8-1。

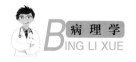
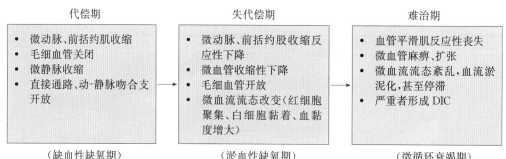

图 8-8　休克发展过程中微循环的变化

表 8-1　休克各期的主要特点比较

| 特　点 | 休克早期 | 休克期 | 休克晚期 |
|---|---|---|---|
| 微循环变化 | 以缺血为主 | 以淤血为主 | 衰竭 |
| 组织灌流 | 少灌少流,灌少于流 | 灌大于流,灌而少流 | 不灌不流,血流停止 |
| 血压 | 接近正常或稍有下降 | 进行性下降,收缩压 8~10.7 kPa | 收缩压<8.0 kPa 或测不到 |
| 尿量 | 减少(<30 ml/h) | 减少(<20 ml/h) | 无尿 |
| 对机体的影响 | 代偿阶段,由于血液重分布保证心、脑血供,功能性肾功能不全 | 失代偿阶段,各脏器灌流进行性下降,心、脑灌流也不足 | 难治阶段,多器官功能衰竭,甚至发生 DIC |

## 第三节　休克时细胞代谢改变及器官功能障碍

休克时细胞和器官功能障碍除了可继发于微循环障碍和神经体液因子的作用以外,也可由休克的原始动因直接损伤所致。研究发现,休克时细胞膜电位的变化发生在血压降低和微循环障碍以前。器官微循环灌流恢复后,器官功能仍无好转;而细胞功能的恢复则可促进微循环的恢复。因此,近年来提出了休克发生的细胞机制。

### 一、细胞代谢改变

休克时微循环障碍,组织灌流不足和细胞缺氧,导致细胞代谢障碍:①供氧不足,糖酵解加强;②ATP 生成减少,钠泵失灵,导致细胞水肿和高钾血症;③局部酸中毒,由于无氧酵解增强,乳酸产生增多,肝血流量降低,肝摄取乳酸并对其利用减少,造成乳酸中毒。已经证明,休克患者动脉血乳酸盐含量与休克程度和病死率密切相关。

### 二、细胞损伤

(一)细胞膜的变化

微电极和电镜观察发现,细胞膜是休克时最早发生损伤的部位(图 8-9)。损伤的原因有缺氧、ATP减少、酸中毒、溶酶释放、自由氧等,细胞膜损伤导致离子泵功能障碍,水、$Na^+$、$Ca^{2+}$内流,细胞水肿,跨膜电位下降。

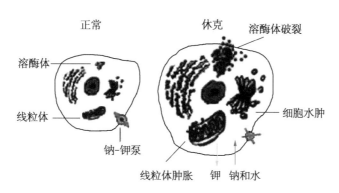

图8-9 休克时的细胞损伤

**(二)线粒体的变化**

线粒体是休克时最先发生变化的细胞器。线粒体是细胞有氧氧化和氧化磷酸化的发生部位,是细胞内能量产生的主要部位。线粒体损伤后,造成呼吸链障碍,氧化磷酸化障碍,ATP生成减少。

**(三)溶酶体的变化**

溶酶体是细胞内重要的吞噬消化系统,其中含有40多种酶。休克时血浆中溶酶体酶主要来自缺血的肠、肝、胰等器官,引起酶释放的因素包括缺血、缺氧、酸中毒、补体激活等。溶酶释放主要的危害是引起细胞自溶,消化基膜,形成心肌抑制因子,加重血流动力学障碍。休克过程测定溶酶体酶的变化(β-葡萄糖醛酸酶、酸性磷酸酶、组织蛋白酶等),可估计休克的预后与休克时细胞损伤的程度。

## 三、器官功能障碍

休克过程最易受累的器官为肾、肺、心等,休克患者常因两个或两个以上器官相继或同时发生功能衰竭而死亡。

**(一)肾**

在休克过程中,肾是最易受损的器官之一。在休克早期由于血液重分布,即可发生功能性肾衰竭,其发生机制主要与儿茶酚胺和肾素-血管紧张素作用有关,由于肾血管收缩,肾血流量减少,肾小球滤过率降低;同时由于醛固酮和ADH分泌增多,促使肾小管对钠和水重吸收加强,故导致少尿或无尿。

如果休克持续较长时间,肾持续缺血或肾毒素(如血红蛋白、肌红蛋白等)的作用可引起急性肾小管坏死,发生器质性肾衰竭。此时,即使通过治疗使血流量恢复正常,也难以使肾的泌尿功能在短期内恢复正常,患者可因急性肾衰竭而死亡。

**(二)肺**

休克早期,由于呼吸中枢兴奋,呼吸加强,通气过度,可引起低碳酸血症和呼吸性碱中

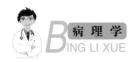

毒。休克继续发展,肺呈持续低灌流状态,可发生急性呼吸衰竭,临床表现为呼吸困难和动脉血氧分压进行性下降,称为急性呼吸窘迫综合征(acute respiratory distress syndrome, ARDS)。形态学主要变化是肺间质水肿、肺泡水肿、出血、局部肺不张、微血栓形成以及肺泡腔内透明膜形成等。一般把具有这种形态和功能变化的肺称为休克肺(shock lung)。休克肺约占休克死亡人数的1/3。其发病主要环节是急性弥漫性肺泡-毛细血管膜损伤,可能与下列因素有关:①休克动因通过补体-白细胞-氧自由基损伤呼吸膜;②肺内形成DIC;③肺是全身静脉的滤过器,从全身组织引流出的代谢产物、活性物质以及血中异物被滞留在肺,特别是粒细胞和巨噬细胞释放溶酶、活性氧、炎症介质等引起肺损伤。

(三)心

除了心源性休克伴有原发性心功能障碍以外,其他类型的休克早期,由于血液重分布,机体的代偿,冠状动脉灌流量能够维持,心泵功能一般不受到显著的影响。但随着休克的发展,有可能发生心力衰竭。其主要机制是:①动脉血压降低,使冠状动脉血流量减少;②酸中毒和高钾血症,抑制了心肌的收缩功能;③胰腺缺血产生的心肌抑制因子,使心肌收缩性减弱;④心肌内的DIC,使心肌受损;⑤内毒素可抑制心肌内质网对$Ca^{2+}$的摄取,并抑制肌原纤维ATP酶活性,造成心舒缩功能障碍。

(四)多系统器官功能衰竭

休克晚期常出现多个器官(或系统)同时或相继发生功能衰竭,称为多系统器官功能衰竭。各型休克中以感染性休克发生率最高,它是休克患者死亡的重要原因。除严重休克,其他病因如败血症、大手术、严重创伤、急性坏死性胰腺炎等,都可导致多器官功能衰竭。肺常是首先受损的器官,表现为急性呼吸衰竭。其他器官或系统如肝、肾、胃肠道、免疫系统、凝血系统等,可以相继发生功能衰竭。

多系统器官功能衰竭的发病机制尚不完全清楚,目前认为主要与以下因素有关:①器官微循环灌流障碍;②全身炎症反应综合征,机体单核吞噬细胞系统激活,促炎介质大量释放,导致血管内皮细胞和多器官组织细胞损伤;③肠屏障功能损伤,内毒素入侵,内毒素能直接或通过激活补体或凝血系统,或作用于巨噬细胞、中性粒细胞,使其激活并释放一系列炎症介质而损伤组织。

## 第四节 休克的防治原则

休克的防治均应在去除病因的前提下采取综合措施,以支持生命器官的微循环灌流和防止细胞损伤为目的,以反复测定临床重要指标为治疗依据。

临床监护主要指标有血压、脉率、中心静脉压、心输出量、尿量、动脉血气分析、血红蛋白浓度、动脉血乳酸盐含量等。对多器官功能衰竭的患者,应有免疫功能、神经功能和凝血功能的监测,见表8-2。

表 8－2  休克患者动态监测指标

| 监测指标 | 休克发展过程临床表现及指标变化的意义 |
| --- | --- |
| 1. 病史收集 | |
| 2. 临床观察 | |
| （1）神志状态 | 烦躁不安(早期)→淡漠、反应迟钝(中期)→意识障碍、昏迷(晚期) |
| （2）皮肤黏膜 | 面色苍白、四肢湿冷(早期)→发绀、花纹(中期)→紫斑、瘀斑、出血(晚期) |
| （3）尿量 | 小于 30 ml/h(表示血容量和肾血流量不足)<br>小于 17 ml/h(可能发生急性肾衰竭) |
| （4）脉搏 | 脉细速,常大于 100 次/分(早期)→脉细弱或不能触及(中晚期) |
| （5）血压 | 血压正常或收缩压小于 10.7 kPa(早期)→收缩压小于 8 kPa,脉压小于 2.67 kPa 或血压进行性下降(中晚期) |
| （6）呼吸 | 呼吸浅而快(早期)→呼吸急促(中晚期) |
| （7）体温 | 肛温与皮下腋温差增大(正常小于 1℃,增大提示外周血管收缩及血容量灌注不足) |
| 3. 血流动力学检查 | |
| （1）中心静脉压 | 低于 0.49 kPa,表示血容量不足 |
| （2）心脏排血指数 | 正常值为 3.0～3.5 L/(min·m²) |
| （3）肺动脉楔入压 | 高于 2.7 kPa,表示左心功能不全,低于 1.0 kPa,表示血容量不足 |
| 4. 实验室检查 | |
| （1）血气分析 | 测定 $PaO_2$、pH 值、$PaCO_2$(根据测定值分析酸、碱中毒程度和肺功能) |
| （2）乳酸 | 正常值为 2.0 mmol/L 以下(判定休克疗效和病情预后) |
| （3）心电图 | 心源性休克患者常规检查 |
| （4）凝血功能 | 有助于诊断 DIC |

## 一、提高脏器微循环灌流量

在一定条件下,脏器微循环血液灌流量与血容量、心功能成正比,与血管阻力成反比。所以要提高脏器微循环灌流,必须提高心功能,增加血容量和降低外周血管阻力。

（一）补充血容量

各种休克都存在有效循环血容量绝对或相对不足,正确补液原则是"需多少,补多少"。动态地观察静脉充盈程度、尿量、血压、脉搏等指标,可作为监护输液量多少的参与指标。有条件时,应动态监测中心静脉压和肺动脉楔入压。一般原则是应控制中心静脉压不超过 12 cmH₂O(1.2 kPa),尿量必须达到 30 ml/h 以上。在补充血容量的时候,要考虑纠正血液流变学的障碍,参考血细胞压积的变化,决定输血和输液的比例,选择全血、胶体或晶体溶液,使血细胞比容控制在 35%～40%。

（二）合理应用血管活性物质

不同类型的休克,在休克发展过程不同阶段,正确选择血管活性药物,以调整血管功能,增加微循环血液灌流。例如过敏性和神经源性休克,使用缩血管药物。其他类型休克,休克早期可选择扩血管药物,以减少微血管强烈收缩;在休克后期,可选择血管收缩剂,可

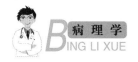

防止容量血管过度扩张。

### （三）改善心功能

可使用直接加强心肌收缩力药物如洋地黄制剂等,同时使用降低外周阻力及增加回心血量的措施,如减少心脏的容量负荷或减轻心脏的阻力负荷。

## 二、纠正酸中毒

及时补碱纠正酸中毒,可减轻微循环紊乱和细胞的损伤,并通过减少 $H^+$ 与 $Ca^{2+}$ 的竞争而增强血管活性药物的疗效,加强心肌收缩力。

## 三、改善细胞代谢

除通过改善微循环来防止细胞损伤外,还可应用增加溶酶体膜稳定性(如使用山莨菪碱)、抑制蛋白酶的活性(如抑肽酶)、补充能量 ATP 等方法保护细胞功能。

## 四、防止器官功能衰竭

应预防 DIC 及重要器官功能衰竭,应对不同器官衰竭采用相应治疗措施。如出现休克肺,则应正压给氧,改善呼吸;肾衰竭时,尽早利尿和透析,并防止出现多器官功能衰竭。

## 五、其他综合性措施

如应用体液因子拮抗和抑制剂,用纳洛酮拮抗内啡肽,皮质激素抑制磷脂酶 $A_2$ 以减少前列腺素和白细胞三烯的生成,减少血小板激活和一氧化氮的生成,活性氧清除剂应用等。

（朱振中）

### 🔍 思考题

（1）休克发生的始动环节是什么？请举例说明。

（2）休克早期机体有何代偿？说明这些代偿发生的机制。

（3）叙述休克各期微循环变化及其发生机制。

（4）叙述休克各期主要临床表现及其发生机制。

（5）休克晚期为什么称是难治期或不可逆期。

# 第九章

## 心血管系统疾病

**学习要点**

- 风湿病的基本病变、风湿性心脏病的病理变化及后果
- 动脉粥样硬化的基本病变和复合性病变
- 冠心病的病变特点、临床类型及心肌梗死并发症
- 高血压病的基本病变及各期的病变特点
- 心力衰竭的概念、病因及心力衰竭时机体的主要变化

心血管系统由心脏、动脉、毛细血管和静脉组成,它是维持机体血液循环、血液和组织间物质交换及传递体液信息的结构基础。心血管系统的器官或组织形态结构发生变化,常导致其功能发生改变,引起全身或局部血液循环障碍和一些严重的并发症。目前,在欧、美一些国家人口中,心血管系统疾病的发病率和死亡率占第 1 位,约等于恶性肿瘤的 2 倍。根据《中国心血管病报告 2012》的数据,我国心血管病患病率处于持续上升态势,估计我国心血管病(冠心病、脑卒中、心力衰竭、高血压)现患人数为 2.9 亿,每 10 个成年人中就有 2 人患心血管病。每年我国约有 350 万人死于心血管病,占总死亡原因的 41%,居各种疾病之首。可见心血管疾病是对人类健康与生命构成威胁最大的一组疾病。本章主要介绍最常见的动脉和心脏疾病。

## 第一节 风 湿 病

风湿病(rheumatism)是一种与 A 组乙型溶血性链球菌感染有关的变态反应-自身免疫性疾病。病变主要侵犯全身结缔组织及血管,常以风湿性肉芽肿为其特征性病变。最常累及心脏、关节,其次为皮肤、皮下组织、脑和血管等,其中以心脏受累最为严重。本病的急性期称为风湿热(rheumatic fever),为风湿活动期。临床上除有心脏症状外,常伴有寒战、发热、游走性关节痛、环形红斑、皮下结节、小舞蹈病等症状和体征,血中抗链球菌溶血素"O"抗体滴度增高、红细胞沉降率加快等。多次反复发作后,常造成轻重不等的心瓣膜器质性

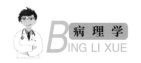
病变,形成慢性心瓣膜病。

风湿病可发生于任何年龄,但多发生于5~15岁儿童,以6~9岁为发病高峰。在我国,本病的患病率地区差异大,以西部四川发病最高,南方(不含粤)高于北方,以秋冬和春季为多发。

## 一、病因和发病机制

本病的发生与咽喉部A组乙型溶血性链球菌感染有关。其根据是:①多数患者在发病前2~3周,常有A组乙型溶血性链球菌感染史,如咽喉炎、扁桃体炎等;②95%风湿热患者血清中抗"O"滴度升高;③风湿病与链球菌感染性疾病在地区分布和气候季节条件上是一致的;④应用抗生素预防和治疗链球菌感染,可减少本病的发生。

但风湿病并非链球菌感染直接引起的。其理由是:①本病并非发生于链球菌感染的当时,而是在感染后2~3周;②典型病变不在链球菌感染的原发部位;③患者血液和风湿病灶中从未发现过链球菌;④风湿病的病理变化与链球菌感染引起的化脓性炎症不同,而是以结缔组织病所共有的胶原纤维发生纤维蛋白样坏死为主要病变。

受链球菌感染的人很多,而感染后只有1%~3%的人发生风湿病,这说明机体抵抗力和反应性在发病中具有重要作用。另外,受寒、受潮湿及病毒感染等因素也是可能的诱发因素。

关于风湿病的发病机制,众说不一,目前多数倾向于抗原-抗体交叉反应学说,即链球菌的细胞壁上存在多种抗原成分,尤其是M抗原(蛋白质)与C抗原(糖蛋白),它们可与机体结缔组织中的某些成分发生交叉反应。因此,机体对细菌成分所产生的抗体,既可作用于链球菌本身,也可作用于自身结缔组织,从而引起风湿性病变。也有学者认为,多数风湿病患者具有对心内膜、心外膜、心肌和血管平滑肌等起反应的自身抗体,链球菌感染可能激发患者对自身抗原的自身免疫反应,引起相应病变。

## 二、基本病变

风湿病病变属变态反应性炎症病变,典型病变的发展过程大致分为以下3期。

**1. 变质渗出期** 心脏、浆膜、关节、皮肤、脑和血管等病变部位的结缔组织发生黏液样变性和纤维蛋白样坏死。同时有充血、浆液和纤维蛋白渗出,以及少量淋巴细胞、浆细胞、嗜酸性粒细胞和中性粒细胞浸润。局部可查到少量免疫球蛋白。此期持续1个月左右。

**2. 增生期或肉芽肿期** 此期的特点是形成对本病具有病理诊断意义的风湿性肉芽肿,又称风湿小体或Aschoff小体。风湿性肉芽肿一般肉眼难于觉察,多发生于心肌间质的小血管旁、心内膜下和皮下结缔组织。少数也可较大,尤其在关节、皮肤的肉芽肿可达1cm。风湿性肉芽肿略呈梭形,中央为纤维蛋白样坏死,附近出现成堆的风湿细胞,外周有少量渗出的淋巴细胞和浆细胞等(图9-1)。风湿细胞体积大,圆形或多边形,胞质丰富而微嗜碱。核大,核膜清楚,染色质集中于中央,横切面呈枭眼状,纵切面呈毛虫状。目前认为风湿细胞是由吞噬细胞吞噬纤维素样坏死物后转变而成。此期经过2~3个月。

**3. 纤维化期或硬化期** 风湿性肉芽肿中的纤维蛋白样坏死物质逐渐被吸收,风湿细胞演变为成纤维细胞,细胞间出现胶原纤维,使原来的风湿小体逐渐纤维化,最终成为梭形小瘢痕。此期持续2~3个月。

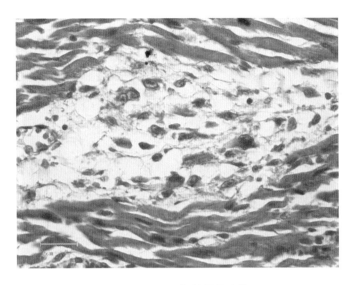

**图9-1 心肌间的风湿小体**

上述整个病程为4～6个月,由于风湿病常有反复急性发作,因此受累器官中常见到不同阶段的病变同时存在。持续反复进展,可致较严重的纤维化和瘢痕,导致器官功能障碍。

## 三、风湿性心脏病

风湿性心脏病(rheumatic heart disease),包括急性期的风湿性心脏炎和静止期的慢性风湿性心脏病(主要是心瓣膜病)。风湿性心脏炎包括风湿性心内膜炎、风湿性心肌炎和风湿性心外膜炎。若病变累及心脏全层则称为风湿性全心炎。

### (一)风湿性心内膜炎

风湿性心内膜炎(rheumatic endocarditis)病变主要侵犯心瓣膜,也可累及瓣膜邻近的内膜和腱索。瓣膜病变以二尖瓣最常见,其次是二尖瓣和主动脉瓣同时受累,偶尔可累及三尖瓣。

病变早期,瓣膜内结缔组织发生黏液样变性、纤维蛋白样坏死、浆液渗出及炎症细胞浸润,导致瓣膜肿胀增厚,偶见风湿小体。病变瓣膜由于不断受到血流冲击和瓣膜关闭时的撞击,闭锁缘内皮细胞易发生变性、脱落,内皮下胶原暴露,并诱导血小板在该处沉积、凝集,形成白色血栓,称疣状赘生物(图9-2)。其单个大小如粟粒(1～3 mm)、灰白色,半透明。常成串珠状单行排列于瓣膜闭锁缘,与瓣膜粘连紧密,不易脱落,故称疣状心内膜炎。

病变后期,赘生物发生机化,瓣膜本身发生纤维化及瘢痕形成。由于风湿病常反复发作,可导致瓣膜增厚、变硬、卷曲、缩短,瓣膜间相互粘连,腱索增粗、缩短,最终导致慢性心瓣膜病。

患者急性期可有发热、贫血,因相对性二尖瓣关闭不全,在心尖区可出现轻度收缩期杂音和舒张期杂音。后期引起心瓣膜病后,可出现心脏杂音,心房、心室肥大、扩张,全身淤血等心力衰竭表现。

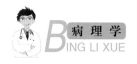

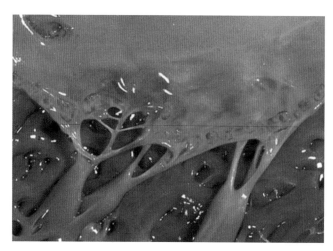

**图 9-2 风湿性心内膜炎**

注:图中沿着二尖瓣的瓣缘可见疣状赘生物。

**(二)风湿性心肌炎**

风湿性心肌炎(rheumatic myocarditis)可单独存在,但常与风湿性心内膜炎合并发生。发生于成人者,常表现为灶性间质性心肌炎,以心肌间质内小血管附近出现风湿小体为特征。风湿小体多见于室间隔和左心室后壁上部,其次为左心室后乳头肌等处。反复发作者,可致心肌间质小瘢痕形成。发生于儿童者,常表现为弥漫性间质性心肌炎。心肌间质明显水肿,有较多的淋巴细胞及嗜酸性粒细胞,甚至中性粒细胞浸润,心肌细胞水肿及脂肪变性。急性期临床上可出现与体温不相称的心动过速,第一心音减弱及传导阻滞等。儿童及病变严重者可引起急性充血性心力衰竭。

**(三)风湿性心外膜炎**

风湿性心外膜炎(rheumatic pericarditis)多为风湿性全心炎的一部分,有时也可单独发生。病变主要累及心包脏层,呈浆液性或浆液纤维蛋白性炎症,有时可见风湿小体形成。当以浆液渗出为主时,形成心包积液。当渗出以纤维蛋白为主时,心包脏、壁两层间的纤维蛋白因心脏不停搏动而成绒毛状,形成绒毛心(cor villosum)。恢复期,各种渗出成分均可被溶解吸收,仅少数患者的心包表面纤维蛋白性渗出未能被溶解吸收而发生机化粘连,甚至形成缩窄性心包炎。

心包积液患者可有胸闷不适,体检发现心浊音界扩大,听诊心音遥远。绒毛心患者可有心前区疼痛,听诊时可闻及心包摩擦音。

## 四、心外器官风湿病病变

**1. 风湿性关节炎(rheumatic arthritis)** 风湿病急性发作时约70%可出现关节症状,病变多侵犯膝、踝、肩、肘和腕等大关节,各关节常先后受累反复发作,呈游走性、多发性。发作时关节红、肿、热、痛、功能障碍。关节腔内有浆液及纤维蛋白渗出,炎症缓解后,渗出物可完全吸收,关节功能恢复正常,不留后遗症。

**2. 皮肤病变** 风湿热时,皮肤出现环形红斑(erythema annulare)及皮下结节

(subcutaneous nodules),具有诊断意义,但临床上少见。环形红斑多见于躯干和四肢皮肤,为环形淡红色斑,中心色泽正常,持续1～2天消退。镜下,红斑处真皮浅层充血、水肿,血管周围炎细胞浸润。皮下结节多见于肘、腕、膝、踝关节附近的伸侧面皮下,直径为0.5～2 cm,圆形、椭圆形、质硬,活动,无压痛。镜下结节为风湿小体。数周后逐渐纤维化,最后变成瘢痕。

**3. 风湿性动脉炎**(rheumatic arteritis) 可发生于冠状动脉、肾动脉、肠系膜动脉、脑动脉和肺动脉等。急性期,血管壁纤维蛋白样坏死和淋巴细胞、单核细胞浸润,可有风湿小体形成。后期,血管壁纤维性增厚,使管腔狭窄,甚至闭塞。

**4. 风湿性脑病** 多见于5～12岁儿童,女孩多见。主要病变为脑的风湿性动脉炎和皮质下脑炎。表现为神经细胞变性和胶质细胞增生,乃至胶质结节形成。病变以大脑皮质、基底核、丘脑及小脑皮质等处最明显。当锥体外系统受累时,患儿出现肢体和头面部不自主运动,称为小舞蹈病(chorea minor)。

# 第二节 感染性心内膜炎

感染性心内膜炎(infective endocarditis)是由病原微生物经血液循环直接侵袭心内膜特别是心瓣膜而引起的炎性疾病。主要由细菌引起,故也称细菌性心内膜炎(bacterial endocarditis,BE)。通常分为急性和亚急性两种,其中亚急性者远较急性者多见。

## 一、病因和发病机制

心瓣膜病、人工瓣膜、静脉药瘾者以及免疫抑制是感染性心内膜炎的主要诱因,另外侵入性器械检查和心血管手术也可是本病的诱因。

亚急性感染性心内膜炎最常见的病原菌为毒力较弱的草绿色链球菌,其次为肠球菌和表皮葡萄球菌。急性感染性心内膜炎以金黄色葡萄球最多见,少数为肺炎链球菌、A群链球菌、流感嗜血杆菌和淋球菌等。此外,革兰阴性杆菌、真菌、立克次体、衣原体等也可致病。

细菌可自感染灶(扁桃体炎、牙周炎、咽喉炎等)入血,形成菌血症,再随血流侵入瓣膜。但也可因某些医源性操作(如拔牙、泌尿道手术、心导管术等)使细菌入血,侵入瓣膜。亚急性感染性心内膜炎常发生于已有病变的瓣膜上,50%～80%继发于风湿性心内膜炎;其次继发于先天性心脏病,仅有少数发生于正常心瓣膜。急性感染性心内膜炎病变多发生于原来无病变的正常心内膜上,病原菌先在体内引起局部化脓性炎症,进而发展为败血症病侵犯心内膜。

## 二、病理变化

### (一)亚急性感染性心内膜炎

病变多发生于二尖瓣和主动脉瓣,三尖瓣和肺动脉瓣较少受累。肉眼观,在原有病变的瓣膜上出现赘生物。赘生物较大,形状不规则,呈息肉状或菜花状突出于瓣膜的表面,色污秽灰黄,质松脆,易破碎脱落而成为栓子引起栓塞(图9-3A)。重者受累瓣膜可出现溃

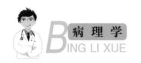
疡、穿孔等病变。光镜下,赘生物由纤维蛋白、血小板、中性粒细胞、坏死组织构成,其深部有细菌团。赘生物与瓣膜附着处可见肉芽组织及淋巴细胞、单核细胞浸润(图9-3B)。

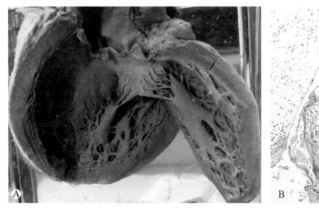
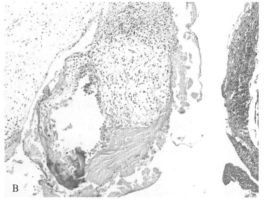

**图9-3 亚急性心内膜炎**

注:A.主动脉瓣赘生物形成;B.赘生物由纤维蛋白和血小板等构成,内有炎症细胞浸润。

瓣膜瘢痕形成引起变形和腱索增粗缩短,致使瓣膜口狭窄和(或)关闭不全。若发生瓣膜穿孔或腱索断裂,则引起急性瓣膜功能不全。瓣膜上的赘生物脱落入血,可引起各器官的栓塞,常见于脑、肾、脾和心脏,特别是脑栓塞常导致严重后果。由于赘生物内细菌毒力较弱或栓子多来自赘生物的外层,不含病原菌,故栓塞后多引起非感染性梗死。此外,可因微栓塞发生局灶性肾小球肾炎,或因抗原-抗体复合物的作用发生弥漫性肾小球肾炎。由于细菌及其毒素不断入血,常使患者并发败血症。由于毒素和(或)免疫复合物的作用,发生广泛性血管炎,使血管壁的通透性增高,引起皮肤、黏膜和眼结合膜点状出血(Roth点)。部分患者,由于皮下小动脉炎,手指、趾末端腹面、足底或大小鱼际处出现红紫色压痛的小结,称Osler小结。

本病经及时合理使用大量抗生素治疗,绝大部分可治愈。但瓣膜赘生物的机化和瘢痕形成,极易造成严重的瓣膜变形,而导致慢性心瓣膜病。

### (二)急性感染性心内膜炎

病变多发生于原来正常的心瓣膜,最常侵犯二尖瓣或主动脉瓣。主要病变为心瓣膜的急性化脓性炎,瓣膜因组织破坏而发生溃疡、穿孔,甚至破裂;瓣膜表面常形成巨大赘生物,赘生物呈灰黄色,质松脆,极易脱落而形成带菌的栓子,引起远处器官的含菌性栓塞、感染性梗死和继发性脓肿。本病起病急、发展快、病情严重,患者多在数日内或数周内死亡。近年来由于抗生素的广泛应用,其死亡率已明显下降。

## 第三节 心瓣膜病

心瓣膜病(valvular vitium of the heart)是指心瓣膜因先天性发育异常或后天性疾病造成的器质性病变,表现为瓣膜口狭窄和(或)关闭不全,最后导致血流动力学改变,引起全身血液循环障碍,是最常见的慢性心脏病之一。

**1. 瓣膜口狭窄**(valvular stenosis) 是指瓣膜开放时不能充分张开,使血流通过障碍。它是由于相邻瓣叶发生粘连、瓣膜增厚、瓣膜弹性减弱或丧失、瓣膜口硬化和缩窄等引起。

**2. 瓣膜关闭不全**(valvular insufficiency) 是指心瓣膜关闭时瓣膜口不能完全闭合,使部分血液反流。这是由于瓣膜增厚、变硬、短缩,或由于瓣膜的破裂和穿孔引起,也可由于腱索的增粗、缩短和粘连所致。

瓣膜口狭窄和瓣膜关闭不全作为心瓣膜病的表现,两者可单独发生,也可合并存在。最常见于二尖瓣,其次是主动脉瓣。一个瓣膜上既有狭窄又有关闭不全称为瓣膜双病变,两个或两个以上的瓣膜同时或先后受累则称为联合瓣膜病。

## 一、二尖瓣狭窄

二尖瓣狭窄(mitral stenosis)大多数由风湿性心内膜炎引起,少数由亚急性细菌性心内膜炎所致,偶尔为先天性。正常成人二尖瓣口面积约为 5 cm²,可通过两个手指。狭窄时,可缩小到 1~2 cm²,甚至 0.5 cm²。二尖瓣狭窄依其严重程度在病理上将其分为 3 型:①隔膜型,病变最轻,瓣膜口轻度狭窄;②增厚型,病变较重,瓣膜明显增厚,弹性减弱,瓣叶间明显粘连,瓣膜明显狭窄;③漏斗型,病变最重,瓣膜极度增厚,完全失去弹性,瓣叶广泛粘连,瓣膜口缩小呈鱼口状(图 9-4)。

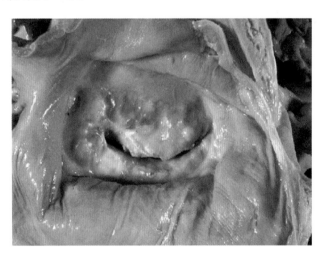

**图 9-4 二尖瓣狭窄**

注:图为慢性风湿性心脏病引起的二尖瓣狭窄,从左心房往
下看,二尖瓣呈典型的鱼口状。

**1. 血流动力学和心脏形态变化** 早期由于二尖瓣口狭窄,心脏舒张期从左心房流入左心室的血流受阻,舒张末期仍有部分血液滞留于左心房,使左心房过度充盈,导致左心房代偿性扩张与肥大。后期代偿失调,出现左心衰竭,左心房血液不能充分排入左心室,左心房的血液淤积,肺静脉血液回流受阻,引起肺淤血、肺水肿或漏出性出血。当肺静脉压进一步升高(超过 25 mmHg 时),可通过神经反射引起肺内小动脉收缩,致使肺动脉压升高。由于肺动脉压升高使右心室排血受阻,导致右心室代偿性肥大,继而失代偿,右心室扩张,三尖

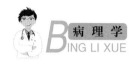
瓣因而出现相对性关闭不全。心脏收缩时一部分血液自右心室反流至右心房,致右心房淤血、扩张,最终引起体循环淤血,即右心衰竭。

**2. 临床表现** 左心衰竭导致的肺淤血、肺水肿,患者常出现呼吸困难、发绀、咳嗽和咳带血的泡沫痰。右心衰竭可导致颈静脉怒张和各器官淤血水肿,常见肝肿大、下肢水肿及浆膜腔积液。听诊时,心尖部可闻及舒张期隆隆样杂音。X线检查示左心房增大,呈倒置的"梨形心"。

## 二、二尖瓣关闭不全

二尖瓣关闭不全(mitral insufficiency)常与二尖瓣狭窄同时存在,大多为风湿性心内膜炎的后果,其次由亚急性细菌性心内膜炎所致。二尖瓣增厚变硬、卷曲、缩短,腱索增粗、缩短,有时瓣膜破裂、穿孔及钙化,使瓣膜口在收缩期关闭不全。

**1. 血流动力学和心脏形态变化** 在心室收缩期,左心室的部分血液通过关闭不全的二尖瓣口反流到左心房,此时左心房不仅接受肺静脉的血液,还要接受从左心室反流的血液,导致左心房血容量过多而压力升高,左心房出现代偿性肥大和扩张。在心室舒张期,左心房将多于正常的血液排入左心室,从而加大了左心室的负担,导致左心室代偿性肥大、扩张。久之,左心房和左心室均发生失代偿(左心衰竭),依次出现肺淤血、肺动脉高压、右心室和右心房代偿性肥大进而失代偿,导致右心衰竭及体循环淤血。

**2. 临床表现** 听诊时心尖部可闻及收缩期吹风样杂音。X线检查时见左心室肥大,全心衰竭时,四心腔均增大,呈"球形心"。

## 三、主动脉狭窄

主动脉狭窄(aortic stenosis)主要由风湿性主动脉瓣炎引起,少数可见于先天性发育异常或动脉粥样硬化引起的主动脉瓣钙化。风湿性者常与二尖瓣病变合并发生联合瓣膜病变。

**1. 血流动力学和心脏形态变化** 主动脉瓣狭窄时左心室排血受阻,而发生代偿性肥大(向心性肥大)。久之,左心室失代偿,又相继出现左心衰竭、肺淤血、肺动脉高压及右心衰竭。

**2. 临床表现** 临床上可先后出现心绞痛或眩晕。因在收缩期左心室排血受阻至收缩压下降,脉压差减少。听诊时在主动脉瓣区可闻及收缩期吹风样杂音。X线检查示左心室肥大扩张,心脏呈"靴形"。

## 四、主动脉瓣关闭不全

主动脉瓣关闭不全(aortic insuffciency)常由风湿性或细菌性主动脉炎引起,亦可由主动脉粥样硬化、梅毒性主动脉炎所致。

**1. 血流动力学和心脏形态变化** 由于主动脉瓣关闭不全,在心脏舒张期,主动脉内的部分血液反流到左心室,此时左心室既接受左心房血液又接受反流的血液,故左心室负荷加重而发生代偿性肥大。久之,依次发生左心衰竭、肺淤血、肺动脉高压和右心衰竭。

**2. 临床表现** 因舒张压降低,冠状动脉供血不足常可引起心绞痛。因舒张期主动脉部分血液反流至左心室,舒张压下降引起脉压差增大及周围血管体征,如水冲脉、股动脉枪击音及甲床毛细血管搏动等现象。听诊时在主动脉瓣区可闻及舒张期杂音。

# 第四节 动脉粥样硬化

动脉硬化(arteriosclerosis)泛指动脉的硬化性疾病,其共同特征是动脉管壁增厚、变硬和弹性降低。包括动脉粥样硬化、动脉中层钙化和细动脉硬化。

动脉粥样硬化(atherosclerosis,AS)主要累及大、中型动脉,病变特点是动脉内膜脂质沉积,形成粥样斑块,使动脉壁变硬、管腔狭窄,并引起一系列继发性病变。临床上常有心、脑等缺血引起的症状,可产生严重后果。动脉粥样硬化是发达国家发病率和死亡率的最主要原因。在我国的发病率有明显上升趋势,且多见于中、老年人,以40~49岁发展最快。

## 一、病因和发病机制

(一)病因

动脉粥样硬化(AS)的病因尚未完全清楚,下列因素被视为危险因素。

**1. 高脂血症** 高脂血症是指血浆总胆固醇和(或)三酰甘油(甘油三酯)异常升高,是动脉粥样硬化的主要危险因素。流行病学资料显示人群中血胆固醇含量较高的,AS的发病率也较高,而且AS的严重程度随血浆胆固醇水平的升高而加重。除胆固醇外,血中三酰甘油含量高也起重要作用,一些冠心病患者可以只有血清三酰甘油增多。此外,能引起继发性高脂血症的疾病,如糖尿病、甲状腺功能减退症、肾病综合征等,其AS的病变也比较严重。

血浆中的脂质是以脂蛋白形式在血浆中运行,脂蛋白在转运和携带脂质中起重要作用。血浆脂蛋白按密度不同分为4类,即乳糜微粒(chylomicron,CM)、极低密度脂蛋白(very low density lipoprotein,VLDL)、低密度脂蛋白(low density lipoprotein,LDL)和高密度脂蛋白(high density lipoprotein,HDL)。由于LDL含胆固醇最高,且分子较小,容易透过动脉内膜沉积于动脉壁,因此,循环中LDL的增高与AS的发病率密切相关。VLDL和CM的增高也与AS的发生有密切关系。而HDL能将过多的胆固醇运至肝脏进行代谢,从而抑制过多胆固醇在动脉内膜的沉积,并通过竞争性抑制阻抑LDL与内皮细胞受体结合而减少其摄取,因此HDL有抗AS的作用。

近年来的研究发现,LDL被动脉壁细胞氧化修饰后具有促进粥样斑块形成的作用。目前认为氧化LDL(ox-LDL)是最重要的致粥样硬化因子,是造成内皮细胞和平滑肌细胞损伤的主要因子。氧化LDL不能被正常LDL受体识别,而被巨噬细胞的清道夫受体(scavenger receptor)识别而快速摄取,促进巨噬细胞形成泡沫细胞。

**2. 高血压** 高血压患者与同年龄、同性别的无高血压者相比,其动脉粥样硬化发病较早、病变较重。高血压时由于血流对血管壁的机械性压力和冲击作用增大,导致内皮损伤和功能障碍,这不仅使血中脂蛋白易于透入内膜,同时内膜下胶原纤维暴露,又可引起血小板聚集,血小板释放生长因子,刺激动脉中膜平滑肌细胞增生并移入内膜,吞噬和分解脂蛋

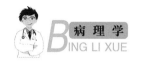

白,并产生胶原纤维、弹性纤维等,最终形成粥样斑块。

**3. 吸烟**　流行病学资料表明,吸烟会增加动脉粥样硬化和缺血性心脏病的危险。吸烟可使血内一氧化碳浓度升高从而造成内皮细胞损伤;大量吸烟可使血中 LDL 易于氧化,并促进单核细胞迁入内膜转为泡沫细胞;烟内含有一种糖蛋白,可激活凝血因子Ⅻ以及某些致突变物,后者可使血管平滑肌细胞增生,从而促进 AS 的发生。停止吸烟的人与继续吸烟的人相比,患冠心病的可能性大大减少。

**4. 糖尿病和高胰岛素血症**　由于糖代谢紊乱,患者血液中 HDL 水平降低,而且高血糖可致 LDL 糖基化,被修饰的 LDL 可促进血液单核细胞进入内膜。高胰岛素血症与 AS 的发生密切相关,胰岛素水平越高,其冠状动脉粥样硬化性心脏病的发病率及死亡率越高。实验表明,高胰岛素血症可促进平滑肌细胞增生。

**5. 其他因素**　高龄、男性和遗传因素被视为 AS 不可变的危险因素。女性在绝经前冠心病的发病率较男性低,绝经后,女性和男性的发病率相同。绝经前女性生理水平的雌激素可降低 LDL 和升高 HDL,可能是由于雌激素具有改善血管内皮细胞、降低血浆胆固醇水平的作用。AS 有家族聚集性倾向,现已知至少有 20 种遗传性脂蛋白疾病与 AS 发生有关。

(二)发病机制

AS 发生的机制较复杂,其学说颇多,如脂质渗入学说、损伤应答学说、致突变学说及受体缺失学说等等。目前较为认可的是损伤应答学说,各种原因引起内皮细胞的损伤,损伤的内皮细胞分泌生长因子,如单核细胞趋化蛋白-1(MPC-1)、血小板源性生长因子(PDGF)、转化生长因子-β(TGF-β),吸引单核细胞聚集、黏附于内皮,并迁入内皮下,经其表面的清道夫受体、CD36 受体和 Fc 受体的介导,吞噬脂质形成单核细胞源性泡沫细胞;其次可吸引中膜平滑肌细胞迁入到内膜,并增生、产生细胞外基质;最后细胞内外脂质聚集形成斑块。脂质渗入学说认为 AS 的发生是血浆中高含量的脂质沉积在动脉内膜并刺激结缔组织增生的结果。因为高脂血症引起的内皮细胞损伤和内皮细胞通透性增加造成血液中的脂质易于沉积在内膜,引起巨噬细胞的清除反应和中膜平滑肌细胞的增生形成粥样斑块。

## 二、基本病变

AS 病变主要累及全身的大、中等动脉,最好发于腹主动脉,其他依次为冠状动脉、降主动脉、颈动脉和脑底动脉环等。根据病变的发展过程可分为以下几个阶段。

**1. 脂纹(fatty streak)**　是 AS 的早期病变。肉眼观,于动脉内膜面,见黄色帽针头大的斑点或长短不一的条纹,条纹宽为 1~2 mm,平坦或微隆起(图 9-5)。光镜下,病灶处内皮下见大量泡沫细胞聚集。泡沫细胞圆形,体积较大。在石蜡切片上呈胞质内大量小空泡状,此泡沫细胞大多为巨噬细胞源性。此外,可见较多的细胞外基质和数量不等的平滑肌细胞。

脂纹对机体无明显影响,病因去除后病变可消退。这种病变较常见,最早可出现于儿童期。

**2. 纤维斑块(fibrous plaque)**　随着平滑肌细胞大量增生,脂纹进一步发展则演变为纤维斑块。肉眼观,内膜表面散在不规则隆起的斑块,初为灰黄色,随着斑块表层的胶原纤维不断增加和玻璃样变性而呈瓷白色，斑块直径为 0.3～0.5cm，并可融合（图 9－5）。光镜下，病灶表层是由大量胶原纤维、平滑肌细胞、少数弹性纤维及蛋白聚糖形成纤维帽。纤维帽下方可见不等量的泡沫细胞、平滑肌细胞、细胞外脂质及炎性细胞。

3. **粥样斑块**（atheromatous plaque） 随着病变的发展，纤维斑块深层组织因营养不良而发生坏死、崩解，这些崩解物质与脂质混合成为粥糜样物质，形成粥样斑块，又称粥瘤，是动脉粥样硬化的典型病变。肉眼观，动脉内膜面见灰黄色斑块（图 9－5），既向表面隆起，又向深部压迫中膜。切面见纤维帽下为粥样黄色物质。光镜下，在玻璃样变性的纤维帽的深部，为无定形的坏死崩解物，其中可见胆固醇结晶（HE 切片中为针状空隙）及钙化。底部及周边部可见肉芽组织、少量泡沫细胞和淋巴细胞浸润。病变严重者，斑块下的中膜受压萎缩变薄。

4. **复合性病变**（complicated lesion） 是指在纤维斑块和粥样斑块的基础上继发的病变。

（1）斑块内出血：斑块内新生的血管破裂，或因斑块纤维帽而血液流入斑块，形成斑块内血肿，可致斑块突然肿大，甚至使管径较小的动脉完全闭塞，导致急性供血中断。

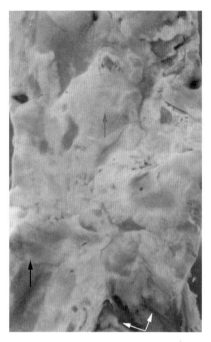

**图 9－5 腹主动脉粥样硬化**
注：图中黑色箭头为指纹；白色箭头为纤维斑块；红色箭头为粥样斑块。

（2）斑块破裂：斑块破裂后形成粥样溃疡，粥样物质进入血流引起胆固醇性栓塞，斑块破裂常见于腹主动脉下段、髂动脉和股动脉。

（3）血栓形成：由于斑块表面可形成溃疡而粗糙不平，故常在斑块溃疡处继发血栓形成，加重血管腔狭窄程度。在中等动脉可导致动脉管腔的阻塞引起梗死。血栓可机化，也可脱落而引起栓塞。

（4）钙化：多见于老年患者，钙盐沉积粥样灶及纤维帽内，动脉壁因而变硬、变脆，易于破裂。

（5）动脉瘤形成：严重的粥样斑块引起相应局部中膜的萎缩和弹性下降，在血管内压力作用下，动脉管壁局限性扩张，形成动脉瘤。动脉瘤破裂可致大出血。

## 三、重要器官的动脉粥样硬化

1. **主动脉粥样硬化** 病变好发于主动脉后壁及其分支开口处，以腹主动脉最严重，其次为胸主动脉、主动脉弓和升主动脉。由于主动脉管腔较大，血流较快，一般不致引起症状和血栓形成。但病变严重者，因中膜萎缩及弹性纤维破坏使局部管壁变薄，受血压的作用而形成主动脉瘤；或因斑块破裂，主动脉内血液进入动脉管壁，形成夹层动脉瘤。动脉瘤破裂可发生致命性大出血。

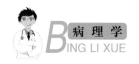

**2. 冠状动脉粥样硬化** 冠状动脉粥样硬化是导致冠状动脉性心脏病的最常见原因。病变最常发生于左冠状动脉的前降支,其次为右冠状动脉主干,再次为右主干、左主干或左旋支、后降支。病变常呈节段性、多发性分布,早期粥样斑块分散,随病变发展可互相融合,使病变的动脉内膜呈半月形增厚,管腔狭窄。按狭窄的程度分为 4 级:Ⅰ级,管腔狭窄≤25%;Ⅱ级,26%～50%;Ⅲ级,51%～75%;Ⅳ级,>76%。有时可并发血栓形成,使管腔完全阻塞(图 9-6)。

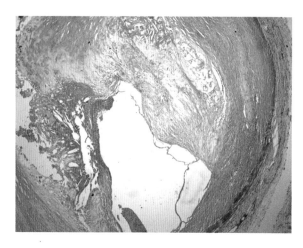

图 9-6 冠状动脉粥样硬化

**3. 颈动脉及脑动脉粥样硬化** 脑动脉粥样硬化要比冠状动脉粥样硬化发生晚,一般在 45 岁以后才出现。病变以颈内动脉起始部、大脑中动脉及 Willis 动脉环最显著。病变动脉内膜不规则增厚,致管腔狭窄,甚至闭塞。由于管腔狭窄,长期供血不足可致脑组织萎缩,患者可有智力及记忆力减退,精神变态,甚至痴呆。由于斑块处常继发血栓形成而致管腔闭塞,引起脑梗死(脑软化)。严重时可引起患者失语、偏瘫,甚至死亡。脑动脉粥样硬化病变常可形成小动脉瘤,小动脉瘤破裂可引起脑出血及相应临床表现。

**4. 肾动脉粥样硬化** 肾动脉粥样硬化病变最常累及肾动脉开口处及主干近侧端。常因斑块造成管腔狭窄,引起相应区域的肾组织缺血、萎缩及间质纤维组织增生;亦可因斑块合并血栓形成致血管闭塞,造成供血区域的肾梗死,引起肾区疼痛、尿闭及发热。梗死灶机化后遗留较大的瘢痕,多个瘢痕可使肾脏缩小、变硬,形成动脉粥样硬化性固缩肾。

**5. 四肢动脉粥样硬化** 下肢动脉粥样硬化较上肢多见并较严重。当较大动脉管腔明显狭窄时可导致肢体缺血,行走时出现疼痛,休息后好转,即间歇性跛行。当动脉管腔完全闭塞侧支循环又不能代偿时,可引起足趾部发生干性坏疽。

## 第五节 冠状动脉粥样硬化性心脏病

冠状动脉性心脏病(coronary heart disease,CHD)简称冠心病,是由冠状动脉缺血引起,也称为缺血性心脏病。严格地说,它是所有冠状动脉系统疾病引起急、慢性心肌供血不足的结果,但因冠状动脉粥样硬化症占冠心病的绝大多数,因此,习惯上把冠心病视为冠状动脉粥样硬化性心脏病的同义词。根据 WHO 统计,冠心病是世界上最常见的死亡原因。据尸检统计,猝死者中相当一部分病例是冠心病引起的,故本病是危害人类健康的重要疾病。

冠心病时心肌缺血缺氧的原因有冠状动脉供血不足和心肌耗氧量剧增。前者是由于斑块致管腔狭窄(>50%),加之继发性复合性病变和冠状动脉痉挛,使冠状动脉灌注量下降;后者可因血压骤升、情绪激动、体力劳累、心动过速等导致心肌负荷增加,冠状动脉相对供血不足。

由于发病机制和病变程度的不同,临床上可以有心绞痛、心肌梗死、心肌硬化和猝死等不同的表现。

## 一、心绞痛

心绞痛(angina pectoris)是冠状动脉供血不足和(或)心肌耗氧量骤增致使心肌急性暂时性缺血、缺氧所引起的一种临床综合征。典型表现为阵发性胸骨后或心前区疼痛或压榨感,并放射到左肩和左臂,持续数分钟,休息或用硝酸酯制剂后症状可缓解消失。

(一)病因和发病机制

心绞痛的发生是由于冠状动脉粥样斑块严重阻塞(阻塞管腔>75%)的基础上,心肌缺血、缺氧造成无氧酵解的酸性产物或多肽类物质堆积,刺激心内交感神经末梢,信号经1~5胸交感神经节和相应脊髓段传至大脑产生痛觉,并引起相应脊神经分布的皮肤区域的压榨感或紧缩感。

(二)分类

**1. 稳定型心绞痛**　又称劳累性心绞痛,一般不发作,仅在体力活动过度、心肌耗氧量增加时发作。

**2. 不稳定型心绞痛**　是一种进行性加重的心绞痛,可在体力活动或休息时发作,以进行性加重,发作频率和持续时间不断增加为特征。此类患者大多数有一支冠状动脉大支近端显著狭窄,重症病例常有冠状动脉主干和多支冠状动脉狭窄。

**3. 变异型心绞痛**　多无明显诱因而在休息或梦醒时发作。患者冠状动脉明显狭窄,亦可因冠状动脉痉挛所致。

## 二、心肌梗死

心肌梗死(myocardial infarction,MI)是指冠状动脉供血中断引起供血区持续缺血而致的心肌缺血性坏死。临床上有剧烈而较持久的胸骨后疼痛,休息及用硝酸酯制剂不能完全缓解,伴有发热、白细胞增多、红细胞沉降率加快和心律失常等表现。

(一)病因和发病机制

心肌梗死主要的原因是冠状动脉粥样硬化,一般是在冠状动脉粥样硬化基础上并发血栓形成或斑块内出血等引起冠状动脉的急性阻塞所致;少数可在已有严重狭窄基础上,由于冠状动脉持久性痉挛、休克或心动过速等因素,使冠状循环血量进一步减少或中断引起;也可因过度劳累、使心脏负荷过重,心肌相对缺血造成。心肌梗死发生与否与心肌侧支循环的代偿情况有很大关系。

(二)心肌梗死的部位和范围

心肌梗死的部位与阻塞的冠状动脉供血区域是一致的。由于左冠状动脉前降支病变最常见,所以心肌梗死多发生于左心室前壁、心尖部及室间隔前2/3,约占全部心肌梗死的

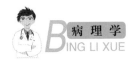

50％。约25％的心肌梗死发生于在左心室后壁、室间隔后1/3及右心室大部,此乃右冠状动脉供血区。

心肌梗死的范围大小与阻塞的冠状动脉分支的大小和阻塞部位有关。根据梗死的范围及深度可将心肌梗死分为3种:①心内膜下心肌梗死(薄层梗死),梗死范围仅限于心内膜下方,厚度不及心肌厚度的一半;②厚层梗死,梗死超过心壁厚度的一半以上,但未达到心肌全层;③透壁梗死(全层梗死),梗死自心内膜至心包脏层,累及整个心壁,梗死范围一般较大。

### (三)心肌梗死的病理变化与生化改变

肉眼观,心肌梗死属于贫血性梗死,梗死灶形态不规则,一般在梗死6小时后肉眼才能辨认,梗死灶呈苍白色。8~9小时后呈土黄色,干燥、较硬,失去正常光泽。第4天后,梗死灶外周出现充血、出血带。第7天后,边缘区开始出现肉芽组织。2周后梗死灶机化及瘢痕形成,呈灰白色(图9-7)。

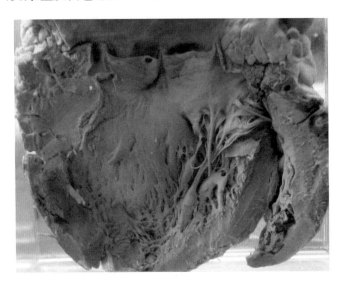

**图9-7 冠心病,左心室前壁梗死**

光镜下,心肌梗死6小时内,即可见到心肌纤维呈波浪状及嗜酸性变;6小时后,心肌纤维呈凝固性坏死改变,外周有中性粒细胞浸润;第7天后,边缘区可见肉芽组织长入;5周后可完全机化形成瘢痕组织。

心肌缺血30分钟后即可出现糖原减少或消失。肌红蛋白早期可迅速从肌细胞逸出进入血液,并从尿中排出,因此急性心肌梗死时能很快从血和尿中测出肌红蛋白升高。心肌梗死后,心肌细胞内的谷-草转氨酶(GOT)、谷-丙转氨酶(GPT)、肌酸磷酸激酶(CPK)及乳酸脱氢酶(LDH)通过细胞膜释放入血,引起相应酶在血液内浓度升高,其中尤以CPK对心肌梗死的临床诊断有一定参考价值。

### (四)心肌梗死的并发症及后果

**1. 心脏破裂** 是透壁性心肌梗死的严重并发症,约占心肌梗死致死病例的15％~20％,多见于梗死初期1~3天或2周内。心脏破裂后血液流入心包腔,造成急性心包压塞而引起猝死。

**2. 心力衰竭** 梗死的心肌收缩力显著减弱以致丧失,可引起不同程度的心力衰竭,是患者死亡的常见原因。

**3. 心源性休克** 当心肌梗死范围达40％时,心肌收缩力极度减弱,心输出量显著减少,血压下降,引起休克。

**4. 心律失常** 这是心肌梗死最常见的早期并发症和死亡原因。由于梗死累及了传导束及其分支,可引起期前收缩(早搏)、房室传导阻滞及心室颤动等。

**5. 附壁血栓形成**　多发生于左心室。当心肌梗死波及心内膜时使之粗糙,以及心室颤动出现涡流时,局部易形成附壁血栓。血栓可脱落引起栓塞和梗死。

**6. 室壁瘤**　有10%～30%的心肌梗死合并室壁瘤,可发生于在心肌梗死的急性期,但更常发生于梗死灶已纤维化的愈合期。多发生于左心室前壁近心尖处。是梗死心肌或瘢痕组织在心室内压作用下形成的局限性向外膨隆。此时患者易发生左心衰竭及附壁血栓形成等。

## 三、心肌纤维化

心肌纤维化(myocardial fibrosis)是由于冠状动脉粥样硬化,引起心肌长期慢性缺血、缺氧,使心肌细胞萎缩、间质纤维组织增生所致。肉眼观,心脏体积增大,心腔扩张,心室壁厚度可正常,伴有多灶性白色纤维条块。镜下,广泛多灶性心肌纤维化,心内膜下心肌细胞弥漫空泡化。心肌纤维化可影响心脏的收缩与扩张,临床上可出现心律失常或心力衰竭。目前,倾向称之为缺血性心肌病或慢性缺血性心脏病。

## 四、冠状动脉性猝死

冠状动脉性猝死(sudden coronary death)是心脏性猝死中最常见的一种。猝死是指自然发生的、出乎意料的突然死亡,通常是由于心室颤动而发生。多见于40～50岁成年人,男性比女性多3.9倍。可发生于某些诱因作用后,如饮酒、劳累、争吵、斗殴、情绪激动等,患者突然昏倒、四肢抽搐、小便失禁或突然呼吸困难、口吐白沫、迅速昏迷。可立即死亡或在数小时后死亡。但有不少病例死于夜间,无人察觉。

冠状动脉性猝死多发生于在冠状动脉粥样硬化的基础上,由于冠状动脉中至重度粥样硬化、斑块内出血,致冠状动脉狭窄或微循环血栓致栓塞,导致心肌急性缺血,造成局部电生理紊乱,引起心室颤动等严重心律失常。但也有少数病例粥样硬化病变较轻,这可能与合并冠状动脉痉挛有关。

# 第六节　高血压

高血压(hypertension)是以体循环动脉压持续升高为主要表现的一种常见心血管疾病。常引起心、脑、肾等重要器官的病变并出现相应的后果。正常人的血压在不同的生理状况下有一定的波动幅度。40岁以后随着年龄的增长而升高,但舒张压较稳定。我国正常成人高血压被定为收缩压≥140 mmHg(18.4 kPa)和(或)舒张压≥90 mmHg(12.0 kPa)。

高血压可分为两类。少部分高血压是其他疾病(如急慢性肾炎、肾动脉狭窄、嗜铬细胞瘤等)的一种症状,称为继发性高血压或症状性高血压。绝大部分高血压(约5%～10%)是原因尚未完全明了的一种独立性疾病,称为原发性高血压,或高血压病。本节仅介绍原发性高血压。

原发性高血压是人类最常见的心血管疾病之一,据中国疾病控制预防中心推算,2012

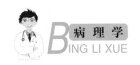
年我国 15 岁以上人群高血压患病率为 24%,全国高血压患者有 2.66 亿,每 5 个成年人中至少有 1 人患高血压。本病多数病程漫长,症状显隐不定,常在不被重视的情况下发展至晚期,且常伴发冠心病。

## 一、病因和发病机制

原发性高血压的病因和发病机制尚未完全明了,一般认为高血压主要受多基因遗传影响,在多种环境因素作用下,使正常血压调节机制失衡而致的疾病。

(一) 病因

**1. 遗传和基因因素**　在高血压患者中有家族史者达 75%,表明遗传因素在高血压发病中起一定作用。近年来的研究结果表明,某些基因的变异和突变,或遗传缺陷与高血压发生有密切关系。目前已发现肾素-血管紧张系统(RAS)的编码基因有多种变化(多态性和突变点),如有些高血压患者伴有血管紧张素原位点和血管紧张素 Ⅱ 的 Ⅰ 型受体位点的多态性。另外,高血压患者及有高血压家族史者的血清中有一种激素样物质,可抑制细胞膜的 $Na^+/K^+-ATP$ 酶的活性,导致细胞内 $Na^+$、$Ca^{2+}$ 浓度升高,细小动脉壁平滑肌细胞收缩加强,肾上腺素能受体密度增加,血管反应性加强,从而能促使血压升高。

**2. 饮食因素**　摄入钠盐过多可引起高血压,日均摄盐量高的人群,高血压的患病率高于日均摄盐量低的人群,减少摄盐量或增加 $Na^+$ 的排泄均可改善高血压情况。钾能促进排钠,钙可减轻钠的升压作用,因此钾和钙的摄入减少可增加高血压的发病率。

**3. 职业和社会心理应激因素**　调查表明,精神长期或反复处于紧张状态的职业,能引起严重心理障碍的应激因素,如暴怒、恐慌和忧伤,其高血压的患病率比对照组高。目前认为,社会心理应激可改变体内激素平衡,从而影响代谢过程,导致血压升高。

**4. 其他因素**　肥胖、吸烟、年龄增长和缺乏体力活动等,也是血压升高的重要危险因素。

(二) 发病机制

原发性高血压的发病机制曾有许多学说,较为复杂,各有侧重,一般认为细动脉的交感神经纤维兴奋性增强是高血压发病的重要环节。长期精神不良刺激,致大脑皮质的兴奋与抑制平衡紊乱,皮质下血管中枢收缩冲动占优势,通过交感神经缩血管节后纤维分泌去甲肾上腺素,引起全身细小动脉痉挛,致血压升高。同时,交感神经兴奋的缩血管作用致肾缺血而引起肾素分泌,通过肾素-血管紧张素-醛固酮系统作用,一方面血管紧张素 Ⅱ 可直接引起细小动脉强烈收缩,外周阻力升高;血管紧张素 Ⅱ 亦可引起血管平滑肌细胞的肥大、增生和基质的沉积,从而使血管壁增厚,致血压升高。另一方面,醛固酮的分泌,导致钠、水潴留,血容量增加,最终致血压升高。

## 二、分类和病理变化

原发性高血压可分为良性高血压和恶性高血压两类。

(一) 良性高血压

良性高血压(benign hypertension)又称缓进型高血压(chronic hypertension),大多起

病隐匿,病情进展缓慢,可达 10 余年或数十年,多见于中、老年人,约占原发性高血压的 95％。按病变发展过程可分为 3 期。

**1. 功能紊乱期(一期)** 是高血压的早期,主要表现为全身细小动脉间断性痉挛,血压处于波动状态,当血管痉挛时血压升高,血管痉挛缓解后血压又恢复正常。此期血管及心、脑、肾等无器质性病变。患者偶有头晕、头痛等症状。

**2. 血管病变期(二期)** 病变主要为全身细、小动脉硬化改变。

(1)细动脉硬化(arteriolosclerosis):细动脉硬化是良性高血压的基本病变,主要表现为细动脉壁玻璃样变,多见于肾小球入球动脉、脾中央动脉和视网膜动脉。由于细动脉长期反复痉挛,管壁缺氧,内膜的通透性增高,血浆蛋白渗入内皮下;同时,内皮细胞及中膜平滑肌细胞分泌细胞外基质增多,导致管壁发生玻璃样变性,使管壁增厚变硬,管腔狭窄。镜下,细动脉管壁呈均质红染,管腔狭窄甚至闭塞。

(2)小动脉硬化:主要累及肾的弓形动脉和叶间动脉等肌型动脉。表现为内膜纤维组织及弹性纤维增生,中膜平滑肌细胞增生肥大致管壁增厚变硬,管腔狭窄。

此期临床表现为血压进一步升高,并持续于较高水平,失去波动性,休息后不缓解。尿中可以有少许蛋白。

**3. 内脏病变期(三期)** 为高血压晚期。由于血压持续升高。特别是全身细小动脉硬化,使组织供血不足,导致多数内脏器官受累,其中最重要的是心、肾、脑和视网膜。

(1)心脏的病变:左心室因压力负荷增加,发生代偿性肥大。心脏重量增加,可达 500 g 以上("牛心"),左心室壁增厚,可达 1.5～2 cm,乳头肌和肉柱增粗,但心腔不扩大,称为向心性肥大(图 9-8)。光镜下,心肌细胞变粗,核大而深染。左心室的这种代偿作用可维持相当长的时间。久而久之,肥大的心肌因供血不足而收缩力降低,发生失代偿,心腔扩张,称为离心性肥大。心脏仍很大,左心室扩张,室壁相对变薄,肉柱、乳头肌变扁平。如合并动脉粥样硬化,致心肌缺血严重,可发生心力衰竭。

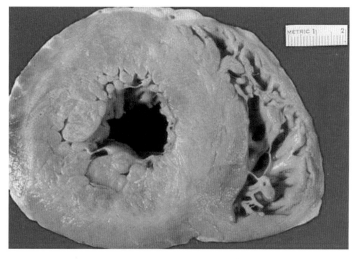

**图 9-8 左心室向心性肥大**

注:左心室心肌肥厚,但心腔无明显扩张。

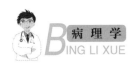

这种由于高血压而引起的心脏病称为高血压心脏病。代偿期,左心室向心性肥大能完全代偿其功能,不引起明显症状。心功能失代偿,患者可有心悸、心左界扩大和心力衰竭的症状与体征。

(2)肾脏的病变:由于肾小球入球动脉硬化、管腔狭窄、病变区肾小球因缺血而发生纤维化和玻璃样变,所属肾小管因缺血而萎缩、消失。间质则有结缔组织增生及淋巴细胞浸润。残存相对正常的肾小球和肾小管发生代偿性肥大和扩张。小叶间动脉和弓形动脉内膜增厚,管腔狭窄。肉眼观,双侧肾体积缩小,重量减轻,质地变硬,表面呈均匀弥漫的细颗粒状。切面,肾皮质变薄,(≤2 mm,正常厚3~5 mm),髓质变化较少,这种改变的肾被称为原发性颗粒性固缩肾。

临床上早期可无明显症状,随着病变的肾单位越来越多,肾小球滤过率逐渐降低,可出现肾功能不全,患者可发生水肿,尿中出现蛋白和管型。严重者可发展为尿毒症。

(3)脑的病变:由于脑血管的病变,患者可出现一系列脑部变化。

1)脑水肿:由于脑内细小动脉硬化、痉挛和缺血,使毛细血管壁通透性升高,发生脑水肿,可出现头痛、头晕、眼花和呕吐等症状。严重时可发生高血压脑病(hypertensive encephalopathy),是指因高血压时脑血管硬化痉挛,脑水肿加重,血压急剧升高而引起的以中枢神经功能障碍为主要表现的综合征。因颅内压增高,患者表现为剧烈头痛、呕吐、抽搐、意识障碍等。

2)脑软化:高血压引起的脑软化是由于脑内细小动脉硬化、痉挛导致其供养区域脑组织因缺血而发生的坏死。坏死组织液化,形成质地疏松的筛状病灶,称为脑软化。脑软化常为小灶性、多发性,一般不引起严重后果。最终坏死组织被吸收,由胶原瘢痕修复。

3)脑出血:是高血压最严重且往往是致命性的并发症。脑出血常发于基底核、内囊核,其次为大脑、小脑和脑桥等处。出血常为大片状,形成血肿,出血区域脑组织完全被破坏,形成囊腔状,其内充满坏死组织和凝血块(图9-9)。

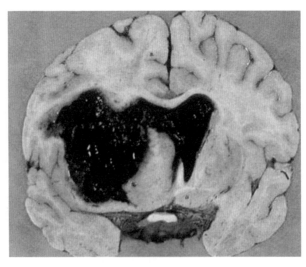

图9-9 高血压脑出血

注:内囊、基底核区脑组织出血并破入侧脑室。

高血压脑出血的原因可归纳为 3 个方面：①脑内细小动脉痉挛和硬化，使局部缺血，酸性代谢产物聚积，血管壁通透性升高，加之血管内压增高，而引起漏出性或破裂性出血。②高血压患者脑内小动脉和细小动脉管壁本身变硬、变脆，因压力升高而局部膨出，形成微小动脉瘤和小动脉瘤，当血压骤升时常破裂出血。③豆纹动脉从大脑中动脉直角分出，容易受到血压突然升高的冲击，从而使已有病变的豆纹动脉破裂出血。故脑出血常见于基底核区域。

临床表现因出血部位的不同、出血量的多少而异。常表现为突然发生昏迷、呼吸加深、脉搏加速、反射消失、大小便失禁等。内囊出血者可引起对侧肢体偏瘫及感觉消失。出血破入脑室时，患者发生昏迷，甚至死亡。左侧脑出血常引起失语。脑桥出血可引起同侧面神经麻痹及对侧上、下肢瘫痪。脑出血可因血肿占位及脑水肿引起颅内高压，并可引起脑疝，临床上出现相应表现。小的血肿可被吸收，由胶质瘢痕修复。中等大的出血灶可被胶质瘢痕包绕，逐渐溶解液化，形成囊腔。

（4）视网膜的病变：视网膜中央动脉发生硬化。眼底检查可见血管迂曲，反光增强，动静脉交叉处静脉受压，晚期可见视乳头水肿，视网膜渗出和出血。临床可通过眼底检查来判断高血压病的严重程度和预后。

### （二）恶性高血压

恶性高血压（malignant hypertension）又称急进型高血压（accelerated hypertension），占原发性高血压的 1％～5％，多见于中青年。多数患者一发病即为恶性高血压，部分则由良性高血压转变而来。病变主要累及肾和脑。受累器官细小动脉壁发生纤维蛋白样坏死和弹性小动脉硬化改变。肾表面可见多数出血点，切面可见较多微梗死灶。

临床上表现为起病急、进展快，血压显著升高，舒张压多持续在 17.3～18.6 kPa（130～140 mmHg），可发生高血压性脑病。常有持续性蛋白尿、血尿及管型，多数在 1 年内死于肾衰竭。也可因脑出血或心力衰竭致死。

（林　岑）

## 第七节　心力衰竭

心脏最主要的功能是泵功能，其与血管组成机体的循环系统。通过心脏协调的收缩与舒张推动血液在血管内周而复始地循环流动，从而保证机体新陈代谢等多种生理功能的需要。

心功能不全（cardiac insufficiency）是指各种原因引起心脏结构和功能的改变，使心室泵血量和（或）充盈功能低下，以致不能满足组织代谢需要的病理生理过程。心功能不全包括心脏泵血功能受损后由完全代偿直至失代偿的全过程，而心力衰竭（heart failure）则是指心功能不全的失代偿阶段，两者在本质上是相同的，只是在程度上有所区别，可以通用。当其呈慢性经过时，常伴有显著的静脉系统淤血、水肿，临床上称为充血性心力衰竭。

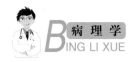

## 一、病因和分类

（一）病因

引起心肌舒缩功能障碍的原因包括心肌本身损害和心肌负荷过重两个方面。

**1. 原发性心肌舒缩功能障碍**　见于各心肌病变（如心肌炎、心肌梗死、心肌病、心肌纤维化等）、心肌缺血缺氧（如冠心病、严重贫血）、心肌能量代谢障碍（如维生素 $B_1$ 缺乏症等）。

**2. 心脏负荷过重**

1）容量负荷过重：容量负荷又称前负荷，是指心肌舒张期末所承受的容量负荷。左心室容量负荷过重常见于主动脉瓣或二尖瓣关闭不全；右心室容量负荷过重常见于肺动脉瓣或三尖瓣关闭不全，房间隔、室间隔缺损伴左心向右心分流等。

2）压力负荷过重：压力负荷又称后负荷，是指心收缩时所承受的阻抗负荷增加，它与输出道的口径、外周阻力等因素有关。引起左心室压力负荷过重的原因有：高血压病、主动脉狭窄等；右心室压力负荷过重，常见于肺动脉高压和肺动脉狭窄等。

（二）诱因

临床上有许多因素可在心力衰竭基本病因的基础上诱发心力衰竭。据统计有 $80\% \sim 90\%$ 的心力衰竭都有明显的诱因。因此熟悉心力衰竭的诱因并及时有效地加以防治，对心力衰竭的控制是十分必要的。常见的诱因如下。

**1. 感染**　特别是呼吸道感染，是诱发心力衰竭的常见诱因。其机制：感染常伴有发热，可引起心率加快，代谢率增高，心肌耗氧量增加等，加重心脏负荷；病毒、细菌和毒素可以直接损害心肌。

**2. 心律失常**　各种心律失常可减少心室充盈量，导致心输出量降低，诱发心力衰竭。

**3. 妊娠与分娩**　因妊娠生理的需要，妊娠期血容量增多，从而增加了心脏的容量负荷。分娩时，腹内压升高、宫缩疼痛及产妇紧张等因素，均可提高心肌耗氧量，使心脏负荷加重。

**4. 酸中毒、电解质紊乱**　酸中毒、高钾血症、低血钙可以减弱心肌收缩能力。

**5. 其他因素**　过劳、情绪激动、输液量过快或过多、药物中毒、创伤和手术等都可以诱发心力衰竭。

（三）分类

心力衰竭有多种分类方法，常用的分类如下。

**1. 按发生的速度分为急性和慢心力衰竭**　急性心力衰竭，发病急，发展迅速，心输出量急剧减少，机体来不及充分发挥代偿作用，常见于急性心肌梗死、严重的心肌炎等。慢性心力衰竭为起病缓慢，病程长，常伴静脉淤血，常见于高血压病、心脏瓣膜病等。

**2. 按发病部位分为左心衰竭、右心衰竭和全心衰竭**　左心衰竭多由二尖瓣关闭不全、冠心病、高血压病等引起。右心衰竭多因肺心病、肺动脉狭窄等引起。全心衰竭，即左、右心力衰竭同时存在，见于风湿性心肌炎、严重贫血等。

**3. 按心输出量的高低分为高输出量性心力衰竭和低输出量性心力衰竭**　高输出量性心力衰竭，常继发于原来处于高循环动力状态的某些疾病，如甲状腺功能亢进、贫血等。其心输出量虽较衰竭前有所降低,但仍高于或等于正常水平。低输出量性心力衰竭,心输出量明显低于正常,常见于心瓣膜病、心肌病、冠心病等。

## 二、心力衰竭时机体的代偿反应

由于心脏具有强大的适应代偿能力,当心肌负荷过重或心肌受损时,机体可动员各种代偿功能以提高心输出量,满足代谢需要。因此,心肌收缩性减弱时,一般不会立即发生心力衰竭。只有当心脏疾病继续加重,使心肌收缩性进一步减弱,通过代偿又不能使心输出量满足机体正常活动时,才会发生心力衰竭。在心力衰竭发展过程中,机体的代偿活动包括心脏代偿和心脏外的代偿。

### (一)心脏代偿反应

**1. 心率加快** 心率加快是心脏快速的代偿方式。当心力衰竭的病因致心输出量减少引起血压下降,以及心房和腔静脉压的升高时,可反射性地通过交感神经兴奋使心率加快。在一定范围内,心率加快可提高心输出量和舒张压,有利于冠状动脉的灌流。但心率过快(成人超过180次/分),由于心舒张期过短,心室充盈不足和冠状动脉供血减少,可增加心肌耗氧量,这反而会使心输出量减少,促使心力衰竭的发生。

**2. 心肌收缩力增加** 这是正性肌力作用。心力衰竭时,由于交感-肾上腺髓质系统兴奋,儿茶酚胺释放增加,导致心肌收缩性加强,这种收缩性增强不伴有肌纤维的伸长,称为正性肌力作用。其次是心肌紧张源性扩张。这是心脏对容量负荷增加所启动的一种重要的代偿方式。根据Frank-Starling定律,在一定范围内,心肌纤维的初长与心肌的收缩力呈正相关。当心脏容量负荷增加时可使心腔扩大,心肌纤维初长度增加,心肌收缩力增强。若心腔过度扩大,肌节的长度超过最适长度时($>2.2~\mu m$),心肌收缩力反而下降,心输出量减少。心肌拉长不伴有收缩力增强的心腔扩张称为肌源性扩大。肌源性扩张丧失了代偿意义。

**3. 心肌肥大** 心肌肥大是指心肌细胞体积增大,心脏重量增加,这是心脏长期处于压力或容量负荷过度情况下而逐渐发展起来的一种慢性代偿机制。当心肌肥大达到一定程度(成人心脏重量超过500 g),心肌细胞可有数量的增多。长期后负荷增大,可引起心肌向心性肥大,此时心肌纤维呈并联性增生,肌纤维变粗,室壁增厚。如长期前负荷增大,引起心肌离心性肥大,此时心肌纤维呈串联性增生,肌纤维长度增加,心腔明显扩大。心肌肥大可在两方面发挥代偿作用:一是可以增加心肌的收缩力,有助于维持心输出量;二是降低室壁张力,降低心肌耗氧量,有助于减轻心脏的负担。因此,心肌肥大是一种有效而持久的代偿方式。但心肌肥大也存在一定的负面影响,如肥大的心肌可发生不同程度缺氧、能量代谢障碍、心肌收缩性减弱等。

### (二)心脏外的代偿

**1. 血容量增加** 这是慢性心力衰竭时的主要代偿方式之一。血容量增加的机制:①心功能不全时,引起交感神经兴奋,肾血管收缩,肾血流量下降,近曲小管重吸收钠水增多,血容量增加;②肾素-血管紧张素-醛固酮系统激活、抗利尿激素释放增多,促进远曲小管和集合管对水、钠的重吸收。

**2. 血液重分布** 心功能不全时,交感-肾上腺髓质系统兴奋,皮肤、骨骼肌与内脏器官

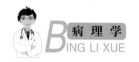

的血流量减少,其中以肾血流量减少最明显,而心、脑血流量不变或略增加。全身血流重新分布既能防止血压下降,又能保证重要器官的血流量。

3. 其他 心输出量减少,组织供血不足,还可使细胞内线粒体的数量增多、呼吸酶活性增强、红细胞数增多等,从而使组织利用氧的能力增强。

### 三、发生机制

心力衰竭的发生机制比较复杂,迄今尚未完全阐明。目前认为,不同原因所致的心力衰竭,以及心力衰竭的不同阶段,其机制都有所不同,但其基本机制是心肌舒缩功能障碍。

(一)心肌收缩性减弱

**1. 心肌能量代谢障碍** 心肌的能量代谢过程分为能量生成、储存和利用 3 个阶段。其中主要涉及能量生成和利用障碍。

(1)能量生成障碍:①缺血性心脏病、严重贫血、休克等可引起心肌缺血、缺氧,导致心肌细胞内能量生成不足,使心肌收缩性减弱;②维生素 $B_1$ 缺乏时,由于焦磷酸硫胺素生成不足,导致丙酮酸氧化脱羧障碍,不能变为乙酰辅酶 A 进入三羧酸循环,使 ATP 生成不足而致心肌收缩性减弱;③心肌过度肥大,可因单位体积心肌中的毛细血管数量减少和增粗的心肌纤维与毛细血管间的距离加大,引起供血相对不足和氧弥散障碍,导致能量生成不足。

(2)能量利用障碍:心肌收缩所需的能量,直接来自心肌兴奋-收缩偶联过程中肌球蛋白的头部 ATP 酶水解 ATP 所释放的化学能。随着心脏负荷过重而发生心肌过度肥大时,肌球蛋白 ATP 酶活性降低,使心肌收缩时对 ATP 的水解作用减弱,从而不能为心肌收缩提供足够的能量,心肌收缩性因此而减弱。目前认为,肌球蛋白 ATP 酶活性下降的原因是该酶的肽链结构发生变异,由原来高活性的 V1 型 ATP 酶逐步转变为低活性的 V3 型 ATP 酶。

**2. 心肌兴奋-收缩偶联障碍** 心肌的兴奋性是电活动,而收缩性是机械活动,将两者偶联在一起的是 $Ca^{2+}$。$Ca^{2+}$ 在心肌兴奋-收缩偶联中发挥了极为重要的中介作用,任何影响 $Ca^{2+}$ 运转、分布的因素都会影响心肌的兴奋-收缩偶联。$Ca^{2+}$ 运转障碍常见以下情况。

(1)$Ca^{2+}$ 的摄取、储存和释放障碍:心力衰竭时由于肌质网的钙泵活性降低,肌质网对 $Ca^{2+}$ 的摄取和储存发生障碍。因此,在心肌兴奋时,胞质中 $Ca^{2+}$ 浓度不能迅速达到激发心肌收缩的阈值,从而导致兴奋-收缩偶联障碍。

(2)$Ca^{2+}$ 内流障碍:$Ca^{2+}$ 内流在心肌收缩活动中起重要作用。在多种病理情况下,$Ca^{2+}$ 内流受阻。如各种病因引起的心脏负荷过重,心肌发生肥大,严重肥大的心肌肌膜 β 受体密度相对减少,加上心肌内去甲肾上腺素含量下降,使"受体操纵性"钙通道难以开放,$Ca^{2+}$ 内流受阻"。酸中毒时,$H^+$ 可降低 β 受体对去甲肾上腺素的敏感性,使"受体操纵性"钙通道不易开启;酸中毒时跨膜电位降低,阻碍"膜电压依赖性"钙通道开放,导致 $Ca^{2+}$ 内流受阻。

(3)肌钙蛋白与 $Ca^{2+}$ 结合障碍:完成兴奋-收缩偶联过程,需要 $Ca^{2+}$ 与肌钙蛋白迅速结合。酸中毒时,$H^+$ 与 $Ca^{2+}$ 竞争肌钙蛋白的结合位置,而且 $H^+$ 与肌钙蛋白亲和力远比 $Ca^{2+}$ 大,因此,$Ca^{2+}$ 与肌钙蛋白结合发生障碍,导致心肌兴奋-收缩偶联障碍,使心肌收缩性减弱。

**3. 心肌细胞坏死及结构异常** 心肌细胞在严重的缺血、缺氧、致病微生物(细菌和病毒)感染、中毒(锑、多柔比星)等损伤性因素作用下,可以导致心肌细胞的变形、坏死及纤维化,造成原发性心肌收缩能力下降。如果心脏负荷长期过重,也会导致心肌结构异常,称之为心肌重构。即心肌组织为了适应过度的负荷而发生的变化,心肌细胞体积增大,心肌间质的成纤维细胞也发生体积增大、数目增多,基质胶原合成增加。心肌重构会导致心肌收缩能力的下降。

### (二)心室舒张功能障碍

舒张期是指心动周期中从主动脉瓣关闭到二尖瓣关闭之间的时间,心脏舒张是保证心室有足够的血液充盈的基本因素,其功能障碍的特点是在左心室收缩功能正常时,左心室充盈压升高。大约30%的心力衰竭是由舒张功能障碍所致。心肌舒张功能障碍的机制目前尚不完全清楚,可能与 $Ca^{2+}$ 复位延缓、肌球-肌动蛋白复合体解离障碍和心室顺应性降低等有关。如心肌缺血、缺氧所致的心力衰竭,由于ATP供给不足或肌质网 $Ca^{2+}-ATP$ 酶活性降低,使 $Ca^{2+}$ 复位延缓,胞质中 $Ca^{2+}$ 浓度不能迅速降低到 $Ca^{2+}$ 与肌钙蛋白分离水平,或因ATP不足,肌球-动蛋白复合体解离障碍,从而导致心肌舒张障碍。

### (三)心室各部分舒缩活动失调

心输出量的维持除受心肌舒缩功能的影响外,还需要心房和心室、左心和右心舒缩活动的协调一致。一旦心脏舒缩活动的协调性被破坏,将会引起心脏泵血功能紊乱,导致心输出量下降。某些心脏疾患如心律失常、心肌梗死、心肌炎等,可使心脏各部分的收缩或舒张活动在空间上和时间上产生不协调。心室收缩不协调,可减少心室的射血量;舒张不协调,可影响心脏的舒张充盈,两者均可使心输出量减少。

总之,心力衰竭的发生、发展是多种机制共同作用的结果。由于心力衰竭的原因不同,上述机制在各种心力衰竭发生、发展中所起的作用也不尽相同。

## 四、心力衰竭临床表现的病理生理学基础

心力衰竭的根本原因在于心脏泵血功能障碍。因此,心力衰竭的临床表现可分为两大类,即动脉系统灌注不足和静脉系统血液淤滞。

### (一)动脉系统灌注不足的临床表现

**1. 动脉血压的变化** 急性心力衰竭时(如急性心肌梗死),由于心输出量锐减,导致动脉血压下降,甚至发生心源性休克。慢性心力衰竭时,由于交感-肾上腺系统神经兴奋,外周阻力增大、心率加快以及血容量增多等,动脉血压可维持在正常范围。心输出量不足引起机体的变化主要表现有皮肤苍白、发绀、疲乏无力、失眠、嗜睡、尿量减少,严重时发生心源性休克。这些表现主要因心输出量不足及交感神经兴奋所导致的组织缺血、缺氧。

**2. 头痛、眩晕及乏力** 随着心输出量的进一步减少,脑血流量也可以减少。脑供血不足可引起头晕、头痛、失眠、记忆力减退和烦躁不安等表现,部分患者在变换体位时出现头晕、晕厥等直立性低血压的表现。

**3. 皮肤血流量减少** 心力衰竭时,皮肤血流量减少,表现为皮肤苍白、皮肤温度降低。如果合并缺氧,可出现发绀。

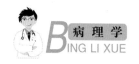

**4. 肾功能障碍** 心力衰竭时,心输出量减少,肾小球滤过率减少和肾小管重吸收增加,患者尿量减少,出现钠、水潴留,亦可伴有氮质血症。在慢性心力衰竭时,压力感受器和肾球旁装置对心输出量减少的敏感性降低,尚可维持一定的肾血流量。

（二）静脉系统血液淤滞的临床表现

静脉淤血包括肺循环淤血和体循环淤血。

**1. 肺循环淤血** 当左心衰竭时,可引起不同程度的肺循环淤血和肺水肿。临床表现为呼吸困难、咳嗽、咳痰和咯血等。呼吸困难可表现为劳力性呼吸困难、端坐呼吸和夜间阵发性呼吸困难等几种形式。

（1）劳力性呼吸困难:患者在体力劳动时出现呼吸困难,休息后可缓解。这常是左心衰竭的早期表现。随着病情加重,休息时也出现呼吸困难。

（2）端坐呼吸:心力衰竭患者平卧可加重呼吸困难而被迫采取端坐或半卧位以减轻呼吸困难的状态称端坐呼吸。由于坐位时的重力作用,使部分血液转移至身体下垂部位,可减轻肺淤血,且采取端坐体位,可使膈肌下移,有利于胸廓和肺的扩张,使呼吸状况改善。

（3）夜间阵发性呼吸困难:患者夜间入睡后因突感气闷被惊醒。被迫坐起喘气,伴咳嗽,若伴有哮鸣音,称为心源性哮喘。这是左心衰竭的典型表现。其发病机制为:平卧后,回心血量和水肿液的吸收入血增多,加重肺淤血;入睡后,迷走神经相对兴奋,使支气管收缩,气道阻力增大;熟睡时神经反射的敏感性降低,只有当肺淤血使 $PaO_2$ 下降和 $PaCO_2$ 升高达到一定程度时才刺激呼吸中枢,使患者突感气促而惊醒。

**2. 体循环淤血** 体循环淤血是全心衰竭或右心衰竭的结果。由于右心排血障碍,造成静脉回流受阻,体循环静脉系统淤血、压力升高,出现水肿及体循环淤血等临床表现。

（1）颈静脉怒张:由于静脉压升高,患者坐位或半坐位时可见颈外静脉充盈度增加,并常有搏动。

（2）肝淤血表现为肝肿大并伴压痛,是右心衰竭的早期表现之一。当压迫患者肝脏和上腹部时,由于静脉回流增加,可见颈静脉极度怒张(此谓肝颈静脉回流征阳性)。长期慢性肝淤血可造成心源性肝硬化。

（3）心性水肿:引起心性水肿的主要原因是钠水潴留和毛细血管压升高。水肿首先出现于下垂部位,随病情加重可发生胸腔积液、腹腔积液。

（4）胃肠道淤血,因胃、肠道黏膜淤血水肿,常引起消化吸收功能障碍。

## 五、防治原则

随着对心功能不全发生机制认识的不断深入,治疗目标不仅仅是改善症状,更重要的是降低心力衰竭的死亡率和住院率,提高患者的生活质量和延长寿命。首先,必须采取积极有效的措施,防治可能导致心力衰竭发生的原发性疾病。此外,消除诱因是一个不可忽视的防治环节。

**1. 防治原发病,消除诱因** 必须采取积极措施防治心力衰竭的病因,与此同时,及时消除各种诱因。

**2. 改善心脏舒缩功能** 采用各类强心药物或钙拮抗剂,以提高心肌收缩性或改善心肌舒张功能。

**3. 减轻心脏前、后负荷** 使用利尿剂或扩血管药降低心脏的前、后负荷,以增加心输出量。

**4. 其他措施** 给患者吸氧,以改善对组织的供氧;补充维生素 C、能量合剂等,以改善心肌代谢。

(向　萌)

## 🔍 思考题

(1) 试述风湿心内膜炎及风湿性心肌炎的病变特点及对机体的影响。

(2) 简述亚急性感染性心内膜炎的病因、病理变化及结局。

(3) 试述二尖瓣狭窄的病因、病理变化、心脏血流动力学改变及临床表现。

(4) 简述动脉粥样硬化的基本病理变化及继发改变。

(5) 叙述引起心肌梗死的常见原因、梗死的好发部位及病理变化。

(6) 缓进型高血压病可分为哪几期?叙述各期的主要病变特点及对机体的影响。

(7) 试述心力衰竭时心脏的代偿反应。

(8) 概述心力衰竭发生过程中心肌收缩性减弱的机制。

## 🔍 临床病理讨论

1. **病史** 患者,男,22 岁,反复发作性两膝及左肩关节疼痛,肿胀伴发热 5 年。半年来活动后心慌、气喘。近 20 天出现咳嗽及两下肢水肿,不能平卧。

2. **体格检查** 体温 37.9℃,脉搏 180 次/分,呼吸 45 次/分,端坐位,口唇及指甲床青紫,颈静脉怒张,心浊音界向两侧明显扩大,心尖部闻及Ⅲ级以上的吹风样收缩期杂音和隆隆样舒张期杂音,两肺底部遍及湿性啰音。肝肋下 3 cm,剑突下 4 cm。两下肢凹陷性水肿。

3. **实验室检查** 白细胞 $5.0 \times 10^9/L$,中性粒细胞 0.78,淋巴细胞 0.18。红细胞沉降率 45 mm/h,ASO 800 U。痰中可见心衰竭细胞。X 线摄片心影呈球形扩大。

4. **治疗过程** 入院后用青霉素、利尿剂及激素治疗,临床症状一直得不到有效的控制,最后心电图显示心室颤动,经输氧、心外直流电除颤及心腔内注射肾上腺素等,抢救无效死亡。

5. **尸检主要发现** 心约为死者手拳 2 倍大小,近似球形,左心室扩张,二尖瓣增厚,闭锁缘可见几个粟粒大小灰白色半透明赘生物,与瓣膜粘连较牢。瓣叶之间粘连,瓣膜增厚。镜下,赘生物主要由血小板和纤维蛋白构成。左心室心肌间可见纤维蛋白样坏死,并见多数圆形细胞聚集,胞质略嗜碱性,核膜清晰,染色质集中于核中心。此外,尚有少量淋巴细胞及单核细胞浸润。

6. **讨论题**

(1) 根据病史及体检、尸检资料,作出病理诊断,并说明诊断依据。

(2) 分析本例发病的可能原因。

(3) 分析各器官病理变化之间、病理与临床之间的相互关系。

(4) 该例死亡原因是什么?

# 第十章

## 呼吸系统疾病

**学习要点**

- 慢性支气管炎、阻塞性肺气肿、支气管扩张症的概念
- 慢性肺源性心脏病的病因、发病机制、病理变化及临床联系
- 比较大叶性肺炎与小叶性肺炎
- 间质性肺炎的病因及病理变化特点
- 硅肺的病因、病理变化特点、分期及并发症
- 缺氧的类型、原因和发生机制
- 缺氧时机体的功能代谢变化和防治
- 呼吸衰竭的发病机制、主要功能代谢变化和防治原则

呼吸系统由鼻、咽、喉、气管、支气管和肺组成，紧邻心脏。其主要功能是通过肺通气和肺换气，不断地从外界吸入氧，由循环系统将氧运送至全身各组织、细胞，同时将各细胞、组织所产生的二氧化碳通过循环系统运送到呼吸系统排出体外，从而维持人体的新陈代谢。因此呼吸系统与循环系统关系密切。

呼吸系统与外界环境相通，正常人的呼吸系统的防御机制有：物理机制（如黏液-纤毛排送）、化学机制（如溶菌酶、乳铁蛋白等）、细胞吞噬及免疫机制等。外界环境中各种病原体、粉尘、过敏原、有害气体等可吸入呼吸系统，当损害因素超过呼吸系统免疫防御能力或呼吸系统处于高敏反应状态时，可造成相应疾病。

临床上呼吸系统疾病中以感染性疾病最多见，由于大气污染、吸烟和其他因素的影响，慢性阻塞性肺部疾病、肺癌、职业性肺疾病、慢性肺源性心脏病等亦很常见。

## 第一节　慢性阻塞性肺部疾病

慢性阻塞性肺部疾病（chronic obstructive pulmonary disease，COPD）是一组以肺实质与小气道受损，导致慢性不可逆性气道阻塞、呼气阻力增加、肺功能不全为共同特征的肺疾

病。主要包括慢性支气管炎、肺气肿,还包括支气管扩张症和伴有不可性逆性气道阻塞的支气管哮喘。不完全可逆的气流受限是 COPD 诊断的必备条件。

## 一、慢性支气管炎

慢性支气管炎(chronic bronchitis)是由于感染或非感染因素引起的气管、支气管黏膜及其周围组织的慢性非特异性炎症。临床上以长期反复咳嗽、咳痰(单纯型)或伴有喘息(喘息型)为特征,每年发作持续超过 3 个月并连续 2 年以上,排除其他心、肺疾病后,方可诊断。该病多见于中老年人,是 40 岁以上男性人群中最常见的疾病之一,早期易被忽视,后期发生多种并发症,严重危害健康。

(一)病因和发病机制

**1. 理化因素** 指吸烟、空气污染、寒冷潮湿等因素。其中吸烟被认为是其主要的发病因素,烟雾对被动吸烟人群也带来危害,应大力宣传吸烟的危害性,教育青少年不要吸烟。

**2. 感染因素** 病毒、细菌感染与慢性支气管炎的发生和复发密切相关。

**3. 过敏因素** 特别是喘息型患者常有过敏史。

**4. 其他因素** 自主神经系统紊乱、内分泌系统功能失调、机体抵抗力下降等。

上述因素可通过损伤纤毛柱状上皮、刺激杯状细胞和腺体增生及分泌、引起支气管平滑肌痉挛、减弱巨噬细胞功能等机制而致病。

(二)病理变化及病理临床联系

**1. 病理变化** 慢性支气管炎的病变始于气管及大、中支气管,沿支气管树逐渐向下发展(图 10-1)。

(1)呼吸上皮的损害:纤毛粘连、倒伏、脱失,使黏液-纤毛排送系统功能受损;上皮细胞变性、坏死,杯状细胞增生,病变持久者可以发生鳞状上皮化生。

(2)腺体增生、肥大、黏液化,分泌旺盛,造成气道阻塞,是形成黏液性痰、反复咳嗽咳痰的病理基础,后期腺体发生萎缩、纤维化。

(3)气管及支气管壁炎性反应:黏膜及黏膜下层充血、水肿,间质淋巴细胞、浆细胞浸润,纤维组织增生,软骨萎缩、钙化、骨化,平滑肌断裂、萎缩。但喘息型者平滑肌增生明显。

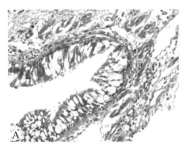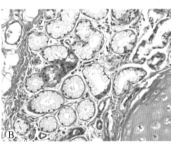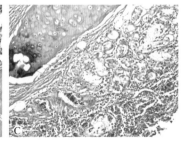

**图 10-1 慢性支气管炎**

注:A. 支气管上皮杯状细胞增多;B. 黏液腺增生肥大;C. 固有层慢性炎症细胞浸润和支气管软骨骨化。

**2. 病理临床联系**

(1) 咳嗽、咳痰是主要临床表现,晨咳常常是首发临床表现。痰通常呈白色黏液泡沫状,黏稠不易咳出,合并细菌感染时痰呈黏液脓性或脓性。

(2) 听诊两肺可闻及干、湿性啰音,喘息型则有哮鸣音及呼气延长。

(3) 反复发作后引起慢性阻塞性肺气肿、慢性肺源性心脏病、支气管扩张症、支气管肺炎等并发症。

## 二、慢性阻塞性肺气肿

慢性阻塞性肺气肿(chronic obstructive emphysema)是指由细、小支气管阻塞性通气障碍引起的末梢肺组织(呼吸性细支气管、肺泡管、肺泡囊和肺泡)过度充气和持久扩张,并伴有肺泡间隔破坏的病理状态。是临床上最常见、危害最大的一类肺气肿,是慢性支气管炎最常见的并发症。

### (一)病因和发病机制

肺气肿与吸烟、空气污染、小气道感染、尘肺等关系密切,尤其是慢性阻塞性细支气管炎是引起肺气肿的重要原因。发病机制与下列因素有关。

**1. 细支气管阻塞性通气障碍**　慢性支气管炎累及细支气管时,炎症使细支气管狭窄、炎性渗出物和黏液形成“黏液栓”,使细支气管不完全阻塞,吸入肺泡内的气体呼出不畅,残气量增多,肺泡扩张,肺泡的弹性明显减少或消失而呈扩张状态,回缩力降低。

**2. 细支气管支撑组织破坏**　正常的细支气管主要是靠肺组织的弹性回缩力维持其开放状态,炎症使细支气管与肺泡壁之间的弹力纤维破坏,失去支撑和牵拉作用而塌陷,呼气时管腔塌陷,增加了气流阻力,肺泡因气体呼出受阻而扩张。

**3. $\alpha_1$-抗胰蛋白酶缺乏,弹性蛋白酶增多**　$\alpha_1$-抗胰蛋白酶是由肝细胞产生的多种水解酶的抑制物,它能抑制蛋白酶、弹性蛋白酶、胶原酶等多种水解酶的活性。慢性支气管炎(尤其是吸烟者)伴有肺感染时,肺组织内渗出的中性粒细胞和单核细胞增多,释放多量弹性蛋白酶。此酶能降解肺泡间隔中的弹性蛋白,使肺泡壁破坏、融合而发生肺气肿。同时,中性粒细胞和单核细胞生成的大量氧自由基,以及烟草中的氧化剂能氧化 $\alpha_1$-抗胰蛋白酶使之失活。

### (二)病理变化

**1. 肉眼观**　两肺显著膨大,边缘钝圆,色苍白。表面常可见肋骨压痕,肺组织柔软缺乏弹性,指压后压痕不易消退。肺边缘部可有直径 $\geq 2\,cm$ 的大气囊(肺大泡)形成。

**2. 镜下**　肺泡扩张,肺泡孔扩大,肺泡间隔变窄、断裂,扩张的肺泡融合成较大的囊腔(图10-2)。肺毛细血管床明显减少,肺小动脉内膜呈纤维性增厚。小支气

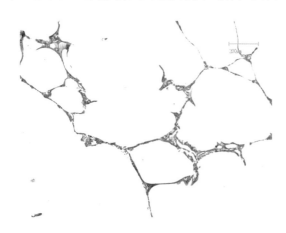

**图 10 - 2　肺气肿**

注:肺泡壁断裂,肺泡腔融合。

管和细支气管可见慢性炎症性病变。

（三）病理临床联系

临床上早期表现为体力活动或受凉后胸闷、气急，随着病变的发展，逐渐出现呼吸困难、缺氧、发绀、桶状胸，进一步可以发展成慢性肺源性心脏病。肺大泡破裂可导致自发性气胸。

## 三、支气管扩张症

支气管扩张症（bronchiectasis）是指因支气管严重感染，引起管壁平滑肌和弹性支持组织破坏、管腔持久性扩张。其临床上以咳嗽、大量脓痰、咯血和胸痛为主要症状。本病多见于成年人，但起病多在儿童或青少年期。

支气管扩张症的主要发病机制是支气管炎症性破坏与阻塞，两者相互影响，促使支气管扩张的发生和发展。麻疹、百日咳、流行性感冒病毒等感染导致支气管扩张症的机制有：①损害支气管壁内弹性纤维、胶原纤维、平滑肌、软骨等支撑结构使管壁弹性减弱；②支气管壁周围的肺纤维组织增生，收缩牵拉促使支气管扩张；③炎症的黏稠分泌物等可阻塞支气管，引起通气及引流不畅，使远端支气管内压增加。少数支气管扩张症由支气管先天发育缺陷或遗传因素引起。

支气管扩张症的病理变化主要发生在段以下支气管，尤以左下叶最多见，这与左下叶支气管较细长，且受心脏血管压迫，易致引流不畅及继发感染有关。扩张的支气管分为柱状和囊状两种，常混合存在。病变支气管呈慢性化脓性改变，其周围肺组织及胸膜常有纤维化、阻塞性肺气肿或肺不张（图 10-3）。

临床上支气管扩张症的典型症状为咳

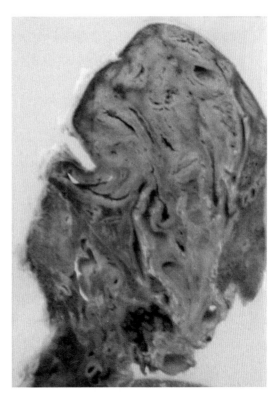

**图 10-3　支气管扩张症**
注：肺切面，可见多数支气管显著扩张，管壁增厚。

嗽、大量脓痰，间断咯血，以及反复肺部感染。病变严重时并发肺源性心脏病，甚至右心衰竭。

## 第二节　肺　炎

肺炎（pneumonia）通常指终末气道、肺泡和肺间质的急性炎症。多由细菌、病毒、真菌、寄生虫等致病微生物感染引起，也可由放射线、吸入异物等理化因素引起，是呼吸系统的常

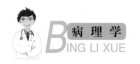
见病和多发病。肺炎按病原可分为细菌性、病毒性、支原体性、真菌性肺炎。按病变范围可分为大叶性、小叶性和间质性肺炎。按病变性质可分为浆液性、纤维蛋白性、化脓性、出血性、干酪样肺炎等不同类型。

## 一、大叶性肺炎

大叶性肺炎(lobar pneumonia)是发生于肺组织的急性纤维蛋白性炎症。90%以上由肺炎链球菌引起,呼吸道感染、疲劳、受寒、胸部外伤、醉酒、乙醚麻醉等是常见的诱因。病变从肺泡开始,通过肺泡间孔向邻近肺泡扩散、蔓延,累及肺段乃至整个大叶。多见于青壮年。临床表现为骤然起病、寒战、高热、胸痛、咳嗽、铁锈色痰、呼吸困难,并有肺实变体征及白细胞增高等。病程5～10天。

### (一)病理变化及病理临床联系

主要表现为肺泡内的纤维蛋白性炎,以左肺下叶为多见。其病理变化分为以下4期。

**1. 充血水肿期** 发病后1～2天,此期病变肺叶肿大,暗红色,重量增加。镜下特征为肺泡壁毛细血管扩张充血,肺泡内大量浆液性渗出物及少量细胞,渗出物中易检出细菌,但肺泡尚未被完全填充。患者因毒血症有高热、寒战、血白细胞增高、听诊湿啰音等表现。X线检查病变处呈淡薄而均匀的阴影。

**2. 红色肝样变期(实变早期)** 发病3～4天,病变肺叶肿大,暗红色、质实如肝,切面粗颗粒状,常伴胸膜纤维蛋白渗出。镜下见肺泡内充满凝固性渗出物,主要是大量纤维蛋白、红细胞及少量白细胞;肺泡内几乎无气体,肺泡壁毛细血管仍扩张充血,故功能性分流较明显。渗出物中仍易检出细菌。临床上患者有咳铁锈色痰、胸痛、发绀、呼吸困难等表现及叩诊浊音、语颤增强等实变体征。X线检查病变处呈大片致密阴影。

**3. 灰色肝样变期(实变晚期)** 发病后5～6天,病变肺叶仍肿大,灰白色、质实如肝。镜下见肺泡内充满大量纤维蛋白、中性粒细胞(图10-4)。由于渗出物中的细菌被中性粒细胞吞噬,不易检出细菌。肺泡壁毛细血管狭窄,故功能性分流减轻。此期患者临床表现及X线检查与第二期类似,但症状开始减轻,缺氧有所改善。

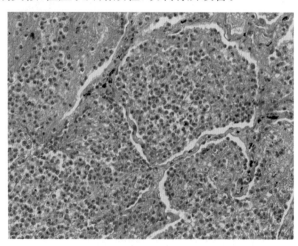

图10-4 大叶性肺炎镜下所见

**4. 溶解消散期** 发病后 1 周左右进入此期，病变肺叶开始体积缩小，灰白色，质地变软，胸膜渗出物被吸收。镜下见肺泡壁毛细血管腔血流逐渐恢复，肺泡内中性粒细胞崩解，释放大量蛋白溶解酶。将渗出物溶解液化，经气道咳出及淋巴管吸收。细菌被杀灭。肺泡重新充气，最终病变肺泡可完全恢复正常。临床上患者痰量增多，听诊有湿啰音。X 线检查病变处不规则片状阴影逐渐减少，以至消失。

（二）结局及并发症

自抗生素广泛应用以来，典型的大叶性肺炎已不多见，病变多数局限于一个肺段、数个肺段或一叶的大部分。经及时治疗，绝大多数痊愈，并发症较少见。主要有以下并发症。

（1）肺肉质变（pulmonary carnification）：某些患者中性粒细胞渗出过少或功能缺陷，释放的蛋白酶不足以溶解肺泡内纤维蛋白性渗出物，渗出物被机化后，肉眼观呈褐色肉样改变，称肺肉质变（图 10 - 5）。

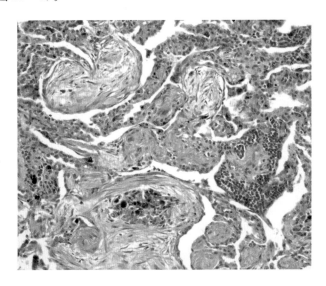

图 10 - 5 肺肉质变

（2）肺脓肿、脓胸：已很少见，多见于与金黄色葡萄球菌混合感染引起的肺炎。

（3）败血症或脓毒败血症：严重感染时，由细菌随血流播散所致。

（4）中毒性休克：严重的肺炎链球菌或金黄色葡萄球菌感染引起严重的毒血症时可发生休克，表现为末梢循环衰竭及全身中毒症状，肺部病变可不典型，称休克型或中毒性肺炎。是大叶性肺炎最严重的并发症，病死率较高。

## 二、小叶性肺炎

小叶性肺炎（lobular pneumonia）的病变始于细支气管，是以细支气管为中心、肺小叶为单位、呈灶状散布的肺急性化脓性炎症，又称支气管肺炎。其病原包括葡萄球菌、肺炎链球菌、克雷白杆菌、流感嗜血杆菌、链球菌等多种，往往为混合感染。常在机体抵抗力降低时致病，多发生于老年人、小儿及体弱卧床者，常为其他疾病的并发症，如手术后肺炎、吸入性肺炎、麻疹后肺炎、坠积性肺炎等。

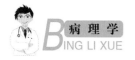

（一）病理变化及病理临床联系

小叶性肺炎的病变特征是肺组织内散布一些以细支气管为中心的化脓性炎症病灶。常散布于两肺各叶，尤以背侧和下叶病灶较多。病灶大小不等，形状不规则，色暗红或带黄色，直径多在 0.5～1 cm，相当于肺小叶范围。严重者，病灶互相融合甚至累及全叶，形成融合性支气管肺炎。镜下见病灶中细支气管及其周围的肺泡腔内充满脓性渗出物，纤维蛋白一般较少（图 10-6）。病灶周围肺组织充血，可有浆液渗出、肺泡过度扩张（代偿性肺气肿）等变化。

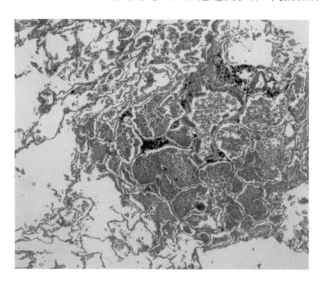

图 10-6 小叶性肺炎

临床上表现为高热、咳嗽、咳黏液脓性痰，也可有呼吸困难和发绀，体检时两肺有较广泛的干、湿性啰音。X 线表现多样，大多数表现为两肺野下部中、内带沿支气管分布的不规则斑点状或小片状较模糊的阴影。

（二）结局及并发症

本病如发现及时，治疗得当，肺内渗出物可完全吸收而痊愈。但在幼儿，年老体弱者，特别是并发于其他严重疾病时，预后较差，甚至危及生命。与大叶性肺炎相比较，小叶性肺炎并发症较为多见（表 10-1）。常见并发症有心力衰竭、呼吸衰竭、脓毒败血症、肺脓肿及脓胸等。支气管破坏较重且病程较长者，可导致支气管扩张。

表 10-1 大叶性肺炎与小叶性肺炎的特征比较

| 类　型 | 大叶性肺炎 | 小叶性肺炎（支气管肺炎） |
|---|---|---|
| 病因与发病机制 | 多由肺炎链球菌引起，常有诱因，病变从肺泡开始 | 常由几种细菌混合感染引起，常有诱因，多继发于其他疾病（坠积性肺炎、吸入性肺炎、手术后肺炎、麻疹后肺炎），病变从细支气管开始 |
| 好发年龄 | 多为中青年 | 多为婴幼儿、儿童、老年人 |
| 炎症性质 | 纤维蛋白性炎 | 化脓性炎 |

| 类　　型 | 大叶性肺炎 | 小叶性肺炎(支气管肺炎) |
|---|---|---|
| 病变范围及部位 | 局限于一个肺段或大叶,以左下肺叶最常见,典型病变分为4期,常伴有纤维蛋白性胸膜炎 | 双侧多发性、散在分布,小叶范围或融合性,病变以两肺下叶及背侧为重 |
| 痰液特点 | 铁锈色痰 | 黏液脓性痰 |
| 并发症 | 少见,有肺肉质变、肺脓肿、脓胸、中毒性休克、败血症或脓毒血症等 | 多见,有肺脓肿及脓胸、心力衰竭、呼吸衰竭、败血症或脓毒血症、支气管扩张等 |

## 三、支原体肺炎

支原体肺炎(mycoplasmal pneumonia)是由肺炎支原体引起的一种间质性肺炎。肺炎支原体为介于细菌与病毒之间的一种微生物,无细胞壁,通过呼吸道飞沫传染,多系散发,偶有小流行,患者以小儿及青年为多。

### (一)病理变化

支原体肺炎常累及一叶肺组织,以下叶多见,呈灶状分布,其病变主要是急性间质性肺炎伴急性支气管和细支气管炎,炎性浸润沿支气管、肺血管周围发展,并累及肺泡间隔。镜下见病变区肺泡间隔因充血、水肿及大量淋巴细胞和巨噬细胞浸润而明显增宽,肺泡腔内一般无渗出物或仅有少量浆液及巨噬细胞,小支气管和细支气管壁及周围组织充血、水肿,伴有淋巴细胞和巨噬细胞浸润。约30%的患者并发胸膜炎,主要表现为少量胸腔积液和胸膜反应性增厚。

### (二)临床病理联系

临床上患者多有发热、头痛、乏力、咽痛、咳嗽等症状,阵发性、刺激性咳嗽是最突出症状,从患者痰、鼻分泌物及喉拭培养出支原体可确诊。预后一般良好,死亡率小于1%。

## 四、病毒性肺炎

病毒性肺炎(viral pneumonia)多由上呼吸道的病毒感染向下蔓延所致,患者多为儿童,冬春季,通过飞沫传播。致病病毒为流感病毒、呼吸道合胞病毒、腺病毒、副流感病毒、麻疹病毒、单纯疱疹病毒、巨细胞病毒等,其中成人以流感病毒、副流感病毒为多,其余多见于儿童。

### (一)病理变化

病毒性肺炎一般呈间质性肺炎改变,病变为双侧弥漫性或局限性灶性,病变轻重不一,肺泡腔内多无渗出物,细支气管及肺泡上皮增生,找到病毒包涵体是最主要的组织学诊断指标,但流感病毒性肺炎时常不易检出病毒包涵体。病变重者肺泡腔内渗出增多,透明膜形成(特别是婴幼儿)。严重病例还可继发细菌感染,病灶可呈小叶性、节段性或大叶性分布,支气管和肺组织明显出血、坏死并化脓,使病情复杂化。

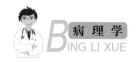

（二）临床病理联系

临床上除有病毒血症引起的发热及其他中毒症状外，主要表现为频繁的咳嗽、气促、少量黏痰等症状。大多数无并发症的病毒性肺炎预后良好。重者有持续性高热、心悸、呼吸困难、发绀、心力衰竭、呼吸窘迫综合征等。病毒性肺炎的临床表现与体征和其他病因引起的肺炎相似，临床上需排除细菌、支原体和其他病原体引起的肺炎方可诊断。

## 第三节　肺硅沉着病

肺硅沉着病(silicosis)，简称硅肺，曾称为矽肺。系长期吸入大量游离二氧化硅($SiO_2$)粉尘所引起的以硅结节形成和肺部弥漫性纤维化为主的疾病。游离二氧化硅在自然界分布很广，它是地壳的主要组成成分，95％以上的矿石含有数量不等的游离二氧化硅。此病多见于长期接触含大量游离二氧化硅成分的工作的工人，如采矿、穿凿隧道、玻璃、陶瓷、耐火材料、石英制粉和铸造等行业。

肺硅沉着病属于肺尘埃沉着病(pneumoconiosis)，后者简称为尘肺，是由于在职业活动中长期吸入有害粉尘并在肺内潴留而引起的职业病。按粉尘的化学性质可将其分为无机尘肺和有机尘肺两大类。我国最常见的无机尘埃沉着症有肺硅沉着病（硅肺）、煤尘沉着病（煤肺）、石棉沉着病（石棉肺）等。有机尘肺常由真菌的代谢产物或动物性蛋白质引起，如农民肺、蔗尘肺、蘑菇肺、麦芽肺和饲禽者肺等。这里主要介绍其中最为常见的类型——肺硅沉着病。

（一）病因和发病机制

硅肺的发生、发展与硅尘中游离二氧化硅的含量，生产环境中硅尘的大小、分散度，从事硅尘作业的工龄及机体防御功能等因素有关。硅尘粒子小，分散度就高，在空气中的沉降速度慢，被吸入的机会就多。一般来说，大于 5 μm 的硅尘往往被阻留在上呼吸道，并可被呼吸道的防御机制清除。小于 5 μm 的硅尘才能被吸入肺泡，尤其以 1～2 μm 的硅尘微粒引起的病变最为严重。

硅肺的病因明确，但硅肺的发病机制复杂，目前尚未完全清楚，多认为与游离 $SiO_2$ 的毒性作用及由此引起的免疫反应有关。硅尘微粒进入肺内被巨噬细胞吞噬，沿肺淋巴流经细支气管周围、小血管周围、小叶间隔和胸膜再到达肺门淋巴结。当淋巴道阻塞后，硅尘沉积于肺间质内引起硅肺病变。在游离二氧化硅的毒性作用下，巨噬细胞大量死亡崩解或发生功能和生物学行为改变，释放出一些细胞因子、氧自由基和酶，促进巨噬细胞增生聚集、成纤维细胞增生和胶原形成，导致纤维化。若局部沉积的硅尘量多，引起肺巨噬细胞局灶性聚积，可导致硅结节形成；若硅尘散在分布，则引起肺间质弥散性纤维化。

（二）病理变化

硅肺的基本病变是肺组织内硅结节形成和弥漫性间质纤维化。硅结节是硅肺的特征性病变，随着病变的发展，硅结节与纤维化的肺组织可融合成团块状，在团块的中央，可因缺血、缺氧而发生坏死、液化，形成硅肺性空洞。镜下，典型的硅结节是由呈同心圆状或旋涡状排列并已玻璃样变性的胶原纤维构成（图 10 - 7）。硅结节的形成过程大致分为细胞性结节、纤维性结节、玻璃样结节 3 个阶段。此外，胸膜也因纤维组织弥散性增生而广泛增厚，肺门淋巴结内也有硅结节形成和弥散性纤维化及钙化，淋巴结因而肿大、变硬。

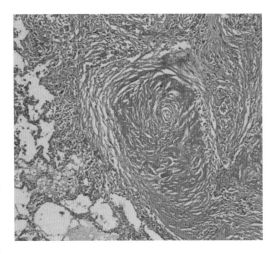

图 10 - 7　硅结节

### （三）硅肺的分期和病变特征

根据肺内硅结节的数量、分布范围和直径大小和肺纤维化程度，可将硅肺分为以下 3 期。

Ⅰ期硅肺：硅结节较小，主要局限于淋巴系统。肺组织中硅结节数量较少，胸膜增厚不明显。X 线检查，肺门阴影增大、密度增加。

Ⅱ期硅肺：硅结节数量增多、体积增大，可散于全肺，但仍以肺门周围中、下肺叶较密集，总的病变范围不超过全肺的 1/3。胸膜也增厚。X 线表现为肺野内有较多量直径不超过 1cm 的小阴影。

Ⅲ期硅肺（重症硅肺）：硅结节密集融合成块，可有空洞形成。X 线表现有大阴影出现，其长径大于 2 cm，宽径大于 1 cm。此时，胸膜增厚，肺的重量和硬度明显增加。

### （四）并发症

**1. 肺结核**　肺结核是硅肺最常见的并发症，越是晚期、重症硅肺，肺结核的合并率越高，并易形成空洞。硅肺结核性空洞的特点是数目多、直径大，空洞壁极不规则。较大的血管易被侵蚀，可导致患者大咯血死亡。

**2. 慢性肺源性心脏病**　肺心病是硅肺患者主要的死亡原因。硅肺时以血管为中心的硅结节形成及弥漫性肺间质纤维化和肺气肿等，引起肺内血管受压、肺泡壁毛细血管床减少、肺通气和换气功能障碍，由此造成肺动脉高压，导致肺源性心脏病。

## 第四节　慢性肺源性心脏病

慢性肺源性心脏病（chronic cor pulmonale）是指肺、胸廓或肺血管慢性疾病引起肺循环阻力增高、肺动脉高压，导致右心肥大、扩张为特征的心脏病，简称肺心病。

有 80%～90% 的慢性肺心病是由慢性支气管炎及肺气肿发展而来的。肺动脉高压是其发病的中心环节。形成肺动脉高压的机制主要有：①肺部病变使肺毛细血管床减少；②肺通气和换气功能障碍引起缺氧，使小动脉痉挛、中膜肥厚。上述病变造成肺循环阻力增高、肺动脉高压、右心室负荷增加并逐渐肥大、扩张。

除原有的慢性支气管炎、肺气肿、弥散性肺纤维化等病变外，肺心病时主要的病理变化

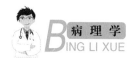
是肺小动脉病变,表现为肺动脉管壁弹性纤维和肌纤维增粗,内膜纤维组织增生伴钙化,致使管壁增厚,管腔狭窄。右心室肥厚,心室壁增厚,心尖部纯圆,肺动脉圆锥膨隆。后期右心室明显扩张。通常以肺动脉瓣下 2 cm 处右心室肌壁厚度超过 0.5 cm 作为诊断肺心病的病理形态学标准。

临床上患者除原有肺疾病的表现外,主要有心悸、气急、肝肿大、下肢水肿等右心衰竭症状和体征。重症肺心病患者可以出现头痛、烦躁、抽搐,甚至嗜睡和昏迷等神经系统症状(肺性脑病)。本病经过缓慢,如能积极治疗肺部原发疾病,及时控制呼吸道感染,改善通气功能,纠正缺氧,可延缓肺动脉高压的形成,对已形成的肺动脉高压也可起减轻和缓解作用。

## 第五节 肺 癌

肺癌(carcinoma of the lung)又称为支气管源性癌,在我国居城市恶性肿瘤之首位,多发生于 45 岁以上中老年人,男女性之比为 2∶1。肺癌的发生机制目前认为与吸烟、空气污染及接触化学性、放射性致癌物有关。肺癌早期症状不明显易被忽视,癌对支气管的刺激、压迫、阻塞或侵犯周围组织后出现咳嗽、咳痰带血及胸痛等症状,咯血是最易引起注意而就医的症状。

肺癌根据发生部位可分为:①中央型。此型占肺癌的半数以上,由主支气管或叶支气管等大支气管发生,癌块位于肺门部,晚期形成结节或巨块。②周围型。发生在肺段以下的细、小支气管,故常在近胸膜的肺周边形成孤立的癌结节,直径 2～8 cm。③弥漫型。较少见,癌组织沿肺泡呈弥漫性生长,弥漫侵犯部分肺大叶或全肺叶。

肺癌的组织学类型分为:鳞状细胞癌、腺癌、大细胞癌、小细胞癌、腺鳞癌和肉瘤样癌等 6 个基本类型。其中鳞状细胞癌最常见,多为中央型。腺癌多数起源于较小的支气管,为周围型肺癌,发病年龄较小,女性相对多见,易于早期血道转移。特别是肺周边部的瘢痕癌,当原发肿瘤体积很小时就可有全身广泛的转移。小细胞癌和大细胞癌均为低分化或未分化癌,恶性程度高,生长快,转移早,预后很差。

中央型肺癌常直接侵及纵隔及纵隔内器官,或压迫腔静脉引起面颈部水肿;周围型肺癌可侵犯胸膜引起癌性胸膜炎;小细胞性肺癌可因 5 - 羟色胺分泌过多而引起类癌综合征。

## 第六节 鼻 咽 癌

鼻咽癌(nasopharyngeal carcinoma,NPC)是发生于鼻咽部上皮组织的恶性肿瘤。在我国东南沿海省份较为多见,年龄 40～50 岁,男女性之比为 2∶1。鼻咽癌早期症状为回吸涕带血,但常不引起重视,易被漏诊、误诊。鼻咽癌转移发生较早,当局部症状明显时,多已进入进展期或晚期,预后较差,治愈率低。鼻咽癌的病因尚未明了,已知 EB 病毒的感染、环境致癌物的作用以及遗传因素在鼻咽癌的发病学上占有重要位置。

鼻咽癌常发生于鼻咽顶部,其次为侧壁及咽隐窝。早期局部黏膜仅显粗糙、增厚或稍稍隆起,而易被忽视。典型病变常呈结节型,其次为菜花型、侵袭型及溃疡型等类型。鼻咽癌组织学类型以低分化鳞状细胞癌和泡状核细胞癌为常见,其余有腺癌和未分化癌。

鼻咽癌容易向上扩延并破坏颅底骨,继而侵犯第 II～XI 对脑神经。因鼻咽黏膜固有层淋巴管丰富,故可早期经淋巴道转移至颈淋巴结,多在颈上部胸锁乳突肌上缘内侧出现无痛性结节,这是患者就诊时最常见的主诉。晚期也可经血道转移至肝、肾等器官。

(毛宇飞)

# 第七节　缺　氧

氧是维持人体生命活动所必需的。组织供氧减少或不能充分利用氧,导致组织代谢、功能和形态结构异常变化的病理过程称为缺氧(hypoxia)。成年人在静息状态下,需氧量约为 250 ml/min,剧烈运动时可增加 8～9 倍,而正常人体内储存的氧仅 1.5 L 左右。因此,一旦呼吸、心跳停止,数分钟内就可能死于缺氧。缺氧是临床上极常见的病理过程,是许多疾病引起死亡的重要原因。

为了判断缺氧的程度和类型,除可根据病史及临床症状来进行分析外,主要借助于血氧指标的测定。常用的血氧指标如下。

**1. 血氧分压(partial pressure of oxygen,$PO_2$)**　为物理溶解于血液中的氧所产生的张力。动脉血氧分压($PaO_2$)的高低,主要取决于吸入气体的氧分压和外呼吸的功能状态,正常值约为 13.3 kPa(100 mmHg)。静脉血氧分压($PvO_2$)正常值约为 5.33 kPa(40 mmHg),它可反映组织、细胞的内呼吸状态。

**2. 血氧容量(oxygen binding capacity,$CO_2$ max)**　为在氧分压 150 mmHg、温度为 38℃时,100 ml 血液中血红蛋白(Hb)被氧充分饱和时的最大带氧量。它取决于血液中 Hb 的质(与 $O_2$ 结合的能力)和量。血氧容量正常约为 200 ml/L。血氧容量的大小反映血液的携氧能力。

**3. 氧含量(oxygen content,$CO_2$)**　为 100 ml 血液实际的带氧量,包括 Hb 实际结合的氧和极小量溶解于血浆中的氧(通常仅 3 ml/L,常可忽略不计)。氧含量的高低取决于氧分压和氧容量。动脉血氧含量($CaO_2$)通常为 190 ml/L,静脉血氧含量($CvO_2$)约为 140 ml/L。

**4. 血氧饱和度(oxygen saturation,$SO_2$)**　是指 Hb 的氧饱和度,即 Hb 结合氧的百分数。可用公式表示为:

$$血氧饱和度(\%) = \frac{血氧含量溶解的氧}{血氧容量} \times 100\%$$

血氧饱和度的高低主要取决于氧分压的高低,与氧分压之间的关系曲线呈 S 形,称为氧离曲线(图 10-8)。此外,红细胞内 2,3-二磷酸甘油酸增多、酸中毒、$CO_2$ 增多及血温增高可使 Hb 与 $O_2$ 的亲和力降低,以致在相同氧分压下血氧饱和度降低,氧解离曲线右移,反之则左移。动脉血氧饱和度($SaO_2$)通常约为 95%,静脉血氧饱度($SvO_2$)约为 70%。

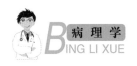

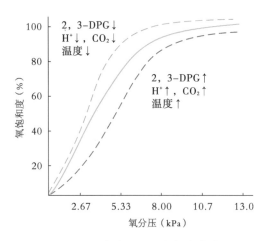

图 10-8　氧合血红蛋白解离曲线
及其影响因素

## 一、缺氧的类型、原因和发生机制

根据缺氧的原因和血氧变化的特点,一般可将缺氧分为以下 4 种类型。

（一）低张性缺氧

低张性缺氧(hypotonic hypoxia)是以动脉血氧分压下降,血氧含量减少为基本特征的缺氧,又称为乏氧性缺氧(hypoxic hypoxia)。

**1. 原因和机制**

（1）吸入气体氧分压过低:多发生于海拔 3 000 m 以上的高原或高空,也可发生于通风不良的矿井、坑道,以及吸入被惰性气体过度稀释的空气等情况。吸入气体氧分压过低使进入肺泡进行气体交换的氧不足,$PaO_2$ 降低使血液向组织弥散氧的速度减慢,以致供氧不足,造成细胞缺氧。

（2）外呼吸功能障碍:由肺的通气功能障碍或换气功能障碍所致。

（3）静脉血分流入动脉:多见于先天性心脏病,如室间隔缺损伴有肺动脉狭窄或肺动脉高压时,由于右心的压力高于左心,出现右向左分流,静脉血掺入左心的动脉血中,导致 $PaO_2$ 降低。

**2. 血氧变化的特点**　低张性缺氧发生的关键是进入血液的氧减少或动脉血被静脉血稀释,因此血液变化的特点主要是:动脉血的氧分压、氧含量及血红蛋白的氧饱和度均降低。由于 $PaO_2$ 在 8 kPa(60 mmHg) 以上时氧合血红蛋白解离曲线近似水平线,所以只有当 $PaO_2$ 降至 8 kPa 以下时才会使 $CaO_2$ 及 $SaO_2$ 显著减少,才可能引起组织缺氧。低张性缺氧时,由于 $PaO_2$ 与 $CaO_2$ 降低,使同量血液弥散给组织、细胞利用的氧量减少。由于组织、细胞消耗的氧量减少,所以动-静脉血氧含量差一般是减少的。但在慢性缺氧时,由于组织、细胞利用氧的能力代偿性增强,则动-静脉血氧含量差也可变化不明显。

通常毛细血管中脱氧血红蛋白的平均浓度为 26 g/L。低张性缺氧时,脱氧血红蛋白浓度增加,如果脱氧血红蛋白平均浓度增加到 50 g/L 以上时,可使皮肤和黏膜呈青紫色,称为发绀(cyanosis)。发绀是缺氧的表现,但缺氧的患者不一定都有发绀,如贫血引起的血液性缺氧可无发绀;有发绀的患者也可以无缺氧,如红细胞增多症患者。

（二）血液性缺氧

血液性缺氧(hemic hypoxia)是指由于血红蛋白数量减少或性质改变,以致血液的携氧能力降低或与血红蛋白结合的氧不易释出所引起的缺氧。

**1. 原因和机制**

（1）血红蛋白数量减少:各种原因引起的严重贫血,使血红蛋白数量减少,血液因携氧减少而导致缺氧,又称为贫血性缺氧(anemic hypoxia)。严重贫血的患者皮肤、黏膜呈苍白色。

（2）一氧化碳中毒:一氧化碳(CO)与 Hb 结合形成碳氧血红蛋白(HbCO),CO 与 Hb 的亲和力比 $O_2$ 与 Hb 的亲和力大 210 倍,当吸入气中有 0.1% 的 CO 时,血液中的血红蛋白就可能有 50% 成为 HbCO,从而失去运氧功能。另一方面,CO 与血红素的结合将增加血红素与其余 3 个氧的亲和力;CO 还能抑制红细胞内糖酵解,使 2,3 - DPG 生成减少,氧离曲线左移,氧合血红蛋白中的氧不易释出。所以 CO 中毒既妨碍 Hb 与 $O_2$ 的结合,又妨碍 $HbO_2$ 中 $O_2$ 的解离,故危害极大。一氧化碳中毒者皮肤、黏膜呈樱桃红色。

（3）血红蛋白性质改变:血红蛋白中的二价铁在氧化剂的作用下可氧化成三价铁,形成高铁血红蛋白($HbFe^{3+}OH$)。高铁血红蛋白中的三价铁因与羟基牢固结合而丧失携带氧的能力,加上血红蛋白分子的 4 个二价铁中有一部分被氧化为三价铁后还能使剩余的 $Fe^{2+}$ 与氧的亲和力增高,导致氧离曲线左移,使组织缺氧。生理情况下,血液中不断形成极少量高铁血红蛋白,又不断被血液中的还原剂如 NADH、抗坏血酸等还原为二价铁的血红蛋白,故正常血液中高铁血红蛋白含量只占血红蛋白总量的 1%~2%。亚硝酸盐、过氯酸盐等氧化剂中毒时,若血中高铁血红蛋白含量增加至 20%~50%,就可出现头疼、衰弱、昏迷、呼吸困难和心动过速等症状。较常见的是食用大量含硝酸盐的腌菜后,硝酸盐被肠道细菌还原为亚硝酸盐,后者吸收入血后导致高铁血红蛋白血症。由于高铁血红蛋白呈蓝褐色,故使患者皮肤、黏膜呈青石板色,由于此种发绀是由胃肠道吸收亚硝酸盐所致,故称为肠源性发绀(enterogenous cyanosis)。

（4）血红蛋白与氧的亲和力异常增高:某些原因可增强血红蛋白与氧的亲和力,使氧离曲线左移,氧不易释放,引起组织缺氧。如输入大量库存血,由于库存血中 2,3 - DPG 含量低,可使氧离曲线左移,血红蛋白与氧的亲和力增高。

**2. 血氧变化的特点** 血液性缺氧时,由于外呼吸功能正常,故动脉血氧分压和血氧饱和度正常,又称为等张性缺氧(isotonic hypoxia)。但因 Hb 数量减少或性质改变,使氧容量和动脉血氧含量降低。因 Hb 供给组织、细胞利用的氧减少,故动-静脉血氧含量差减少。

（三）循环性缺氧

循环性缺氧(circulatory hypoxia)是指因组织血流量减少使组织供氧量减少所引起的缺氧。其中,因动脉血灌流不足引起的缺氧称为缺血性缺氧(ischemic hypoxia),此时患者皮肤、黏膜可苍白。因静脉血回流障碍引起的缺氧称为淤血性缺氧,患者可发绀。

**1. 原因和机制**

（1）全身性循环功能障碍:见于休克和心力衰竭等。由于心输出量的减少,导致组织、

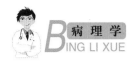

细胞供氧障碍,引起组织缺氧。

(2)局部性循环功能障碍:见于栓塞、血栓形成以及血管病变如动脉粥样硬化和脉管炎等。由于局部组织血供的障碍,而导致缺氧。

**2. 血氧变化的特点**　循环性缺氧时,动脉血的氧分压、氧容量、氧含量和氧饱和度均正常。由于血流缓慢,血液流经毛细血管的时间延长,组织、细胞从血液中摄取的氧量相对较多,因此动-静脉血氧含量差大于正常,但是由于单位时间内流过毛细血管的血量减少,故引起组织缺氧。

(四)组织性缺氧

组织性缺氧(histogenous hypoxia)是指在组织供氧正常的情况下,由于组织细胞利用氧障碍所引起的缺氧,又称为氧利用障碍性缺氧。

**1. 原因和机制**

(1)组织中毒:如氰化物、硫化物、鱼藤酮和某些药物使用过量可引起组织中毒性缺氧,其中最典型的是氰化物中毒。各种氰化物如 HCN、KCN、NaCN 等进入体内,迅速与氧化型细胞色素氧化酶中的三价铁结合成为氰化高铁细胞色素氧化酶,使之不能还原成还原型细胞色素氧化酶,以致呼吸链中断,使组织、细胞利用氧发生障碍。

(2)线粒体损伤:细胞内的氧 $80\%\sim90\%$ 在线粒体内用于氧化磷酸化生成 ATP,放射线照射、细菌毒素等可损伤线粒体,引起细胞内氧的生物氧化障碍。

(3)呼吸酶合成障碍:呼吸链的递氢体 NADH、NADPH 的辅酶为维生素 $B_2$,三羧酸循环中的丙酮酸脱氢酶的辅酶为维生素 $B_1$,这些维生素的严重缺乏,可导致氧的利用障碍。

**2. 血氧变化的特点**　组织性缺氧时动脉血氧分压、氧容量、氧含量和氧饱和度一般均正常。由于内呼吸障碍使组织不能充分利用氧,故静脉血氧含量和氧分压较高,动-静脉血氧含量差小于正常。因细胞利用氧障碍,毛细血管中氧合血红蛋白增多,患者皮肤黏膜可呈玫瑰红色。

临床所见缺氧的原因往往不是单一的,常为混合性缺氧。例如感染性休克时主要是循环性缺氧,但内毒素还能引起组织利用氧的功能障碍而发生组织性缺氧,并发休克肺时还可有低张性缺氧。

现将各型缺氧的特点总结如表 10-2。

表 10-2　各型缺氧的血氧变化特点

| 缺氧类型 | 动脉血氧分压 | 动脉血氧容量 | 动脉血氧含量 | 动脉血氧饱和度 | 动-静脉血氧含量差 |
|---|---|---|---|---|---|
| 低张性缺氧 | ↓ | N 或↑ | ↓ | ↓ | ↓或 N |
| 血液性缺氧 | N | ↓或 N | ↓ | N | ↓ |
| 循环性缺氧 | N | N | N | N | ↑ |
| 组织性缺氧 | N | N | N | N | ↓ |

注:↑表示升高;↓表示降低;N 表示正常。

## 二、缺氧时机体的功能及代谢变化

缺氧对机体的影响主要取决于缺氧发生的速度、程度、持续时间以及缺氧的范围和机体的代谢状态。轻度缺氧时主要引起机体代偿性反应，以增加氧的供应或提高组织利用氧的能力。而严重缺氧机体代偿不全时，出现的变化则以功能及代谢障碍为主，甚至引起机体死亡。各种类型的缺氧所引起的变化既有相似之处，又各具特点。以下主要以低张性缺氧为例说明缺氧时对机体的影响。

（一）呼吸系统的变化

**1. 代偿性反应** $PaO_2$ 低于 8 kPa(60 mmHg)以下时，可刺激颈动脉体和主动脉体化学感受器，反射性地引起呼吸加深加快，其意义在于：①呼吸深快使肺泡通气量增加，肺泡气氧分压升高，动脉血氧分压也随之升高；②呼吸深快可使原来未参与换气的肺泡调动起来，以增大呼吸面积，提高氧的弥散，使 $PaO_2$ 升高；③呼吸深快时胸廓运动度增大，使胸腔内负压增大，可促进静脉回流，增加心输出量和肺血流量，有利于氧的摄取和运输。

但若通气过度，可使血液中二氧化碳分压降低，从而降低了 $CO_2$ 对中枢化学感受器的刺激，反而限制了肺通气的增强。

**2. 呼吸功能障碍** 急性低张性缺氧，如快速登上 4 000 m 以上的高原时，可在 1～4 天内发生肺水肿，表现为头痛、胸闷、咳嗽、发绀、呼吸困难、血性泡沫痰、皮肤黏膜发绀，甚至神志不清。肺部听诊有湿性啰音。高原性肺水肿的发病机制至今尚不清楚，可能与下列因素有关：①缺氧引起交感神经兴奋，外周血管收缩，回心血量增加和肺血量增多，导致肺动脉高压，从而引起压力性肺水肿；②缺氧导致肺内各部位小动脉收缩不均匀，血流转移至收缩弱的部位，使其毛细血管内压增高，液体渗出增多，引起肺间质水肿和肺泡水肿；③缺氧可激活肺泡巨噬细胞、肥大细胞，释放血管活性物质，使血管通透性增加，液体外渗。

当 $PaO_2 < 4$ kPa(30 mmHg)时，缺氧对呼吸中枢的直接抑制作用超过 $PaO_2$ 降低对外周化学感受器的兴奋作用，发生中枢性呼吸衰竭。表现为呼吸抑制，呼吸节律和频率不规则，肺通气量减少。

（二）循环系统的变化

**1. 代偿性反应**

（1）心输出量增加：心输出量增加可提高全身组织的供氧量，对急性缺氧有一定的代偿意义。心输出量增加主要是由于：①心率加快，缺氧时心率加快可能是由于肺通气增加、肺膨胀刺激肺牵张感受器，反射性地兴奋交感神经引起的。②心肌收缩性增强，缺氧引起交感神经兴奋，作用于心脏 β-肾上腺素能受体，使心肌收缩性增强。③静脉回流量增加，胸廓呼吸运动及心脏活动增强，可导致静脉回流量增加和心输出量增多。

（2）血流重新分布：缺氧时，一方面交感神经兴奋引起血管收缩；另一方面组织因缺氧产生的乳酸、腺苷、PGI2 等代谢产物使缺氧组织的血管扩张。这两种作用的平衡关系决定了该器官的血管是收缩还是扩张，以及血流量是减少还是增多。急性缺氧时，皮肤、腹腔器官因交感神经兴奋，缩血管作用占优势，使血管收缩；而心、脑血管因受局部组织代谢产物的扩血管作用使血流增加。这种血流分布的改变有利于保证缺氧时重要生命器官氧的供应。

（3）肺血管收缩：肺循环的主要功能是使血液充分氧合。当某部分肺泡气 $PO_2$ 降低时，可引起该部位肺小动脉收缩，使血流转向通气充分的肺泡，这是肺循环独有的生理现象，称为缺氧性肺血管收缩。急性缺氧引起的肺血管收缩是维持通气和血流比值的代偿性

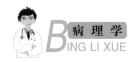

机制,其机制为:①细胞内钙升高;②缺氧时肺血管内皮细胞、肺泡巨噬细胞、肥大细胞等合成和释放多种血管活性物质,缺氧时以缩血管物质增多占优势,使肺小动脉收缩;③肺血管α-肾上腺素受体密度较高,交感神经兴奋时肺小动脉收缩。

(4) 毛细血管增生:慢性缺氧时,细胞生成缺氧诱导因子-1(hypoxia inducible factor-1,HIF-1)增多,可促使血管内皮生长因子(VEGF)等基因表达增加,使毛细血管增生,尤其是脑、心和骨骼肌的毛细血管增生更显著。毛细血管的密度增加可缩短血氧弥散至细胞的距离,增加对细胞的供氧量。

**2. 循环功能障碍** 严重的全身性缺氧时,心脏可受累,如高原性心脏病、肺源性心脏病等,甚而发生心力衰竭。

(1) 肺动脉高压:慢性阻塞性肺部疾病(chronic obstructive pulmonary disease,COPD)或久居高原者可引起长期肺泡 $PO_2$ 降低。慢性缺氧可使肺小动脉持续收缩,导致肺循环阻力增加,右心室后负荷增加。慢性缺氧引起的肺血管收缩对机体是有害的,钙内流不但增加肺循环阻力,而且导致肺血管重塑,主要表现为血管平滑肌细胞和成纤维细胞的肥大和增生,血管壁中胶原和弹性纤维沉积,使血管壁增厚变硬,形成持续的肺动脉高压,久之造成肺源性心脏病,右心肥大,甚至右心衰竭。另外,缺氧所致红细胞增多,使血液黏度增高,也可增加肺血流阻力。

(2) 心肌的收缩与舒张功能降低:心肌缺氧可降低心肌的舒缩功能,进而使心肌发生变性、坏死。

(3) 心律失常:严重缺氧可引起窦性心动过缓、期前收缩,甚至发生心室颤动致死。

(4) 回心血量减少:缺氧时细胞生成大量乳酸和腺苷等扩血管物质,使血液淤滞于外周血管。严重缺氧可直接抑制呼吸中枢,胸廓运动减弱,回心血量减少。

(三) 血液系统的变化

**1. 代偿性反应** 缺氧可使骨髓造血功能增强及氧合血红蛋白解离曲线右移,从而增加血氧的运输和 $HbO_2$ 释放氧。

(1) 红细胞和血红蛋白增多:久居高原者红细胞和血红蛋白数量明显高于平原地区的居民,红细胞可达 $6×10^{12}/L$,血红蛋白可达 $210\ g/L$。红细胞增加可升高血氧容量和动脉血氧含量,提高血液的携氧能力,增加供氧。慢性缺氧时红细胞增多主要是由于肾生成和释放促红细胞生成素增加。缺氧可使胞质内 HIF-1 活性增高,HIF-1 能促经 EPO 基因表达,使 EPO 生成增多。EPO 能促进干细胞分化为原红细胞,并促进其分化、增殖和成熟,加速血红蛋白合成,使骨髓中的网织红细胞和红细胞释放入血。

(2) 红细胞向组织释放氧的能力增强:2,3-DPG 是红细胞内糖酵解过程的中间产物,其主要功能是调节血红蛋白的运氧功能。缺氧时,红细胞内 2,3-DPG 增加,使氧解离曲线右移,血红蛋白与氧的亲和力降低,有利于氧的释放。

**2. 损伤性变化** 如果血液中红细胞过度增加,会引起血黏度增高,血流阻力增大,心脏的后负荷增高,这是缺氧时发生心力衰竭的重要原因之一。在吸入气 $PO_2$ 明显降低的情况下,红细胞内过多的 2,3-DPG 将妨碍血红蛋白与氧结合,使动脉血氧含量过低,供应组织的氧严重不足。

（四）中枢神经系统的变化

脑重仅为体重的 $2\%$ 左右,而脑耗氧量约为总耗氧量的 $23\%$,所以脑对缺氧十分敏感。急性缺氧可引起头痛、情绪激动以及思维能力、记忆力、判断力降低,运动不协调等。慢性缺氧者则有易疲劳、嗜睡、注意力不集中及精神抑郁等症状。严重缺氧可导致烦躁不安、惊厥、昏迷,甚至死亡。缺氧引起脑组织的形态学变化主要是脑细胞肿胀、变性、坏死及脑间质水肿。

缺氧引起中枢神经系统功能障碍的机制较复杂。神经细胞膜电位的降低、神经介质的合成减少、ATP 的生成不足、酸中毒、细胞内游离 $Ca^{2+}$ 增多、溶酶体酶的释放以及细胞水肿等,均可导致神经系统的功能障碍。另外,缺氧与酸中毒能使脑微血管通透性增高,从而导致脑间质水肿,而 $PaO_2$ 低于 $6.6$ kPa($50$ mmHg)还可使脑血管扩张。脑血管扩张、脑细胞及脑间质水肿可使颅内压增高,由此引起头痛、呕吐等症状。

（五）组织细胞的变化

**1. 代偿性反应**

（1）细胞利用氧的能力增强:慢性缺氧时,细胞内线粒体的数目和膜的表面积增加,呼吸链中的酶如琥珀酸脱氢酶、细胞色素氧化酶也增加,使细胞的内呼吸功能增强。

（2）无氧酵解能力增强:缺氧时,ATP 生成减少,ATP/ADP 比值下降,以致磷酸果糖激酶活性增强。该酶是控制糖酵解过程中最主要的限速酶,其活性增强可促使糖酵解过程加强,一定程度上可补偿能量的不足。

（3）肌红蛋白含量增加:慢性缺氧可使肌肉中肌红蛋白含量增加。肌红蛋白和氧的亲和力较大。可释出大量的氧供细胞利用。

（4）低代谢状态:缺氧可使细胞耗能过程减弱,如蛋白质合成、葡萄糖合成、尿素合成、离子泵功能等均降低,使细胞处于低代谢状态,有利于在缺氧下生存。细胞内酸中毒可能是合成代谢降低的原因之一。

**2. 损伤性变化**

（1）细胞膜损伤:细胞膜对离子的通透性增高,导致离子顺浓度差通过细胞膜。

1）钠离子内流:严重缺氧时,ATP 生成减少,以致 $Na^+ - K^+$ 泵不能充分运转,使细胞内 $Na^+$ 增多。细胞内 $Na^+$ 的增多促使水进入细胞,导致细胞水肿。血管内皮细胞水肿可堵塞微血管,加重组织缺氧。

2）钾离子外流:$K^+$ 外流使细胞内缺 $K^+$,而 $K^+$ 为蛋白质包括酶等合成代谢所必需。细胞内缺钾将导致合成代谢障碍,酶的生成减少,将进一步影响 ATP 的生成和离子泵的功能。

3）钙离子内流:严重缺氧使细胞膜对 $Ca^{2+}$ 的通透性增高,$Ca^{2+}$ 内流增加使胞质 $Ca^{2+}$ 浓度增高。$Ca^{2+}$ 增多可抑制线粒体的呼吸功能;可激活磷脂酶,使膜磷脂分解,引起溶酶体的损伤及其水解酶的释出;可增加自由基的形成,加重细胞的损伤。

（2）线粒体损伤:轻度缺氧或缺氧早期线粒体呼吸功能是增强的。严重缺氧可降低线粒体的呼吸功能,使 ATP 生成减少。缺氧进一步加重时线粒体可出现肿胀、嵴崩解、外膜破碎和基质外溢等病变。

（3）溶酶体损伤:缺氧时因糖酵解增强使乳酸生成增多,pH 值降低可引起磷脂酶活性

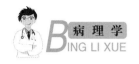

增高,使溶酶体膜磷脂被分解,膜通透性增高,其结果使溶酶体肿胀、破裂和大量溶酶体酶释出,进而导致细胞及其周围组织的溶解、坏死。

### 三、缺氧治疗的病理生理学基础

首先应消除病因,如改善肺的通气和换气功能;对先天性心脏病患者,及时进行手术治疗;对急性组织性缺氧的患者,及时解毒。

吸氧是治疗缺氧的基本方法,对各种类型的缺氧均有一定疗效,但因缺氧的类型不同,氧疗的效果有较大差异。对低张性缺氧患者,吸氧是最有效的治疗方法。吸氧能提高肺泡气 $PO_2$,促进氧在肺中的弥散和交换,提高 $PaO_2$ 和血氧饱和度,增加动脉血氧含量。高原肺水肿患者吸入纯氧具有特殊的疗效,吸氧后数小时至数日,肺水肿症状可显著缓解,肺部体征随之消失。对有右心至左心分流的患者,一般吸氧对改善缺氧的作用较小。

血液性缺氧、循环性缺氧和组织性缺氧的共同特点是 $PaO_2$ 和动脉血氧饱和度正常。吸入高浓度氧虽然可以提高 $PaO_2$,但与血红蛋白结合的氧增加很有限,主要增加的是血浆内物理溶解的氧量,改善对组织的供氧。另外,对一氧化碳中毒的患者,$PaO_2$ 增高后,氧可与一氧化碳竞争性与血红蛋白结合,从而加速碳氧血红蛋白解离,有很好的疗效。组织中毒性缺氧是细胞利用氧障碍,解除呼吸链酶的抑制是治疗的关键。此时组织供氧都正常,但氧疗可提高血液和组织之间 $PO_2$ 梯度,增加氧向组织弥散,因此有一定治疗作用。

## 第八节 呼 吸 衰 竭

呼吸衰竭(respiratory failure)是指各种原因所致的外呼吸功能障碍,导致在海平面静息呼吸状态下出现 $PaO_2$ 的降低伴有或不伴有 $PaCO_2$ 增高的病理过程。诊断呼吸衰竭的主要血气标准是 $PaO_2$ 低于 8 kPa (60 mmHg),伴有或不伴有 $PaCO_2$ 高于 6.6 kPa (50 mmHg),而且排除外呼吸功能外的原因,如心内解剖分流和原发性心输出量降低等因素,可诊断为呼吸衰竭。

呼吸衰竭必定有 $PaO_2$ 的降低,根据 $PaCO_2$ 是否升高,可将呼吸衰竭分为低氧血症型(Ⅰ型)和低氧血症型伴高碳酸血症型(Ⅱ型)。根据原发病变部位不同可分为中枢性和外周性呼吸衰竭。根据主要发病机制不同,可分为通气障碍性和换气障碍性呼吸衰竭。

### 一、呼吸衰竭的病因和发病机制

外呼吸包括肺通气和肺换气两个基本过程。肺通气是通过呼吸运动使肺泡气与外界气体交换的过程;肺换气是肺泡气与血液之间的气体交换过程。肺换气功能障碍又包括弥散障碍、肺泡与血流比例失调。

#### (一)肺泡通气不足

正常人在静息状态下的肺通气量为 6~8 L/min,肺泡通气量约为 4 L/min,呼吸运动增强时,肺通气量可增至 70 L/min,故只有在肺通气明显障碍时才会发生呼吸衰竭。肺通气障碍的发生机制可分为限制性通气不足和阻塞性通气不足。

**1. 限制性通气不足**　吸气时肺泡扩张受限制所引起的肺泡通气不足称为限制性通气不足(restrictive hypoventilation)。其发生机制如下。

(1) 呼吸肌活动障碍：当脑部病变或药物使呼吸中枢受损或抑制，或神经肌肉疾患累及呼吸肌时，均可因呼吸肌收缩减弱或膈肌活动受限，以致肺泡不能正常扩张而发生通气不足。

(2) 胸壁和肺的顺应性降低：呼吸肌收缩使胸廓与肺扩张时，需克服组织的弹性阻力，肺的弹性回缩力使肺趋向萎陷。肺与胸廓扩张的难易程度通常以顺应性(compliance)表示，它是弹性阻力的倒数。

胸廓顺应性降低见于胸廓骨骼病变或某些胸膜病变时。肺顺应性除直接与肺容量有关外，主要取决于其弹性回缩力。肺淤血、水肿、纤维化等均可降低肺的顺应性，增加吸气时的弹性阻力。肺泡表面张力有使肺泡回缩的作用。生理情况下，由肺泡Ⅱ型上皮细胞产生的表面活性物质覆盖于肺泡、肺泡管和呼吸性细支气管液层表面，它能降低肺泡表面张力，降低肺泡回缩力，提高肺顺应性，维持肺泡膨胀的稳定性。Ⅱ型肺泡上皮受损或发育不全导致表面活性物质的合成与分泌不足，或者表面活性物质被大量破坏或消耗时，均可使肺泡表面活性物质减少，肺泡表面张力增加而降低肺顺应性，从而使肺泡不易扩张，发生限制性通气不足。

(3) 胸腔积液和气胸：胸腔大量积液或张力性气胸压迫肺，使肺扩张受限。

**2. 阻塞性通气不足**　气道狭窄或阻塞引起的肺泡通气不足称为阻塞性通气不足(obstructive hypoventilation)。影响气道阻力的因素有气道内径、长度和形态、气流速度和形式(层流、湍流)、气体的密度和黏度，其中最主要的是气道内径。气道内、外压力的改变，管壁痉挛、肿胀或纤维化，管腔被黏液、渗出物、异物或肿瘤等阻塞，肺组织弹性降低，导致对气道管壁的牵引力减弱等，均可使气道内径变窄或不规则而增加气流阻力，引起阻塞性通气不足。气道阻塞有中央性和外周性两类。

(1) 中央气道阻塞：指声门至气管隆凸间的气道阻塞。气道阻塞有的是固定不变的，有的是可变的。固定阻塞见于瘢痕形成。可变阻塞若位于胸外(如声带麻痹、炎症等)，则吸气时气流经病灶引起的压力下降，可使气道内压明显小于大气压，故可使气道狭窄加重；呼气时则因气道内压力大于大气压而可使阻塞减轻，故此类患者吸气更为困难，表现出明显的吸气性呼吸困难。可变阻塞如位于中央气道的胸内部分，则由于吸气时气道内压大于胸膜腔内压，故可使阻塞减轻，用力呼气时则可因胸膜腔内压大于气道内压而加重阻塞(图 10 - 9)。

(2) 外周气道阻塞：内径小于 2 mm 的细支气管无软骨支撑，管壁薄，吸气时胸膜腔内压降低，而且随着肺泡的扩张，细支气管受到周围弹性组织的牵拉，故其口径可变大，管道伸长。呼气时则相反，小气道缩短变窄。慢性阻塞性肺疾患主要侵犯这些小气道，不仅可使管壁增厚或平滑肌紧张性升高和管壁顺应性降低，而且管腔还可因分泌物潴留而发生狭窄阻塞；此外，由于肺泡壁损伤，对细支气管周围的弹性牵引力也大大减弱。因此，管腔也变得狭窄而不规则，气道阻力大大增加。尤其是在用力呼气时，由于胸膜腔内压增高，而小气道内压力却因肺泡弹性回缩力减弱而降低，当气流通过狭窄部位时，气道内压降低更加明显，甚至低于胸膜腔内压，因此小气道被压而易于闭合阻塞，故患者常发生呼气性呼吸困难。

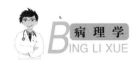

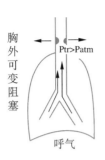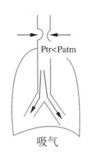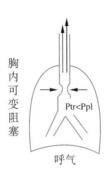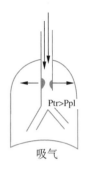

胸外可变阻塞

Ptr>Patm 呼气　Ptr<Patm 吸气

胸内可变阻塞

Ptr<Ppl 呼气　Ptr>Ppl 吸气

**图 10-9　不同类型中央气道阻塞呼气与吸气时气道阻力的变化**

注：Ptr 为气管内压；Patm 为大气压；Ppl 为胸膜腔压。

外周气道阻塞时除有肺泡通气不足外,还因为阻塞的部位与程度几乎都是不均匀的,所以往往同时有肺泡通气与血流比例失调而引起换气功能障碍。

(二) 弥散障碍

弥散障碍(diffusion impairment)是指由肺泡膜面积减少或肺泡膜异常增厚和弥散时间缩短引起的气体交换障碍。肺泡与血流经肺泡-毛细血管膜(下简称肺泡膜)进行气体交换的过程是一个物理性弥散过程。单位时间内气体的弥散量取决于肺泡膜两侧的气体分压差、肺泡面积与厚度和气体的弥散常数。弥散常数又与气体的分子量和溶解度相关。此外,气体总弥散量还决定于血液与肺泡接触的时间。弥散障碍发生于下列情况。

**1. 肺泡膜面积减少**　正常成人肺泡总面积约为 80 $m^2$,静息呼吸时参与换气的肺泡表面积仅 35～40 $m^2$,运动时增加。由于储备量大,只有当肺泡膜面积极度减少时,才会引起换气功能障碍。肺泡膜面积减少可见于肺实变、肺不胀、肺叶切除等。

**2. 肺泡膜厚度增加**　肺泡膜由肺泡上皮、毛细血管内皮及两者共有的基膜所构成,其厚度小于 1 $\mu m$。当肺水肿、肺泡透明膜形成、肺纤维化或肺泡毛细血管扩张等,都可因肺泡膜通透性降低或弥散距离增宽而影响气体弥散。

**3. 血液与肺泡接触时间过短**　正常静息时,血液流经肺泡毛细血管的时间约为 0.75 秒,由于肺泡膜很薄,与血液的接触面又广,故只需 0.25 秒血红蛋白即可完全氧合。当血液流经肺泡毛细血管的时间过短时,气体弥散量将下降。

(三) 肺泡通气与血流比例失调

有效的换气不仅取决于肺泡膜面积与厚度、肺泡总通气量与血流量,还要求肺泡的通气与血流配合协调。肺部疾病时肺总通气量与总血流量有时可以正常,但通气与血流的分布不均匀以及比例的严重失调可使患者不能进行有效的换气。这是肺部疾病引起呼吸衰竭最常见、最重要的机制。

正常人在静息状态下,肺泡每分通气量(VA)每分钟约为 4 L,肺血流量(Q)约为每分钟 5 L,两者的比例(VA/Q)约为 0.8 左右。肺泡通气与血流比例失调有下列两种基本形式。

**1. 部分肺泡通气不足**　支气管哮喘、慢性支气管炎、阻塞性肺气肿等引起的气道阻塞或狭窄性病变,如肺泡通气明显降低而血流无相应减少甚至还增多,即 VA/Q 比例降低,则流经这部分肺泡的静脉血未经充分氧合便掺入动脉血内。这种情况类似肺动-静脉短路,故称功能性分流增加。正常成人功能性分流仅占肺血流量的 3%,慢性阻塞性肺疾病严重时,功能性分流明显增加达 30%～50%,因此可以严重地影响换气功能而导致呼吸衰竭(图 10 - 10B)。

**2. 部分肺泡血流不足** 某些肺部疾患,如肺动脉压降低、肺动脉栓塞和肺血管受压等时,VA/Q 比例增高。患部肺泡血流少而通气多,吸入的空气没有或很少参与气体交换,犹如增加了肺泡无效腔量,故这种情况又称无效腔样通气。正常人的生理无效腔量约占潮气量的 30%,上述疾病时可使无效腔气量明显增多,高达 60%～70%(图 10 - 10C)。

总之,在通气分布不均或血流分布不均以及通气和血流配合不当时,可引起换气障碍并导致呼吸衰竭。

（四）解剖分流增加

生理情况下肺内有一部分静脉血经支气管静脉和极少数的肺内动-静脉交通支直接流入肺静脉,这些解剖分流的血流量占心输出量的 2%～3%。因为解剖分流的血液完全未经气体交换过程即掺入动脉血中,故又称真性分流。先天性肺动脉瘘、肺内动静脉短路开放等病变,可增加解剖分流,使静脉血掺杂显著增多而引起血液气体异常(图 10 - 10D)。有人将肺内病变所引起的肺泡完全不通气但仍有血流者也视为短路,见于肺实变、肺不张等。吸入纯氧可有效地提高功能性分流的 $PaO_2$,而对真性分流的 $PaO_2$ 无明显作用。

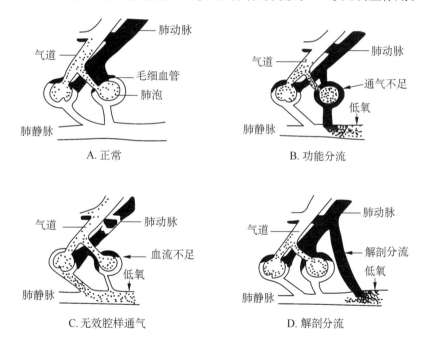

图 10 - 10 肺泡通气与血流比例失调模式图

呼吸衰竭的发病机制中,单纯通气不足、单纯弥散障碍、单纯肺内短路增加或单纯肺泡通气与血流比例失调是较少的,这些因素往往同时存在或相继发生作用。现以成人呼吸窘迫综合征(adult respiratory distress syndrome,ARDS)为例概要说明。

成人呼吸窘迫综合征是在原无心肺疾患的患者因急性弥漫性肺泡-毛细血管膜损伤,

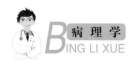

以致外呼吸功能严重障碍而发生的急性呼吸衰竭,常见于休克、创伤、败血症、过量输液、体外循环术和氧中毒等。其早期病变主要为肺严重水肿、出血、透明膜形成、肺不胀、微血栓形成、肺血管内皮细胞及肺泡Ⅰ型上皮细胞肿胀变性与坏死等。此时呼吸衰竭的发生可有下述多种机制参与:①由于肺水肿、肺不胀等使肺顺应性降低,而引起限制性通气障碍,也可因支气管痉挛和气道内液体增加而导致阻塞性通气障碍,但因患者多有呼吸加速,故肺泡总通气量可无明显减少,但其分布则不均匀。②肺泡膜增厚引起弥散障碍。③肺小动脉内微血栓或脂肪栓塞,使部分肺泡血流不足,形成无效腔样通气。另一方面,因肺顺应性降低、肺不胀、肺泡内充满水肿液或气道受阻等原因,使部分肺泡通气减少而血流未相应减少,故造成大量肺内短路或功能性分流增加,这些因素均导致肺泡的通气与血流比例失调。

## 二、呼吸衰竭时机体的主要功能代谢变化

外呼吸功能障碍引起的直接效应是血液气体的变化,即 $PaO_2$ 降低或同时伴有 $PaCO_2$ 增高或降低。呼吸衰竭时机体各系统功能变化的重要原因就是低氧血症、高碳酸血症和酸碱平衡紊乱。低氧血症和高碳酸血症对机体的影响取决于其发生的急缓、程度、持续的时间以及机体原有的功能代谢状况等。

### (一)血气变化

呼吸衰竭时有明显的血气改变,这也是呼吸衰竭时病理生理改变的基础。不同原因引起的呼吸衰竭,其血气变化的程度和类型可各不相同。

**1. 肺泡通气不足时的血气变化**　总肺泡通气量不足会使 $PAO_2$(肺泡气氧分压)下降和 $PACO_2$(肺泡气二氧化碳分压)升高,因而流经肺泡毛细血管的血液不能充分动脉化,必然导致 $PaO_2$ 降低和 $PaCO_2$ 升高,而且 $PaCO_2$ 的增值与 $PaO_2$ 降值成一定比例关系。

**2. 弥散障碍时的血气变化**　肺泡膜的病变加上肺血流增快只会引起 $PaO_2$ 降低,不会使 $PaCO_2$ 增高。

**3. 肺泡通气与血流比例失调时的血气变化**　无论是部分肺泡通气不足引起的功能性分流增加,还是部分肺泡血流不足引起的无效腔样通气增加,均可导致 $PaO_2$ 降低,而 $PaCO_2$ 可正常或降低,极严重时也可升高。

### (二)酸碱平衡及电解质紊乱

呼吸衰竭时,不仅因外呼吸障碍可引起酸碱平衡紊乱,而且还可因并发肾功能障碍、感染、休克以及某些治疗措施不当等因素而出现不同类型的酸碱平衡紊乱。

**1. 呼吸性酸中毒**　Ⅱ型呼吸衰竭时,大量二氧化碳潴留,可造成原发性血浆碳酸过多。发病急骤者,往往代偿不全而出现失代偿性呼吸性酸中毒,如发病较缓慢,则可出现代偿性呼吸性酸中毒。此时电解质主要的变化为:①血清钾浓度增高;②血清氯浓度降低。

**2. 代谢性酸中毒或呼吸性酸中毒合并代谢性酸中毒**　由于严重缺氧,无氧代谢加强,酸性代谢产物增多,可引起代谢性酸中毒,或呼吸性酸中毒合并代谢性酸中毒。如患者合并肾功能不全或感染、休克等,则因肾脏排酸保碱功能障碍或体内固定酸产生增多,将更加重代谢性酸中毒。此时血清钾浓度增高更明显。

**3. 呼吸性碱中毒**　$PaCO_2$ 明显下降的患者,可因原发性碳酸过低而发生呼吸性碱中毒。由于发病急骤,故多为失代偿性呼吸性碱中毒。此时血清钾浓度降低和氯浓度增高,

碳酸氢根浓度降低。

此外,某些呼吸衰竭患者可以发生代谢性碱中毒,多属医源性,发生于治疗过程中或治疗后。如使用人工呼吸机,过快排出大量二氧化碳,而原来代偿性增加的碳酸氢根又不能迅速排出,因此发生代谢性碱中毒。

### (三)呼吸系统变化

呼吸衰竭患者的呼吸功能变化,很多是由原发疾病引起的。如阻塞性通气障碍时,由于气流受阻,呼吸可减慢。外呼吸功能障碍造成的低氧或高碳酸血症可进一步影响呼吸功能。$PaO_2$ 降低作用于颈动脉体与主动脉体化学感受器,反射性增加通气($PaO_2$ 低于 8.0 kPa时才明显)。二氧化碳潴留主要作用于中枢化学感受器,使呼吸中枢兴奋,从而引起呼吸加深加快,增加肺泡通气量。但 $PaO_2$ 低于 4.0 kPa(30 mmHg)时或 $PaCO_2$ 超过 12.0 kPa(90 mmHg)时,将损害或抑制呼吸中枢。

### (四)中枢神经系统变化

中枢神经对缺氧很敏感,故最易受损。当 $PaCO_2$ 超过 10.7 kPa (80 mmHg)时,可引起头痛、头晕、烦躁不安、言语不清、扑翼样震颤、精神错乱、嗜睡、昏迷、抽搐等,称为二氧化碳麻醉。呼吸衰竭时由于中枢神经功能障碍而出现一系列神经精神症状的病理过程称为肺性脑病。其可能的作用机制如下。

**1. 酸中毒和缺氧对脑血管的作用**　二氧化碳直接作用于脑血管,使之扩张。一般认为 $PaCO_2$ 升高 1.33 kPa (10 mmHg),脑血流量约可增50%。由此可以影响脑循环,并引起毛细血管通透性增高,其结果是脑血管充血、间质水肿、颅内压升高和视神经乳头水肿,严重时还可导致脑疝形成。

**2. 酸中毒和缺氧对脑细胞的作用**　酸中毒和缺氧使神经细胞的功能发生障碍,细胞膜结构受损,通透性增高,使脑细胞肿胀,颅内压升高。

### (五)循环系统变化

一定程度的缺氧可反射性兴奋心血管运动中枢,从而使心率加快,心输出量增加,皮肤及腹腔内脏血管收缩,因而发生血液重分布和血压轻度升高。此外,缺氧时也可间接地因通气加强,胸腔负压增大,回心血量增加而影响循环功能。严重低氧血症时,因循环中枢与心血管受损,可发生低血压、心收缩力降低、心律失常等后果。缺氧尤其是肺泡气氧分压降低可使肺小动脉收缩,这是呼吸衰竭时引起肺动脉高压与右心衰竭的主要原因。

呼吸衰竭可累及心脏,主要引起右心肥大与衰竭,即肺源性心脏病。其发病机制较复杂:①缺氧和二氧化碳潴留,血液氢离子浓度增高可引起肺血管收缩,增加肺循环的阻力。②肺小动脉长期收缩,缺氧可引起肺血管平滑肌和成纤维细胞增生肥大,胶原蛋白和弹性蛋白合成增加,导致肺血管壁增厚和硬化,由此形成持久而稳定的慢性肺动脉高压。③原发肺部疾病引起肺小动脉壁增厚、管腔狭窄或纤维化,可增加肺循环阻力而导致肺动脉高压。④有的慢性呼吸衰竭患者血液中的红细胞增多,因而血液黏滞性增高,这也是肺动脉高压发病的一个因素。⑤呼吸困难时,因用力呼吸以致胸膜腔内压变化显著,影响心脏的舒缩功能。⑥心肌受损,加上负荷过重,可导致右心衰竭。

### (六)肾功能变化

呼吸衰竭时肾功能也可遭到损害,轻者尿中出现蛋白、红细胞、白细胞及管型等。严重

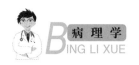
时可发生急性肾衰竭,出现少尿、氮质血症和代谢性酸中毒等变化。此时肾脏结构往往无明显变化,故常为功能性肾衰竭。

（七）胃肠道变化

严重缺氧可使胃壁血管收缩,因而能降低胃黏膜的屏障作用。二氧化碳潴留可增强胃壁细胞碳酸酐酶活性,使胃酸分泌增多,而且有的患者还可合并弥散性血管内凝血、休克等,故呼吸衰竭时可出现胃肠道黏膜糜烂、坏死、出血与溃疡形成等变化。

### 三、呼吸衰竭的防治原则

（1）防止与去除呼吸衰竭的原因和诱因。

（2）畅通气道和改善通气:①清除气道内容物或分泌物;②解除支气管痉挛;③用抗感染治疗减轻气道的肿胀与分泌;④必要时作气管插管或气管切开术;⑤给以呼吸中枢兴奋剂;⑥掌握适应证,正确使用机械辅助通气。

（3）改善缺氧:呼吸衰竭时必定有严重缺氧,因此纠正缺氧,提高 $PaO_2$ 水平对每个患者都是必要的。Ⅰ型呼吸衰竭有缺氧而无二氧化碳潴留,可吸入较高浓度的氧(一般不超过50%)。慢性Ⅱ型呼吸衰竭时,由于呼吸中枢反应性的变化,一般认为原则上以持续低浓度低流量给氧为宜。

（4）密切观察监护,综合治疗:注意纠正酸碱平衡紊乱与水、电解质紊乱,维持心、脑、肾等重要器官的功能,防治常见的严重并发症。

（孟　丹）

### 思考题

（1）什么是COPD?它包括哪些疾病?

（2）简述慢性支气管炎的病理变化。

（3）比较大叶性肺炎与小叶性肺炎的区别。

（4）大叶性肺炎肺肉质变是如何形成的?

（5）什么是慢性肺源性心脏病?其发病的中心环节及主要形成机制是什么?

（6）什么是缺氧?简述缺氧的分类。

（7）简述肠源性发绀的发病机制。

（8）什么是限制性通气不足?什么是阻塞性通气不足?两者的发病机制有哪些不同?

### 临床病理讨论

1. 病史及治疗经过　患者,男性,48岁。既往有肺结核病史,本次因气急、咯血而入院治疗。X线胸片示两肺有"结核病灶",左上肢和头面部水肿。全身CT显示右肱骨下端有溶骨现象,诊断为骨肉瘤肺部转移。治疗过程中出现气急加重,右肺尖部有脓肿形成。经抗肿瘤和抗感染治疗无效而死亡。

2. 尸检主要发现　发育中等,消瘦。皮肤和巩膜无黄染,口唇苍白。右侧胸膜纤维性粘连,左侧胸腔积液100 ml,黄色、澄清;心包血性积液200 ml。无名静脉和上腔静脉开口处明显狭窄,周围有灰白色肿瘤组织包绕,左无名静脉内血栓形成。右上肺有一圆形坏死病灶,4 cm×5 cm,腔内大量黄绿色脓液。肺尖胸膜下有一 0.7 cm 纤维钙化病灶。右肺门淋巴结肿大,互相融合,呈灰白色团块状,侵及上腔静脉、右支气管和食管前壁。隆突和右锁骨下淋巴结肿大,切面灰白色,质硬。左心室前壁有 2 cm×2.5 cm 不规则灰白色病灶。左肾表面有 3 个灰白色黄豆大转移病灶。右肱骨下端骨质破坏,被肿瘤组织所取代,并突破骨皮质,浸润到周围软组织。

3. 讨论题

(1) 分析本例肺部病变的性质。

(2) 试述本例肿瘤的发生、发展过程。

(3) 以尸检发现解释患者的临床表现。

# 第十一章

## 消化系统疾病

**学习要点**

- 慢性胃炎的病理变化特点。
- 消化性溃疡的病理变化、转归和并发症。
- 病毒性肝炎的病理变化、临床病理类型及其主要病变特点和转归。
- 肝硬化的概念、病理变化和临床病理联系。
- 胃癌、食管癌、大肠癌等的病理变化特点及临床病理联系。
- 原发性肝癌的病理变化及转移方式。

消化系统由消化道和消化腺两部分组成。消化道包括口腔、食管、胃、小肠、大肠(结肠和直肠)及肛门;消化腺包括唾液腺、肝、胰等。消化系统受自主神经支配,在神经内分泌系统的调节下,进行物理性和化学性消化,吸收其中的营养物质,并将剩余的糟粕排出体外,以保证人体正常新陈代谢,完成食物消化和营养吸收。当这种调节受到各种致病因素的影响,而人体的防御代偿能力又难以抵御这种破坏时,即引起疾病的发生。如精神抑郁或过度紧张和疲劳,容易造成幽门括约肌功能紊乱,胆汁反流而发生慢性胃炎;急性应激状态可引起胃或十二指肠急性溃疡,而心理波动可诱发或加重慢性消化性溃疡;反之,消化系统吸收障碍可导致全身营养不良,频繁的呕吐和腹泻又可引起水、电解质紊乱和酸碱平衡失调。很多消化系统疾病如胃炎、溃疡病和胆道疾病等,都是临床常见病和多发病。

## 第一节 慢性胃炎

胃炎是胃黏膜的炎症性疾病,有急性和慢性两种类型。两者在病因和病变特点上有很大的差异。急性胃炎常有明确的病因,多由理化因素或微生物感染引起。本节主要介绍慢性胃炎(chronic gastritis)。慢性胃炎系指不同病因引起的各种慢性胃黏膜炎性病变,其发病率在各种胃病中居首位。自纤维内镜在临床上广泛应用以来,对本病的认识有明显提高。常见有慢性浅表性胃炎和慢性萎缩性胃炎。

## 一、病因及发病机制

**1. 幽门螺杆菌感染** 幽门螺杆菌常寄生在胃黏膜表面的黏液层或上皮细胞的微绒毛处,也见于胃小凹上皮细胞的表面。幽门螺杆菌引起胃黏膜损伤的机制较复杂,一般认为其能产生尿素酶,水解尿素生成游离氨,以及分泌蛋白酶和磷脂酶,这些都可破坏胃黏膜表面的上皮细胞;能释放炎症介质吸引中性粒细胞,中性粒细胞则可释放髓过氧化物酶并产生次氯酸,后者与游离氨反应形成一氯胺,无论是次氯酸还是一氯胺均可损伤细胞而诱发胃黏膜慢性炎症。

**2. 自身免疫性胃炎** 该型胃炎在中国较少见,占慢性胃炎的 10% 以下。患者体内存在抗胃腺壁细胞、抗内因子和抗 $H^+-K^+-ATP$ 酶的自身抗体,因内因子被抗内因子抗体中和而导致维生素 $B_{12}$ 吸收不良,患者常因维生素 $B_{12}$ 缺乏而伴有恶性贫血;抗胃腺壁细胞抗体的攻击可导致壁细胞大量破坏,故患者常伴有胃游离酸明显减少,甚至消失。

**3. 其他** 包括药物,长期饮烈性酒、浓茶、浓咖啡等刺激性物质,胆汁反流等均与慢性胃炎的发生有关。

## 二、病理变化

本病根据病因不同可分为 A、B 两型。A 型的主要病因为自身免疫反应,病变主要弥漫地累及胃体－底部的黏膜,胃窦部黏膜病变多轻微或正常;B 型的主要病因为幽门螺杆菌感染,病变主要累及胃窦部黏膜,可伴有胃体－底部的黏膜病变。在目前临床实践中,主要根据胃黏膜有无萎缩,将慢性胃炎分为浅表性、萎缩性两种类型。

**1. 慢性浅表性胃炎** 这是最常见的一类慢性胃炎。胃镜示胃黏膜充血、水肿、结构粗糙,严重时可伴点状出血和糜烂,表面有炎性渗出物。光镜下为非特异性炎症反应。依据炎细胞浸润深度分为轻、中、重度慢性浅表性胃炎。轻度病变局限于胃黏膜层上 1/3;中度病变局限于胃黏膜层上 1/3～2/3 之间;重度病变炎细胞浸润黏膜全层。大多数患者可治愈,少数患者可演变为慢性萎缩性胃炎。

**2. 慢性萎缩性胃炎** 多由慢性浅表性胃炎发展而来。胃镜示胃黏膜弥漫或灶性菲薄,皱襞变细或消失,黏膜下血管清晰可见,与周围正常黏膜分界清楚。光镜显示黏膜固有层有淋巴细胞和浆细胞浸润,常伴有淋巴滤泡形成,炎症活动时,也可见中性粒细胞浸润;胃腺体及壁细胞常减少或消失;部分胃黏膜上皮细胞可被类似肠黏膜的杯状细胞和柱状细胞所替代,称之为肠上皮化生(图 11－1)。病变常累及贲门,伴有 G 细胞丧失和胃泌素分泌减少,也可累及胃体,伴有泌酸腺的丧失,导致胃酸、胃蛋白酶和内源性因子的减少。在少数肠上皮化生中,可出现细胞非典型增生,这种病变可能是慢性胃炎发生癌变的病理基础。

## 三、临床病理联系

慢性胃炎的临床表现差异很大,大多数患者常无明显临床表现。部分患者可有程度不同的消化不良症状,如上腹部不适、恶心、饱胀、嗳气甚至呕吐等。一般说来,胃窦炎患者或胆汁反流存在时的胃肠道症状较为明显;而自身免疫性胃炎因壁细胞大量减少,胃酸缺乏更为明显。此外,约 10% 的患者由于抗内因子抗体的存在,数年后可出现恶性贫血。慢性

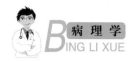
胃炎的重要性还在于其与胃溃疡和胃癌的发病有关。胃镜检查及病理活检是诊断慢性胃炎的主要和最可靠的方法。萎缩性胃炎如伴有非典型增生者,应密切观察及定期胃镜检查,有助于早期发现癌变。

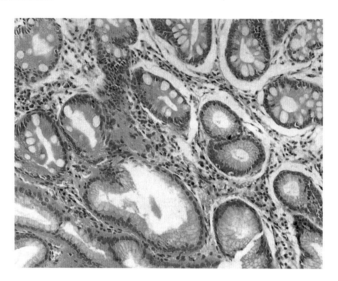

**图 11-1 慢性萎缩性胃炎**

注:胃黏膜上皮肠腺化生。

# 第二节 消化性溃疡

消化性溃疡(peptic ulcer)主要指发生于胃和十二指肠的慢性溃疡,为多发病、常见病。溃疡的形成有各种因素,其中酸性胃液对黏膜的消化作用是溃疡形成的基本因素,故称为消化性溃疡。绝大多数的溃疡发生于十二指肠球部和胃,又称胃、十二指肠溃疡。临床上,十二指肠溃疡较胃溃疡多见。溃疡病多见于青壮年,男性多于女性。临床上表现为上腹疼痛,节律性反复发作,为溃疡的特征之一,尤以十二指肠溃疡更为突出。

## 一、病因及发病机制

近年来的实验与临床研究表明,胃酸分泌过多、幽门螺杆菌感染和胃黏膜保护作用减弱等因素是引起消化性溃疡的主要环节。胃排空延缓和胆汁反流、胃肠肽的作用、遗传因素、药物因素、环境因素和精神因素等,都和消化性溃疡的发生有关。正常情况下,胃酸和胃蛋白酶有强大的消化作用,但并不损害胃及十二指肠黏膜,是因为胃和十二指肠黏膜有抗消化的防卫机制。该防卫机制包括黏膜屏障及黏膜上皮表面覆盖的黏液－$HCO_3^-$屏障、黏膜上皮细胞的活跃更新、正常的黏膜血流、前列腺素的保护作用以及胃正常的蠕动和排空等。一旦胃酸和胃蛋白酶对胃黏膜的侵袭作用与上述胃黏膜的抗消化防卫机制之间的动态平衡被破坏,就有可能形成消化性溃疡。溃疡病的发生一般认为与下列因素有关。

**1. 局部因素** 引起胃和十二指肠黏膜抗损伤能力下降的因素众多,较为常见的局部因素有：①胃液酸度过高，氢离子逆向弥散进入胃黏膜，损害黏膜毛细血管，促使肥大细胞释放组胺，并通过胆碱能神经反射，刺激胃蛋白酶分泌，引起自身消化。②胆汁反流，引起胃黏膜表面黏液层的特性改变而损害胃黏膜屏障功能。③黏膜上皮损害，水杨酸类药物、烈性酒、吸烟、慢性胃炎、前列腺素减少等可引起胃黏膜细胞受损。④幽门螺旋杆菌感染，可促进胃黏膜 G 细胞增生和胃酸分泌增加，破坏胃黏膜的防卫机制，在溃疡病的发病机制中起重要作用。

**2. 全身因素**　神经、内分泌功能失调和长期精神紧张、忧郁可导致大脑皮层及皮层下中枢功能紊乱，自主神经功能失调。十二指肠溃疡患者迷走神经持续兴奋，对胃黏膜壁细胞产生胆碱能性刺激，引起胃泌素释放（脑相分泌）增加，胃酸和胃蛋白酶分泌增加，胃液消化作用增强。而胃溃疡患者迷走神经兴奋性降低，胃蠕动减弱，胃内食物滞留，刺激胃窦部胃泌素细胞（G 细胞）分泌过多胃泌素，后者与壁细胞膜上胃泌素受体结合，促使壁细胞分泌胃酸增多，也可促进胃溃疡形成。

**3. 其他因素**　溃疡病有家族多发趋势，提示该病与遗传因素有关。

## 二、病理变化

消化性溃疡最常见的是十二指肠球部溃疡，其中前壁又多于后壁；其次是胃小弯侧窦体黏膜交界处。溃疡呈圆形或椭圆形，直径多在 2 cm 以内，边缘整齐，其贲门端呈潜掘状，幽门侧呈斜坡状，底部平坦，可深达黏膜下层、肌层，甚至浆膜层。溃疡周围黏膜呈放射性排列。

镜下显示溃疡底部由浅到深可分为 4 层结构(图 11 - 2)：①渗出层，由少量炎性渗出物（纤维蛋白和中性粒细胞）构成；②坏死层，为一层均质状嗜酸性坏死组织构成；③肉芽组织层，由大量成纤维细胞及新生毛细血管构成，其中有较多的炎症细胞浸润；④瘢痕层，该层细胞较少，胶原纤维增粗或融合后发生玻璃样变性。纤维瘢痕内小动脉内膜常有纤维化、增厚，管腔狭窄，有时甚至有血栓形成，即所谓闭塞性血管内膜炎。这种血管变化虽然可预防溃疡处血管破溃出血，但可引起溃疡局部的血液循环障碍，影响溃疡愈合。

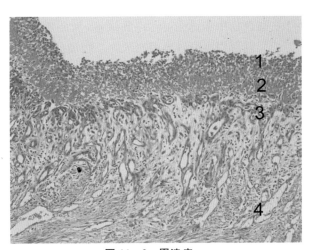

**图 11 - 2　胃溃疡**

注：胃溃疡底部可见：①渗出层；②坏死层；③肉芽组织层；④瘢痕层。

溃疡底部的纤维结缔组织在向上扩展时将溃疡边缘的肌层推向表面，形成与黏膜肌层的吻合，此为慢性消化性溃疡较突出的形态学特点。溃疡底部的神经节细胞及神经纤维常发生变性和断裂及结节性增生等改变，这是患者产生疼痛症状的原因之一。

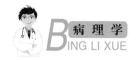
## 三、转归和并发症

**1. 愈合** 胃和十二指肠球部溃疡在无并发症时,渗出物和坏死组织逐渐被吸收、排出,溃疡由肉芽组织增生,以及周围的黏膜上皮再生、覆盖而愈合。

**2. 出血** 这是消化性溃疡最常见的并发症,有 15%～25% 患者可伴有出血,部分患者以大出血为首发症状。一般在溃疡活动时,溃疡底部的毛细血管破裂,溃疡表面均有少量出血,患者大便隐血试验常呈阳性反应;而大出血是由于溃疡深处较大的血管被酸性胃液腐蚀后破裂而发生,患者可呕出大量咖啡色液体,或排出柏油样大便,严重时可危及患者的生命。

**3. 穿孔** 这是消化性溃疡最危险的并发症,发生率约 5%。穿孔后大量胃内容物流入腹腔,引起弥漫性腹膜炎。胃溃疡穿孔多发生在胃小弯,而十二指肠穿孔则多发生在前壁。

**4. 幽门梗阻** 发生率为 2%～3%,主要见于十二指肠球部溃疡和胃幽门管溃疡。可分为因溃疡周围炎症反应、水肿或幽门括约肌痉挛引起的功能性幽门梗阻和溃疡瘢痕收缩引起的永久性幽门梗阻两类。前者经内科治疗后症状可获缓解,而后者往往需要手术治疗。

**5. 恶变** 十二指肠球部溃疡一般不发生恶变;胃溃疡发生恶变者也极少见,估计在 1% 以下。主要与溃疡病变中非典型增生的细胞癌变有关。

## 四、临床病理联系

消化性溃疡主要的症状是中上腹节律性疼痛、反酸和嗳气,但其机制目前并不清楚。由于抗酸药物中和胃酸可使疼痛缓解,因此疼痛可能是胃酸刺激溃疡部神经末梢引起的。十二指肠球部溃疡患者典型表现为空腹痛或午夜痛,而胃溃疡患者的疼痛则常发生在进餐后 0.5～1 小时。

溃疡出血量大时患者可出现眩晕、出汗、血压下降,甚至休克,出血量小时仅表现为大便隐血试验阳性;发生穿孔者有剧烈的腹痛,患者可出现板状腹、腹部压痛和反跳痛等腹膜刺激征,并出现膈下游离气体;发生幽门梗阻时,患者感到上腹胀满不适,疼痛在餐后加重,严重呕吐会导致水、电解质平衡失调及营养不良和体重减轻。

## 第三节 病毒性肝炎

病毒性肝炎(viral hepatitis)是一组由嗜肝病毒引起的传染病,其病变以肝细胞变性、坏死为主要特征。发病无年龄和性别的区别。目前已知的肝炎病毒至少在 7 种以上,主要的为甲、乙、丙、丁、戊 5 种类型。此外,由其他非嗜肝病毒,如 EB 病毒、巨细胞病毒、疱疹病毒、黄热病病毒等引起的肝炎是全身感染的一部分,不属本节讨论的范畴。

## 一、病因及发病机制

### (一)病因与分类

**1. 甲型肝炎病毒** 是直径为 27 nm 的无包膜 RNA 病毒。主要通过粪口传播。感染甲型肝炎病毒后,人体可产生相应的免疫力,并可持续数年,甚至终身。甲型肝炎一般不转为慢性肝炎。

**2. 乙型肝炎病毒** 为直径 42 nm 的有膜 DNA 病毒。病毒核心内含主要抗原有乙型肝炎病毒核心抗原(HBcAg)和 e 抗原(HBeAg),外壳含有乙型肝炎表面抗原(HBsAg)。乙型肝炎病毒主要通过输血、血液制品、穿刺和手术等方式传播,由于它还存在于粪便、尿液和其他体液及分泌物中(如精液和唾液),因此与患者密切接触也可传播此病。此外,母婴间的垂直传播可引起新生儿感染。乙型肝炎病毒导致的乙型肝炎是我国最常见的慢性肝炎。

**3. 丙型肝炎病毒** 是一种有包膜的 RNA 病毒。丙型肝炎主要通过输血传播,较少通过垂直传播和密切接触传播。其病程与乙型肝炎相似,但转变为慢性肝炎的比例高于乙型肝炎。

**4. 丁型肝炎病毒** 是一种复制缺陷有包膜的 RNA 病毒,含 δ 抗原。常与乙型肝炎病毒同时感染正常人或在乙型肝炎病毒感染的基础上引起重叠感染。丁型肝炎病毒的传播方式同乙型肝炎。

**5. 戊型肝炎病毒** 是无包膜的 RNA 病毒。其传播途径及病程均与甲型肝炎相似,但其发生重症肝炎的比例明显高于甲型肝炎。该型肝炎也不会转为慢性肝炎。

(二)发病机制

肝炎病毒引起肝细胞损伤的机制有两种:一种是病毒的直接作用,如丙型肝炎和丁型肝炎;另一种则是由于病毒抗原或是经病毒修饰过的肝细胞膜抗原所诱导的免疫反应间接引起肝细胞损害,如乙型肝炎等。乙型肝炎病毒本身并不直接损伤肝细胞。其对肝细胞的损伤主要由 T 细胞和抗体依赖性细胞毒作用(ADCC)引起。因此,免疫反应的强度决定了乙型肝炎所表现的各种临床病理类型。当宿主免疫反应正常时,适度的免疫反应在引起肝细胞损伤的同时也将病毒一次性清除,患者康复并获得免疫力,表现为急性肝炎;当宿主免疫反应过强时,快速且过于强烈的免疫反应将在短时间内造成大量的肝细胞坏死,临床表现为重症肝炎;当患者的免疫反应不足时,肝细胞部分受到免疫攻击而发生损伤,病毒无法被一次性清除,肝细胞损害持续迁延,则表现为慢性肝炎。乙型肝炎病毒慢性携带者往往对乙型肝炎病毒免疫耐受,结果肝细胞内病毒持续存在,而肝细胞的损害不明显。

## 二、基本病理变化

尽管各型肝炎的病因、传播途径不同,但在病理形态学改变上具有一定的相似性。

**1. 肝实质的退行性变和坏死**

(1)肿胀的肝细胞胞质疏松、稀少而透亮,呈水样变性或气球样变性。

(2)肝细胞脂肪变性。

(3)肝细胞坏死,包括凝固性坏死和溶解性坏死。凝固性坏死常发生肝小叶内散在肝细胞,表现为胞质浓缩,体积缩小,嗜酸性增强。核可呈固缩状。个别肝细胞出现胞质高度浓缩,核消失,形成深染嗜酸性圆形小体,称为酸性小体。这是肝细胞凋亡的表现(图 11-3)。而溶解性坏死是肝细胞先肿胀后破裂、溶解消失,常伴有淋巴细胞局部浸润。根据坏死的范围和程度,可分为:①点状坏死,肝小叶内散在一个或数个(不超过 5 个)肝细胞的坏死;

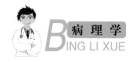
②碎屑样坏死,肝小叶周边界板处有灶性分布的肝细胞坏死,破坏界板;③桥接坏死,连接中央静脉和汇管区或两个中央静脉间的带状肝细胞坏死;④亚大块坏死,坏死范围达肝小叶1/3~1/2的肝细胞片状坏死;⑤大块坏死,坏死肝细胞累及全小叶,往往仅在汇管区周围可见少量残留的变性肝细胞。

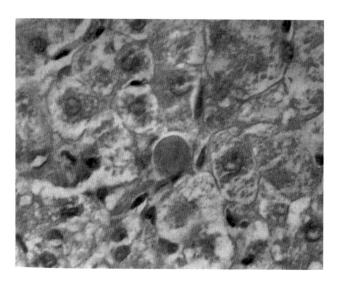

**图 11-3　肝炎病变中嗜酸性小体**

(4) 肝细胞淤胆,毛细胆管和小胆管淤胆。

(5) 其他肝细胞退行性变,包括脂褐素沉积、嗜酸性颗粒变性、核空泡等。

(6) 小胆管上皮细胞变性、坏死、脱落,排列极性紊乱,上皮细胞间可有炎症细胞浸润,在肝细胞大片坏死时可见小胆管大量增生,胆管上皮细胞向肝细胞移行。

**2. 肝间质病变和炎性浸润**

(1) 肝组织的炎症细胞浸润:肝小叶坏死区可见淋巴细胞和单核细胞浸润,汇管区则可见散在淋巴细胞、浆细胞和巨噬细胞浸润。还可见淋巴细胞攻击肝细胞现象。肝窦库普弗细胞常增生、活跃。

(2) 肝脏间质增生、间隔形成及纤维化:特别是出现碎屑样坏死时,纤维组织随碎屑样坏死之炎症反应伸入肝小叶。桥接坏死后常形成新的纤维间隔。当肝细胞大片坏死时,塌陷的网状支架亦可转化为胶原纤维,参与纤维间隔形成。慢性肝炎时,肝脏贮脂细胞可增生并转化为纤维细胞。有报道指出,肝炎时肝细胞甚至可产生胶原纤维。

**3. 细胞增生**

(1) 肝细胞再生:坏死肝细胞周围常有肝细胞再生。再生的肝细胞体积大,核大深染,可有双核,胞质略呈嗜碱性。如果肝脏网状支架完好,肝细胞再生后可恢复正常小叶结构;如网状支架已塌陷,肝细胞呈结节状再生,形成假小叶。

(2) 库普弗细胞增生:肝细胞坏死区常常有库普弗细胞的增生。该细胞呈梭形或多角形,胞质丰富,可以脱落形成巨噬细胞。

(3) 贮脂细胞和成肌纤维细胞增生:肝组织损伤时贮脂细胞增生,一般认为该细胞活化后可以分化为成肌纤维细胞,并参与损伤的修复过程。尤其是在肝网状支架塌陷后,贮脂细胞的增生和活化是肝纤维化、肝硬化发病的重要环节。

## 三、临床病理类型

病毒性肝炎的临床表现和病理类型不仅与病毒的类型有关,还取决于宿主的免疫状态。常见的类型有:急性肝炎、慢性肝炎和重症肝炎。

### (一)急性肝炎

各型肝炎病毒均可引起急性肝炎,但肝炎流行多由甲型肝炎病毒和戊型肝炎病毒引起。

**1. 病理变化** 大体上表现为肝大、充血。镜下典型的急性肝炎病变以弥漫性肝细胞水样变性为特征。部分肝细胞气球样变性,使肝血窦受压消失。散在肝细胞呈嗜酸性变,并可见嗜酸性小体形成。此外,肝小叶内可见散在的点状坏死(图11-4)。急性肝炎时纤维支架完好,故小叶结构基本完整,病愈时可完全修复。汇管区及坏死灶内有淋巴细胞、浆细胞和巨噬细胞浸润。此外,黄疸型肝炎的病例有明显的肝细胞淤胆和毛细胆管中胆栓形成。

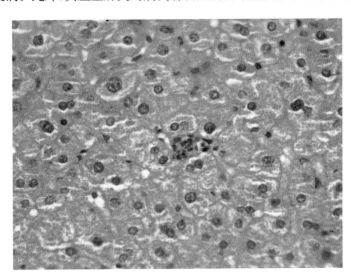

**图11-4 急性普通型肝炎(点状坏死)**

**2. 临床病理联系** 由于肝细胞弥漫性变性肿胀,使肝脏体积增大,被膜紧张,临床上表现为肝大、肝区疼痛或压痛。因肝细胞变性、坏死,胞质内的酶释放入血液,故患者血清转氨酶,如丙氨酸转氨酶(ALT)和门冬氨酸转氨酶(AST)等升高,同时还可以引起多种肝功能异常。肝细胞变性、坏死较重时,肝细胞处理胆红素的功能下降,同时肿胀的肝细胞压迫、阻塞毛细胆管,使血中结合和非结合胆红素升高,胆盐滞留,引起黄疸及皮肤瘙痒。无黄疸型肝炎者则不出现黄疸,症状也较轻。

**3. 转归** 急性肝炎的转归与所感染的肝炎病毒有关。一般说来,多数甲型肝炎患者黄疸和血清转氨酶在发病2周内开始下降,4~6周完全恢复正常,发生重症肝炎者仅占0.1%~0.4%,一般不转为慢性肝炎。乙型肝炎通常4~6个月恢复正常,约1%发展为重

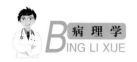

症肝炎,4%～10%可转为慢性肝炎。急性丙型肝炎转为慢性肝炎的比例达10%～30%。如在感染乙型肝炎病毒的基础上再发生急性丁型肝炎者,转为慢性肝炎的比例高达70%～80%。戊型肝炎的转归与甲型肝炎相似,但转为重症肝炎者为0.5%～3%,在孕妇中甚至高达20%。应引起高度重视。

（二）慢性肝炎

病程持续半年以上者为慢性肝炎。慢性肝炎的发生除了与肝炎病毒的类型有关外,还与人体的免疫状态、性别、年龄等因素有关。传统上将慢性肝炎分为慢性迁延性肝炎和慢性活动性肝炎两类。前者是指病变局限于汇管区者,病程多为自限性,预后好;后者则是指病变突破汇管区,肝界板受到破坏而形成汇管区周围炎,出现碎片状坏死(图11－5)。慢性肝炎较重时,多个灶性碎片状坏死可相互延伸融合,形成桥

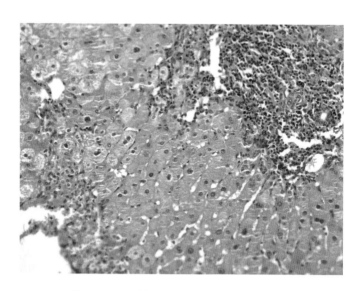

图11－5 慢性活动型肝炎(碎片状坏死)

接坏死,这种肝炎预后较差,可进展为肝硬化。我国的慢性肝炎80%由乙型肝炎病毒引起。但在西方国家,丙型肝炎病毒是慢性肝炎的主要病因。

1. 病理变化 由于慢性肝炎的预后主要取决于所感染的病毒,病变轻重不一,其病变的发展是一个连续动态的过程,因此1994年世界消化病学洛杉矶会议建议不再使用慢性迁延性肝炎和慢性活动性肝炎的名称。分类时尽可能按病因命名,如慢性乙型肝炎、慢性丙型肝炎等;组织学病变按Scheuer方法对炎症程度进行分级,对纤维化程度进行分期。这种新分类的优点在于,医务工作者可以根据组织学分级和分期对慢性肝炎患者的病程进展及疗效进行及时的评估,故已逐渐被广大临床医生所接受(表11－1)。

表11－1 慢性肝炎及肝硬化 Scheuer 分类法

| 炎症分级 | 汇管区炎症 | 小叶炎症 | 纤维化分期 | 纤维化程度 |
|---|---|---|---|---|
| 0 | 无或轻微 | 无 | 0 | 无 |
| 1 | 汇管区炎症 | 有炎症,无坏死 | 1 | 轻度汇管区纤维化 |
| 2 | 轻度汇管区周围炎(轻度碎屑样坏死) | 碎屑样坏死 | 2 | 小叶结构完整,出现汇管区周围纤维化或汇管区-汇管区纤维间隔 |
| 3 | 中度汇管区周围炎(中度碎屑样坏死) | 小片状坏死,小叶结构破坏 | 3 | 出现汇管区-小叶内纤维间隔,无明显肝硬化 |
| 4 | 重度汇管区周围炎(重度碎屑样坏死) | 桥样坏死 | 4 | 可疑或明确的肝硬化 |

各型肝炎病毒引起的慢性肝炎在病理形态上基本相同,但也有一些细微的差别。如慢性乙型肝炎中有时可见毛玻璃样肝细胞,其特征为细胞体积较大,胞质丰富呈均质弱嗜酸性,形如毛玻璃,其边缘与细胞膜之间常有一圈空晕(图 11-6),免疫组织化学显示胞质内HBsAg 阳性;在慢性丙型肝炎中,汇管区内淋巴滤泡形成是其最具有特征性的病变,肝细胞脂肪变性和胆管上皮细胞肿胀也较为常见。

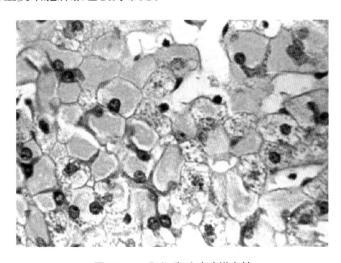

**图 11-6 肝细胞毛玻璃样变性**

注:肝细胞肿胀,胞质呈均质嗜酸性,如毛玻璃样改变。

除病毒性慢性肝炎外,其他因素如代谢障碍(肝豆状核变性、α1-抗胰蛋白酶缺乏症)、药物(α-甲基多巴、异烟肼等)、慢性酒精中毒和某些自身免疫性疾病也可引起慢性肝炎,且病变一般较重。该类肝炎的鉴别诊断需要结合病史、病原学检查结果综合考虑。

**2. 临床病理联系** 慢性肝炎由于病变的多样性而导致其临床表现多样化。部分患者有长期乏力、厌食、低热、反复发作的黄疸、肝区不适等表现。转氨酶和肝功能常随着病情的波动而反复。

**3. 转归** 慢性肝炎的转归不一,主要取决于所感染的病毒类型。大部分轻度的慢性肝炎患者经治疗可以恢复健康;较重者经适当治疗,病变可趋于静止或反复波动,并发展为肝硬化。慢性丙型肝炎发展为肝硬化的比例(20%)要高于慢性乙型肝炎(4%~16%)。此外,乙型肝炎病毒和丙型肝炎病毒的慢性感染还与肝细胞性肝癌的发生密切相关。

*(三)慢性带毒状态*

乙型肝炎病毒、丙型肝炎病毒感染后,有些病例出现长期病毒血症,但无明显临床表现,这种病例被称为慢性带毒状态。乙型肝炎病毒慢性带毒状态在我国比较常见,这种病例肝穿刺活检时除少数病例为无症状的慢性肝炎甚至肝硬化外,多数病例肝组织无明显病变,但在部分病例中可发现毛玻璃样肝细胞。慢性带毒者发展为肝细胞性肝癌的倾向要高于正常人群。

*(四)重症肝炎*

**1. 重症肝炎的亚型** 重症肝炎是病毒性肝炎中最严重的类型,根据发病的严重程度和

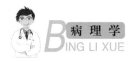

病程的长短,可将其分为急性重症肝炎、亚急性重症肝炎和慢性重症肝炎3个亚型。

(1) 急性重症肝炎(fulminant hepatitis):又称暴发性肝炎,约占病毒性肝炎的1%,多见于乙型肝炎和戊型肝炎。本型起病急,发展迅速,患者多于3周内死亡。本型肝炎的病理特征为肝细胞大块性或亚大块性坏死,坏死面积可达肝实质的2/3以上。显微镜下在大块性坏死的肝组织内仅有少量残留肝细胞散在分布于坏死组织中。肝细胞再生不明显,坏死区内有炎症细胞浸润。大体见肝脏体积明显缩小,重量仅为正常肝脏的1/3~2/3,表面皱缩,质地柔软,可以向膈面对折。切面上小叶结构消失似脾脏,黄色或红色,故又称急性黄色肝萎缩或急性红色肝萎缩。此型肝炎预后极差。

(2) 亚急性重症肝炎(subfulminant hepatitis):又称亚急性黄色肝萎缩。此型起病比急性重症肝炎稍缓慢,病程在3周以上。显微镜下其病理特征为肝细胞亚大块坏死,肝组织内有大量再生结节形成,再生肝细胞内淤胆明显。小叶周边有大量小胆管增生,小叶内有大量胆栓形成。大体见肝脏体积缩小,呈黄绿色。切面见黄色背景上有大量的肝细胞再生细小结节形成(图11-7)。

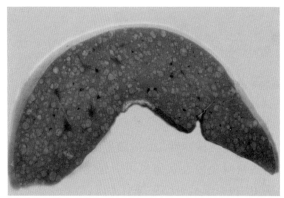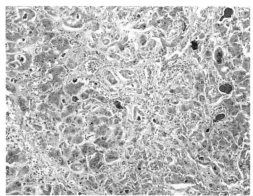

**图11-7 亚急性重症肝炎**

注:左图示肝脏切面有许多再生结节;右图示肝细胞再生结节形成,小胆管增生,胆栓形成。

(3) 慢性重症肝炎(chronic hepatitis):病程在1年以上,除急性或亚急性重型肝炎的病理改变外,还可见到原有的慢性肝炎所致的陈旧性纤维化,同时可以看到小叶边缘或肝细胞结节边缘有明显的碎屑样坏死或桥接坏死。

**2. 临床病理联系** 重症肝炎肝细胞迅速大量死亡,患者血清转氨酶迅速升高,但继而逐渐下降;由于胆红素代谢障碍,血清胆红素则逐渐升高,出现所谓的胆红素-转氨酶分离现象。由于肝细胞大量坏死而迅速出现肝功能衰竭。本型肝炎常伴有明显的全身反应,肝衰竭是本型肝炎最常见的死亡原因,其次是严重的出血、继发感染和肾衰竭。

机体对各型肝炎病毒之间无交叉免疫,因此,同一患者可以感染两种或两种以上的肝炎病毒,称之为肝炎病毒双重和多重感染。发生肝炎病毒双重或多重感染时,肝细胞病变较为严重,容易发展为重型肝炎,演变为慢性肝炎的比例也比单一感染要高。

## 第四节　肝　硬　化

肝硬化(cirrhosis)是由多种原因引起的肝细胞变性、坏死,广泛的纤维组织增生及肝细胞结节状再生,3种病变反复交替发生,导致肝小叶结构改建和血液循环紊乱,最终使肝脏变形、变硬。早期肝硬化患者无明显症状,或仅表现为乏力和食欲减退,后期出现不同程度的门静脉高压和肝功能障碍。

### 一、病因

**1. 病毒性肝炎**　在我国,乙型肝炎是肝硬化的主要病因,而在西方国家则主要是丙型肝炎。这两型肝炎容易转为慢性肝炎,最后发展为肝硬化。该类肝硬化在病因学分类上又被称为肝炎后性肝硬化。

**2. 慢性酒精中毒**　这是西方国家主要的肝硬化病因,占所有肝硬化的 $60\%\sim70\%$。乙醇代谢途径中的中间产物乙醛对肝脏有直接毒性作用,可直接损伤肝细胞。

**3. 先天性疾病**　铁代谢障碍的血色病、铜代谢障碍的肝豆状核变性、α1-抗胰蛋白酶缺乏症、Ⅳ型糖原贮积症、半乳糖血症等先天性酶缺陷病时,异常的代谢产物过多地沉积在肝脏内,引起肝细胞损害并最终导致肝硬化。

**4. 药物和毒物**　长期服用对肝脏有毒性的药物如异烟肼、双醋酚丁、甲基多巴等,或长期接触肝脏毒性毒物如四氯化碳、磷、砷等,可导致药物性或中毒性肝炎而进一步发展为肝硬化。

还有部分肝硬化发病原因难以确定,被称为隐匿性肝硬化,在我国多由隐匿性病毒性肝炎引起。应该指出,慢性胆汁淤积导致的"胆汁性肝硬化"、血吸虫卵导致的"血吸虫性肝硬化"、慢性肝淤血导致的"淤血性肝硬化"等,因其主要病理特征是肝内广泛纤维化,很少有肝细胞再生结节和小叶结构改建,故虽然传统上也被称为肝硬化,但实际上是一种肝纤维化。

### 二、发病机制

慢性肝细胞的广泛损伤是肝硬化发病的始动因素。在坏死区内的炎症细胞、库普弗细胞、肝血窦内皮细胞和肝细胞均可分泌各种细胞因子,如 TNF-α、TGF-β、PDGF 等都可激活窦周间隙内的肝贮脂细胞,后者向成肌纤维细胞和成纤维细胞方向分化,最终合成大量胶原纤维并沉积在窦周间隙内,在坏死区域内形成纤维间隔。所形成的纤维间隔破坏肝小叶结构,其结果不但阻碍肝细胞与肝血窦的物质交换,而且还造成肝内血流动力学的改变。这些改变又进一步加重肝细胞的损伤,造成恶性循环,使肝硬化呈进行性发展。

肝细胞坏死是强烈的肝细胞增生刺激信号。在各种细胞生长因子的刺激下,肝细胞发生活跃的增殖,由于原肝小叶的网状纤维结构破坏塌陷和纤维间隔的限制,增生的肝细胞常形成结节状。称为"假小叶"。假小叶之间的纤维间隔内有丰富的新生血管,这些新生血管可连接门静脉与肝静脉及门静脉与肝动脉的分支而形成肝脏血液循环短路。这种血管

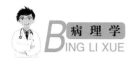
改建所形成的肝内血液循环紊乱,不但加重了肝细胞的损伤,而且还影响肝脏的解毒功能和增高门静脉的压力。

## 三、肝硬化的类型

目前根据肝细胞再生结节的大小和纤维间隔的宽窄,从形态学上将肝硬化分为以下3型。

**1. 小结节性肝硬化** 结节大小均匀,结节直径多在 3 mm 以下,纤维间隔以细间隔为主。该型相当于以前的所谓门静脉性肝硬化。在我国多由轻型肝炎进展而来,在西方国家则多由慢性酒精性肝炎发展所致。

**2. 大结节性肝硬化** 结节粗大,且大小不一,多数结节的直径大于 3 mm;纤维间隔宽窄不一,以宽间隔为主。该型肝硬化旧称坏死后性肝硬化。多由重型肝炎或中毒性肝炎进展而来。

**3. 混合结节性肝硬化** 结节大小不一,为上述两型的混合。该型肝硬化多由病毒性慢性肝炎进展而来。

肝硬化的类型可因肝细胞坏死和肝细胞再生能力的变化而有所改变,如小结节性肝硬化可因肝细胞再生能力增强而变为大结节性肝硬化或混合结节性肝硬化,大结节性肝硬化也可因结节中炎症活动而被纤维间隔进一步分隔而形成混合结节性肝硬化。

## 四、病理变化

早期肝硬化的肝体积可以正常或因肝细胞肿胀而略有增大,后期则因肝实质明显减少、纤维化而肝体积缩小,质地变硬,表面呈结节状。切面显示肝包膜增厚,肝组织由纤维间隔包裹的肝再生结节构成,再生结节可呈正常肝脏的暗红色,有肝细胞脂肪变性时呈黄褐色,有淤胆时则呈黄绿色。

镜下见正常肝小叶的结构已经完全被破坏,代之由纤维间隔包裹大小不等的肝细胞团,称为假小叶,肉眼所见的再生结节可由一个或数个假小叶组成。由于假小叶为肝细胞坏死后再生的结果,故假小叶的特点为:①大小和形态不一;②中央静脉和门静脉的位置和数目异常,门静脉可以位于假小叶的中央,而中央静脉则可偏位、缺失或数目增多;③肝细胞索排列紊乱。假小叶中如有大量炎症细胞浸润和明显的肝细胞坏死,则表示为活动性肝硬化;反之则提示静止性肝硬化,后者进展一般较为缓慢。此外,纤维间隔中可见炎症细胞浸润以及大量小胆管和假胆管增生。假胆管是双排的立方上皮并列形成的细胞索,当中无管腔(图 11 - 8)。

各种不同病因引起的肝硬化其形态大体相似,但有时可有一些较为独特的组织学表现。如乙型肝炎为病因者可有毛玻璃样肝细胞,乙肝病毒的抗原可以阳性;酒精性肝硬化时肝细胞内可见脂肪变性,或马洛里小体等,该小体在光镜下呈不规则嗜酸性网状结构,由缠绕的细胞角蛋白等构成。

## 五、临床病理联系

肝硬化早期并无特征性的临床表现,仅表现为原有疾病(如慢性病毒性肝炎、酒精性肝

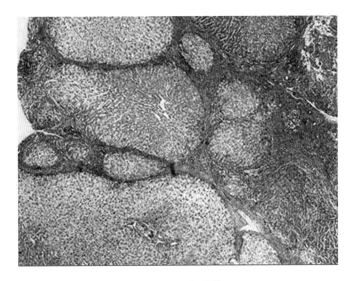

**图 11 - 8 肝硬化**

注：可见肝细胞排列紊乱,形成假小叶,周围有纤维分割。

炎等)的临床表现。随着肝脏病变的进展,肝硬化晚期肝脏发生了肝实质的严重破坏和肝血管的改建,各型肝硬化患者均会由于门静脉高压和肝功能障碍产生相应的临床表现。

**1. 门静脉高压** 肝硬化引起门静脉高压的主要原因为窦周间隙和小叶中央静脉周围纤维组织增生,增加了门静脉血流在肝血窦中流动的阻力;其次为肝细胞再生结节压迫肝血窦、中央静脉和小叶下静脉;此外,肝血管改建时发生门静脉与肝动脉分支的异常吻合时,肝动脉内较高的压力可分流到门静脉内。在少数病例中,门静脉内血栓形成也可引起严重的门静脉高压。

门静脉高压可使其引流的所属支静脉回流不畅,从而引起相应器官的血液回流发生障碍、淤血。

(1)血性脾肿大:多呈中度肿大,患者常发生贫血、白细胞和血小板减少等脾功能亢进的症状。

(2)肠道淤血、水肿:胃肠道黏膜淤血、水肿可影响患者的消化功能,引起食欲缺乏和消化不良。

(3)腹水:肝硬化腹水形成的机制包括:①门静脉高压使胃肠道血液回流受阻,小静脉和毛细胞血管内压力升高,加之淤血性缺氧导致血管壁通透性增高。②肝实质大量减少后,肝脏合成白蛋白的功能下降,导致血浆胶体渗透压降低。③中央静脉、小叶下静脉周围纤维化,使肝血窦内压上升,使进入窦周间隙的淋巴液明显增多,大大超过了胸导管的回流能力而外溢入腹腔。④肝功能下降,正常时由肝脏灭活醛固酮等的速度减慢,可造成水、钠滞留,进一步加重腹水的形成。

(4)侧支循环的形成:当门静脉压力过高时,门静脉血流将向压力较低的腔静脉系统分流并形成侧支循环。侧支循环的形成有助于减低门静脉的压力,但未经肝脏解毒的肠静脉系统血液直接进入体循环,可能是肝性脑病发生的原因之一。解剖学上门静脉的 7 大属支均可有侧支循环形成,临床上有重要意义的有下列 3 个侧支循环。

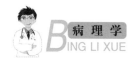

1) 胃底、食管下段静脉曲张:是最重要的侧支循环,其通路是门静脉→胃冠状静脉→食管下静脉→奇静脉→上腔静脉。曲张的胃底冠状静脉和食管下段静脉曲张,如发生破裂,则引起大出血,是肝硬化患者主要的死亡原因之一。

2) 痔静脉曲张:其侧支通路是门静脉→肠系膜下静脉→痔静脉丛→髂内静脉→髂总静脉→下腔静脉。痔静脉曲张后形成痔疮,长期的慢性出血可造成患者缺铁性贫血。

3) 腹壁浅静脉曲张:其通路是门静脉→肝圆韧带中的脐静脉→脐旁静脉丛,此后分为两条通路,一条经腹壁上静脉→乳内静脉→上腔静脉,另一条经腹壁下静脉→髂外静脉→髂总静脉→下腔静脉。门静脉高压形成的腹壁浅静脉曲张在腹壁上清晰可见,形成以脐为中心的"海蛇头"状静脉曲张,是门静脉高压的重要体征之一。

**2. 肝功能不全** 由于肝细胞反复受损,肝实质明显减少,肝硬化患者逐渐出现肝功能不全,其主要临床表现有:①血浆白蛋白降低,同时伴有免疫球蛋白的升高,从而形成白蛋白与球蛋白比例的倒置,并引起血浆胶体渗透压的下降。②出血倾向,表现为鼻出血、牙龈出血、皮肤和黏膜出血等。其原因是硬化肝脏合成纤维蛋白原、凝血酶原等凝血因子的能力下降,也可能与淤血性脾肿大时脾功能亢进所致的血小板减少有关。③激素灭活能力降低,导致体内醛固酮、抗利尿激素等水平升高,造成水、钠滞留;雌激素升高则表现为男性乳房发育、女性月经不调等,此外雌激素升高还可引起小动脉扩张,表现为患者在颈面部、上胸部、前臂及手背处出现蜘蛛痣。蜘蛛痣以扩张的小动脉为中心,向四周发出分支,色鲜红,用针头按住其中心红点则四周小分支立即消失是其特征。④胆色素代谢障碍,晚期患者常有黄疸。其发生机制:肝细胞被大量破坏后代谢胆红素的功能下降,肝小叶结构改建过程中小胆管受压、扭曲而导致胆汁流出受阻。⑤肝性脑病,是肝功能不全最严重的后果,也是肝硬化患者死亡的主要原因之一。其原因是肝细胞功能衰竭,来自肠道的有害物质未经肝细胞解毒就直接进入体循环或通过侧支循环直接进入体循环到达脑部。

## 六、转归与并发症

肝硬化是一种慢性进行性疾病,早期如能及时去除病因,增生的纤维组织有可能消退,肝功能可能恢复正常。即使病变已经发展到一定的程度,仍可能处于相对稳定的状态。由于肝具有强大的代偿能力,患者可以在很长时间内不出现临床症状,甚至肝功能检查也处于正常范围。晚期肝硬化由于代偿功能衰竭,则可出现一系列症状和并发症,主要有肝性脑病(肝昏迷)、胃底食管下段静脉曲张破裂出血、感染和癌变等。

## 第五节 胃 癌

胃癌(gastric carcinoma)是由胃黏膜上皮和腺上皮发生的恶性肿瘤,好发于胃窦部小弯侧,好发年龄为 40～60 岁,男女之比约 2:1～3:1。临床表现为食欲缺乏、胃酸缺乏、贫血以及上腹部肿块等。其发生认为与幽门螺杆菌(HP)感染、水土成分、饮食习惯、化学物质等因素有关,并有家族集聚倾向。慢性萎缩性胃炎伴非典型增生或肠上皮化生与其发生密切相关。

## 一、病因及发病机制

**1. 环境因素**　胃癌在日本、中国、智利、葡萄牙及俄罗斯等地区高发,而北美、澳大利亚、西欧等国发病率较低,高发区与低发区胃癌的发病率可相差 4～6 倍。胃癌的地理分布可能与各国、各民族的饮食习惯有关,如多食烟熏和腌制的食物及经滑石粉处理的大米;高发区食物和饮用水中亚硝酸盐含量较高。吸烟也可能与胃癌的发生有关。

**2. 幽门螺杆菌感染**　我国胃癌高发区成人 HP 感染率在 60% 以上。HP 能促使硝酸盐转化成亚硝酸盐及亚硝胺而致癌;HP 感染引起胃黏膜慢性炎症加上环境致病因素,可加速黏膜上皮细胞的过度增殖,导致畸变致癌。

**3. 遗传和基因**　遗传与分子生物学研究表明,胃癌患者有血缘关系的亲属其胃癌发病率较对照组高 4 倍。胃癌的癌变是一个多因素、多步骤、多阶段发展过程,涉及癌基因、抑癌基因、凋亡相关基因与转移相关基因等改变,而基因改变的形式也是多种多样。

## 二、病理变化

胃癌分为早期胃癌和进展期胃癌。

**1. 早期胃癌**　好发于胃窦部位及胃体部,特别是小弯侧为多。病变限于黏膜层或黏膜下层,绝大多数直径小于 2 cm,术后 5 年生存率在 80% 以上。肉眼形态可分为:①隆起型(Ⅰ型),肿瘤从胃黏膜表面显著隆起,高出胃黏膜厚度约 2 倍以上或呈息肉状。②表浅型(Ⅱ型),肿瘤表面较平坦,隆起不显著。又可细分为表浅平坦型(Ⅱa 型)和表浅凹陷型(Ⅱb型)。③凹陷型(Ⅲ型),有溃疡形成,但不超出黏膜下层。

**2. 进展期胃癌**　浸润肌层,预后较差,5 年生存率约 10%。肉眼形态可分为:①息肉型,癌组织向黏膜表面呈息肉状或蕈状生长;②溃疡型,癌组织部分坏死形成溃疡,溃疡边缘隆起似火山口状;③浸润型,癌组织向胃壁内侵袭,致胃壁增厚、变硬、胃腔缩小、黏膜皱襞大部消失(皮革胃)。

早期胃癌的病理组织学类型与进展期胃癌大致相似,可见高分化型腺癌、低分化型腺癌及未分化型癌。从形态上分为乳头状腺癌、管状腺癌、印戒细胞癌(图 11 - 9)及黏液腺癌。但在生长与发展过程中,形态也可发生变化,使其与进展期胃癌在病理组织学所见略有差异,这种差异主要见于癌组织的分化程度。

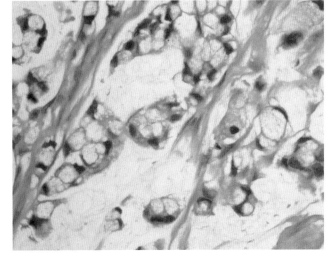

**图 11 - 9　胃印戒细胞癌**
注:胃癌组织中大量印戒细胞分布在黏液中。

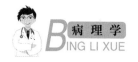
### 三、扩散和转移途径

胃癌扩散以直接扩散和淋巴转移为主要途径,常累及邻近器官和胃小弯侧胃冠状静脉旁及幽门下淋巴结。晚期还可经血道转移到肝、肺等器官。当癌肿侵袭浆膜后,可脱落到腹腔引起种植性转移。

**1. 局部蔓延种植** 贲门胃底癌易侵及食管下端,胃窦癌可向十二指肠浸润,分化差浸润性生长的胃癌突破浆膜后,易扩散至网膜、结肠、肝、胰腺等邻近器官。

**2. 血行转移** 发生在晚期,癌细胞进入门静脉或体循环向身体其他部位播散,形成转移灶。常见转移的器官有肝、肺、胰、骨骼等处,以肝转移为多。

**3. 腹膜种植转移** 当胃癌组织浸润至浆膜外后,肿瘤细胞脱落并种植在腹膜和脏器浆膜上,形成转移结节。直肠前凹的转移癌,直肠指检可以发现。女性患者胃癌穿破浆膜脱落并种植在卵巢表面,可发生卵巢转移性肿瘤。

**4. 淋巴转移** 是胃癌的主要转移途径,进展期胃癌的淋巴转移率高达 70% 左右,早期胃癌也可有淋巴转移。胃癌的淋巴结转移率和癌灶的浸润深度呈正相关。胃癌的淋巴结转移通常是循序渐进,但也可发生跳跃式淋巴转移,即第一站淋巴结无转移,而第二站淋巴结有转移。终末期胃癌可经胸导管向左锁骨上淋巴结转移(Virchow 淋巴结),或经肝圆韧带转移至脐部。

### 四、临床表现与预后

早期胃癌多数患者无明显症状,少数人有恶心、呕吐或是类似溃疡病的上消化道症状。疼痛与体重减轻是进展期胃癌最常见的临床症状。患者常有较为明确的上消化道症状,如上腹不适、进食后饱胀,随着病情进展上腹疼痛加重,食欲下降、乏力。根据不同部位的肿瘤,也有其特殊表现。贲门胃底癌可有胸骨后疼痛和进行性吞咽困难;幽门附近的胃癌有幽门梗阻;肿瘤破坏血管后可有呕血、黑便等消化道出血症状。腹部持续疼痛常提示肿瘤扩展超出胃壁,可伴有锁骨上淋巴结肿大、腹水、黄疸、腹部包块、直肠前凹扪及肿块等。晚期胃癌患者常可出现贫血、消瘦、营养不良甚至恶病质等表现。

胃癌的预后与胃癌的病理分期、部位、组织类型、生物学行为以及治疗措施有关。早期胃癌经治疗预后较好,贲门癌与胃上 1/3 的近端胃癌比胃体及胃远端癌的预后要差。

## 第六节 食 管 癌

食管癌(carcinoma of esophagus)是发生在食管黏膜上皮的恶性肿瘤,发病年龄多在 40 岁以上,男性多于女性。其病因尚未完全清楚,可能与饮食、遗传等因素有关。患者主要表现为哽噎、吞咽困难、胸骨后或剑突下疼痛。

### 一、病因与发病机制

**1. 亚硝胺病因学说** 国内已成功地应用甲苄亚硝胺、肌胺酸乙酯亚硝胺等经动物实验诱发食管癌。我国调查发现,在高发病地区的粮食和饮水中,硝酸盐、亚硝酸盐和二级胺含量显著增高,这些亚硝胺物质在胃内易合成致癌物质。

**2. 食管损伤**　热烫饮食、快食、进餐不规律等不良饮食习惯及食物的刺激作用导致食管损伤,是食管癌发病的重要危险因素之一。

**3. HPV 与食管癌**　人类乳头状瘤病毒(HPV)是一种嗜上皮细胞的 DNA 肿瘤病毒,在食管癌组织中检出率可高达 80%,提示 HPV 感染在食管癌的发生发展中有重要意义。

**4. 遗传易感性**　食管癌患者中有癌家族史的比例很高。

## 二、病理变化与分型

食管癌多发生在 3 个狭窄处,其中食管中、下段最多(90%),上段较少。可分早期和中晚期两类。

**1. 早期癌**　病变局限在黏膜层(原位癌)或黏膜下层浸润,未侵犯肌层,无淋巴结转移。大体观可分为:隐伏型、糜烂型、斑块型、乳头型。镜下,绝大部分为鳞状细胞癌,癌组织多位于上皮内,形成原位癌或黏膜内癌,少部分侵入黏膜及肌层。

**2. 中晚期癌**　是指癌组织浸润到食管黏膜下层以下者。此期患者出现吞咽困难等典型临床症状。根据肉眼形态特点可分为 4 型:①髓质型,最多见,癌组织在食管壁内浸润性生长,使食管壁均匀增厚,管腔变狭窄,形成浅表溃疡。②蕈伞型,肿瘤为卵圆形、扁平肿块,如蘑菇状突入食管腔内。③溃疡型,肿瘤表面形成溃疡,边缘隆起,底部凹凸不平,可深达肌层。④缩窄型,癌组织在食管壁内侵袭生长,累及食管全周,伴管壁纤维组织增生,形成明显的环形狭窄。

**3. 组织学分型**

(1) 鳞状细胞癌(鳞癌):最多见(图 11 - 10)。

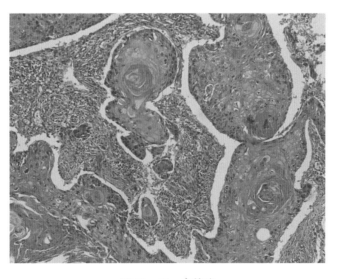

**图 11 - 10　食管癌**

注:高分化鳞状细胞癌,可见数个同心圆排列的角化珠。

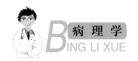
（2）腺癌：较少见，又可分为单纯腺癌、腺鳞癌、黏液表皮样癌和腺样囊性癌。

（3）未分化癌：较少见，但恶性程度高。

食管上、中段肿瘤绝大多数为鳞癌，食管下段肿瘤则多为腺癌。

## 三、扩散和转移方式

**1. 直接浸润蔓延**　邻近器官食管上段癌可侵入喉部、气管及颈部软组织，甚至侵入支气管，形成支气管-食管瘘；也可侵入胸导管、奇静脉、肺门及肺组织，部分可侵入主动脉而形成食管-主动脉瘘，引起大出血。下段食管癌常可累及贲门及心包。

**2. 淋巴转移**　约占病例的 2/3，中段食管癌常转移至食管旁或肺门淋巴结，也可转移至颈部、贲门周围及胃左动脉旁淋巴结。下段食管癌常可转移至食管旁、贲门旁、胃左动脉旁及腹腔等淋巴结，偶尔可至上纵隔及颈部淋巴结。淋巴转移部位依次为纵隔、腹部、气管及食管旁、肺门及支气管旁。

**3. 血行转移**　多见于晚期患者。最常见转移至肝（约占 1/4）与肺（约占 1/5），其他脏器依次为骨、肾、肾上腺、胸膜、网膜、胰腺、心、甲状腺和脑等。

## 四、临床病理联系

早期癌组织无明显浸润，无肿块形成，故症状不明显，部分患者出现轻微的胸骨后烧灼感或哽噎感，可能是由于食管痉挛或肿瘤浸润黏膜引起的。中晚期由于癌种不断生长，使食管壁狭窄，患者出现吞咽困难，甚至不能进食，导致恶病质使全身衰竭而死亡。

## 五、预后

食管癌患者的预后总的来说是鳞状细胞癌好于腺癌，缩窄型、蕈伞型好于溃疡型、髓质型。早期食管癌无转移外侵者 5 年生存率 90％，已远处转移或中段食管癌 5 年生存率小于 25％，平均 5 年生存率为 18.1％～40.8％。

## 第七节　大　肠　癌

大肠癌（carcinoma of the large intestine）又称结-直肠癌（colorectal cancer），是消化道常见的恶性肿瘤。发病率次于胃癌和食管癌。发病年龄为 30～50 岁，结肠癌女性较多，直肠癌男性多见。其发病可能与高脂肪、高蛋白、低纤维素饮食以及遗传性因素有关。

## 一、病因

**1. 饮食习惯**　大肠癌的发生与高脂肪、低纤维素饮食有关，这可能因为高营养而少消化残渣饮食不利于有规律的排便，延长了肠道内可能含有的致癌物质的接触时间。

**2. 遗传因素**　常发生于某些大肠遗传性疾病中，如家族性腺瘤样息肉病、遗传性非息肉病性大肠癌。

**3. 其他慢性炎症**　慢性溃疡性结肠炎、大肠增生性息肉病、绒毛状腺瘤及慢性血吸虫病等病变中,因黏膜上皮发生过度增生而易发展为癌。

## 二、病理变化与分期

1. 病理变化 大肠癌好发于直肠,以及乙状结肠、盲肠及升结肠、横结肠和降结肠,极少数患者可为多中心生长。大肠腺瘤和溃疡性结肠炎为主要的大肠癌癌前病变。大体形态可分为以下4种类型。

(1)隆起型:肿瘤呈息肉样或蕈伞状向肠腔突出,有蒂或为广基,表面常发生坏死和溃疡。

(2)溃疡型:肿瘤表面形成溃疡,直径多在2cm以上,外形似火山口状。有的肿瘤向肠壁深层侵袭而形成深的斜坡型溃疡。

(3)侵袭型:肿瘤向肠壁深层弥漫浸润,常累及肠管全周,伴纤维组织增生时可形成环状狭窄。

(4)胶样型:肿瘤外观及切面均呈半透明胶冻状。

组织学上主要为各种类型腺癌(图11-11),肛管部位可发生鳞癌和腺鳞癌。

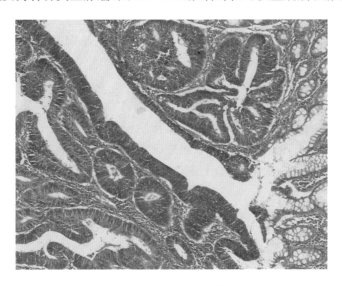

图11-11 大肠腺癌

2. 大肠癌的分期 目前多采用Dukes分期,详见表11-2。

表11-2 大肠癌的Dukes分期

| 分　期 | 病变特点 |
| --- | --- |
| Dukes A 期 | 癌局限于肠壁内 |
| A0 期 | 癌局限于黏膜 |
| A1 期 | 癌局限于黏膜下层 |
| A2 期 | 癌浸润至肠壁肌层,但未穿透浆膜 |

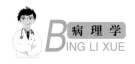

续表

| 分　期 | 病变特点 |
|---|---|
| Dukes B 期 | 癌浸润至肠壁外 |
| Dukes C 期 | 在 Dukes B 期基础上伴有淋巴结转移 |
| C1 期 | 近处淋巴结转移（肠旁） |
| C2 期 | 远处淋巴结转移（肠系膜） |
| Dukes D 期 | 远处转移或腹腔转移，或浸润至邻近脏器无法切除 |

### 三、肿瘤浸润及转移方式

大肠癌最常见的浸润形式是局部侵犯，肿瘤侵及周围组织或器官，造成相应的临床症状。肛门失禁、下腹及腰骶部持续疼痛是直肠癌侵及骶神经丛所致。大肠癌可侵袭到浆膜，并直接蔓延至邻近的前列腺、膀胱等器官；可经淋巴道转移至结肠、旁、中间和终末淋巴结或直肠旁淋巴结；若肿瘤穿透肠壁浆膜，可引起种植性转移。

大肠癌的远处转移主要有两种方式：淋巴转移和血行转移。肿瘤细胞通过淋巴管转移至淋巴结，也可通过血行转移至肝、肺、骨等部位。膀胱直肠窝或子宫直肠窝内可扪及块物，肿瘤在腹盆腔内可广泛种植转移。

### 四、预后

影响预后的因素主要取决于肿瘤的生物学特性和病理类型。另外，年轻患者大多预后较差，女性患者较男性患者预后好，有症状者较无症状者预后差，有下消化道出血、肠梗阻、肠穿孔等并发症者预后差。肿瘤的大小、部位、形状及活动度等也对预后有影响。

## 第八节　原发性肝癌

原发性肝癌（primary carcinoma of liver）是由肝细胞或肝内胆管上皮细胞发生的恶性肿瘤，其中肝细胞癌最常见，占 90% 以上。我国是肝细胞癌高发区，主要集中在东南沿海一带，好发年龄 40～50 岁，男性多于女性。临床上表现为腹痛、腹水和肝大，有时伴有全身表现如低血糖、高胆固醇血症、血转氧酶升高、低纤维蛋白原血症等。

### 一、原因与发病机制

**1. 肝炎病毒感染**　肝癌的发生目前认为与乙型肝炎病毒（HBV）感染关系非常密切，90% 的肝癌患者与乙型肝炎病毒感染有关。研究表明，乙型肝炎病毒可将其 DNA 整合到宿主的肝细胞基因组中，在肝炎和肝硬化病变中，肝细胞受到长期慢性炎症刺激可促进癌变的发生。近年来发现丙型病毒性肝炎发展为肝硬化的比例不低于乙型肝炎，因此丙型肝炎病毒也与肝癌的发生关系密切。

**2. 肝硬化**　有 60～80% 的肝细胞癌具有肝硬化的背景，尤其是 HBV 引起的肝炎后肝硬化常是发生肝细胞癌的基础。肝硬化时不断重复出现的肝细胞变性坏死和修复再生给细胞基因损伤提供了条件。但肝硬化并不是肝细胞癌发生所不可缺少的先驱病变,尚有20%～40%的肝细胞癌不伴有肝硬化。

**3. 接触化学致癌物质** 黄曲霉毒素的代谢产物为黄曲霉毒素 $B_1$ 有强烈的致癌作用,存在于霉变的玉米、花生等食品中,食品被黄曲霉毒素 $B_1$ 污染严重的地区,肝癌的发病率也较高。在肝细胞中,黄曲霉毒素可被激活,激活后的产物可与细胞 DNA 中的鸟嘌呤核苷形成加成物而引起基因突变。此外,亚硝胺类、偶氮芥类、有机氯农药等均是可疑的致癌物质。

**4. 饮水中的促癌物质** 从肝细胞癌高发区受污染的水源中可提取到一些藻类毒素(如蓝绿藻和微囊藻毒素),在动物肝癌模型中它们被证明是一种作用较强的促癌因子,这些因子可能也参与肝细胞癌的发生。

## 二、病理变化

**1. 早期肝癌** 又称为小肝癌,系指瘤体直径在 3 cm 以下或瘤结节不超过 2 个,其直径总和在 3 cm 以下。小肝癌边界较清楚,且常有包膜形成,癌组织呈灰白色,可有明显的纤维间隔形成,使其呈分叶状结构。坏死和出血少见。患者无临床症状。

**2. 中、晚期肝癌** 肝体积明显增大,肝组织内有肿瘤结节形成。大体形态可分为以下3 种类型。

(1)巨块型:肿瘤巨大,直径常超过 10 cm,多居右叶,瘤体周边常有散在卫星状瘤结节(图 11 - 12)。

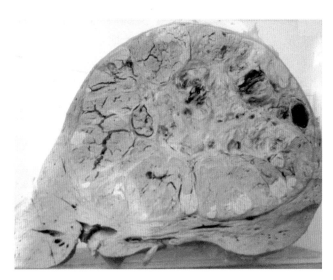

图 11 - 12 肝细胞癌

(2)多结节型:多在肝硬化基础上发生,瘤结节多个散在,大小不等,常小于 5 cm,可相互融合形成较大结节。

(3)弥散型:癌组织在肝内弥散分布,无明显结节形成。

肝癌的组织学类型可分为肝细胞癌、胆管癌和混合性肝癌。

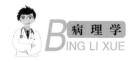

### 三、扩散和转移方式

肝癌首先在肝内蔓延,沿门静脉播散、转移,也可沿淋巴道转移至肝门、上腹部和腹膜后淋巴结,或通过肝静脉转移至肺、肾上腺、脑等器官。

### 四、预后

一般认为,肝细胞癌的预后不良,伴有肝硬化的患者预后更差。从病理来看,肿瘤小者,生存率高。肿瘤面积>10 cm,1 年生存率为 37.5%;肿瘤面积<10 cm,1 年生存率为 63.2%。肿瘤的分化程度低者,恶性程度高,容易发生转移现象,导致短期内死亡。单一小肝癌较多发癌结节者 5 年存活率高 10 倍。肿瘤生长速度快、门静脉内已有癌栓形成者,5 年存活率为 4.8%,无癌栓形成者存活率为 50%。

(汪玉娇)

## 第九节 肝性脑病

肝性脑病(hepatic encephalopathy,HE)是指在排除其他已知脑疾病前提下,继发于肝功能障碍的一系列严重的神经精神综合征。可表现为人格改变、智力减弱、意识障碍等特征,这些特征为可逆的。肝性脑病晚期发生不可逆性肝昏迷(hepatic coma),甚至死亡。

肝性脑病在临床上按神经精神症状的轻重分为 4 期:一期为轻微的性格和行为改变,临床表现为欣快感或沉默少言、淡漠、注意力不集中、易怒、烦躁等;二期以精神错乱、睡眠障碍、行为失常为主,出现哭笑无常、睡眠呈昼夜倒错、定向障碍、理解能力减退,并可出现腱反射亢进、运动不协调、两手扑翼样震颤等神经体征;三期以昏睡和严重精神错乱为主,可出现木僵、嗜睡等;四期患者则神志不清,不能唤醒,即进入昏迷阶段。既往所称"肝昏迷"可视为肝性脑病的最终表现。

### 一、发病机制

肝性脑病的发生机制比较复杂。资料表明肝性脑病患者死后尸检,脑组织无明显的特异性形态学变化。其神经病理学变化被认为是继发性变化,肝性脑病的发生主要是由于脑组织的功能和代谢障碍所引起的。目前认为其发生主要是血液和肠道内的多种毒性物质由于肝功能障碍不能经肝脏转化和清除而进入血液循环,到达中枢神经系统,引起脑组织功能和代谢障碍,从而出现神经精神症状,甚至昏迷。现将目前较为公认的主要学说介绍如下。

#### (一)氨中毒学说

临床上约 80% 的肝性脑病患者血氨及脑脊液中氨浓度高出正常人的 2~3 倍,而且动脉血氨的升高往往与临床表现相平行;给某些肝硬化或慢性肝病患者高蛋白饮食或含铵药物后血氨升高,并可发生与肝性脑病相同的临床表现和脑电图改变;而限制蛋白质饮食和采取降血氨措施,可使病情好转。动物实验证实,喂食大量铵盐可使门静脉血氨升高,当超过肝脏处理氨的能力时体循环血氨升高,动物出现神经症状及昏迷。这些均表明血氨升高与肝性脑病有明显关系。

**1. 血氨升高的原因**　血氨升高的原因是氨生成过多或氨清除不足。一般而言,只有在肝脏清除氨的功能发生障碍时血氨水平才会升高。

(1) 尿素合成减少,氨清除不足:体内氨的主要清除途径为在肝内经鸟氨酸循环合成尿素。在肝实质严重受损时,肝内鸟氨酸循环的酶系统严重受损,ATP 供给不足,使鸟氨酸循环发生障碍,肝细胞合成尿素的功能难以正常进行,尿素合成明显减少,导致血氨水平上升。

(2) 氨生成增多:血氨主要来自肠道,肝功能障碍时氨生成过多的主要因素有:①肝衰竭患者常见上消化道出血,如肝硬化时由于门静脉高压而导致胃底-食管下段静脉曲张破裂出血,血液淤积在肠道内,其蛋白质被肠道细菌分解而产生大量氨。临床上对这类病例给予抗生素以减少细菌作用,同时帮助患者排出滞留在肠道内的血液,这些措施能有效减少氨的生成而缓解病情。②肝硬化时由于门静脉回流受阻,致使肠黏膜淤血、水肿,或由于肝功能下降而胆汁分泌减少,食物的消化吸收和肠道的排空发生障碍,致使肠道内细菌大量繁殖,氨生成明显增多。③肝硬化晚期常合并肝肾综合征,尿素由肾排出减少而弥散入肠腔增多,在肠道分解后产生大量氨。④肝性脑病前期,患者高度躁动,肌肉活动增强,肌肉中腺苷酸分解代谢增强而产氨增多。

**2. 氨对脑的毒性作用**　氨有两种存在形式:游离氨与离子状态铵,两者随 pH 值的变化可互相转化。当血液 pH 值正常时,血氨中的 99% 是以离子化铵形式存在,游离氨仅为 1%。当 pH 值降低时,离子化铵增多;而 pH 值升高时,则游离氨增多。游离氨为脂溶性,易被肠道吸收并易于透过血脑屏障,进入脑细胞内引起功能障碍。氨对脑组织的毒性作用主要有以下几个方面。

(1) 氨使脑内神经递质发生改变:脑内氨水平升高可使脑内兴奋性神经递质(谷氨酸、乙酰胆碱)减少,而使抑制性神经递质(γ-氨基丁酸、谷氨酰胺)增多,导致神经递质之间的动态平衡被打破,导致中枢神经系统处于抑制状态。

(2) 干扰脑细胞能量代谢:主要干扰葡萄糖生物氧化的正常进行,氨与脑内的 α-酮戊二酸结合,生成谷氨酸,使三羧酸循环中间产物 α-酮戊二酸减少,影响糖的有氧代谢,同时又消耗了大量的还原型辅酶Ⅰ(NADH),妨碍了呼吸链中的递氢过程,以致 ATP 产生不足。在氨进一步与谷氨酸结合形成谷氨酰胺的过程中又消耗了大量 ATP,因此脑细胞活动所需的能量不足,不能维持大脑的兴奋活动,导致昏迷。目前很多实验证实,氨中毒时大脑皮质 ATP 含量正常,但脑干含量低下。由于脑干网状系统的正常活动是维持机体清醒状态的关键,故昏迷可能与脑干网状系统功能抑制有关。

(3) 氨对神经元细胞膜的直接抑制作用:氨可直接干扰神经元细胞膜的正常离子转运,在细胞膜的钠泵中与 K+ 相竞争进入细胞内,造成细胞内缺钾,从而影响神经细胞的静息电位形成和兴奋过程,使神经细胞活动发生障碍。

大量临床和实验资料说明,虽然血氨升高与肝性脑病的发生有密切关系,但仅用氨中毒学说解释肝性脑病的发病机制尚有许多难以回答的问题。因此,肝性脑病发病机制的氨

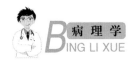

中毒学说还是一个有待深入研究的问题。

（二）假性神经递质学说

去甲肾上腺素和多巴胺是脑干网状结构突触部位传递神经冲动的正常神经递质，为保证机体觉醒状态所必需。当肝功能障碍和门静脉高压时，门静脉血可能绕过肝脏经侧支循环进行分流，肠道内产生的某些胺类及其前体未经肝脏解毒，便由血液带到外周及中枢神经系统，由肾上腺素能神经元摄取而形成假性神经递质羟苯乙醇胺和苯乙醇胺，取代了正常神经递质，结果引起神经传导功能障碍。

正常时，食物蛋白质经消化吸收后会在肠道内残留多种氨基酸，其中未被吸收的苯丙氨酸与酪氨酸，可在肠道细菌的氨基酸脱羧酶作用下，分别生成苯乙胺和酪胺。这些胺类经肠道吸收后，大多在肝脏经单胺氧化酶的作用氧化解毒。肝衰竭时，肝内单胺氧化酶的活性降低，肝脏生物转化和解毒功能下降。此外，肝硬化时伴有的门静脉高压导致胃肠道淤血、水肿和消化功能下降，蛋白质在肠道内腐败产氨过程增强，肠道吸收的苯乙胺和酪胺也增加。肝硬化时往往伴有门静脉高压而形成门静脉血流向腔静脉系统的分流，使一部分含有从肠道吸收的毒素未经肝脏解毒就直接进入体循环。血中过多的苯乙胺和酪胺进入脑内，经 β-羟化酶作用，生成苯乙醇胺和羟苯乙醇胺。羟苯乙醇胺和苯乙醇胺，在化学结构上与正常神经递质去甲肾上腺素和多巴胺十分相似，竞争性地取代或部分取代正常神经递质多巴胺和去甲肾上腺素与受体结合，但由于其生物活性仅为正常递质的 1/50，不能产生正常的生理效应，使神经传导功能发生障碍，故称此胺类为假性神经递质（false neurotransmitter）。假性神经递质与肝性脑病的发生有着密切关系，但仍需作进一步研究。

（三）氨基酸代谢失衡学说

近年来的研究发现，肝性脑病患者血浆中各种氨基酸含量有很大变化，其中支链氨基酸（缬氨酸、亮氨酸、异亮氨酸）减少，芳香族氨基酸（苯丙氨酸、酪氨酸、色氨酸）增高，氨基酸代谢失衡可导致芳香族氨基酸过多进入脑内，脑细胞内高浓度的苯丙氨酸可增强酪氨酸脱羧酶活性，而抑制酪氨酸羟化酶活性，使假性神经递质产生增多，最终导致肝性脑病的发生。故有人称芳香族氨基酸为"毒性"氨基酸，而支链氨基酸能阻止芳香族氨基酸进入脑内，故称为"保护性"氨基酸。色氨酸与肝性脑病也有密切的关系。色氨酸在肠道细菌的作用下可生成有害的甲基吲哚和吲哚，高浓度的吲哚可抑制细胞呼吸。血浆中的色氨酸大部分与白蛋白结合，仅 10% 左右呈游离状态。肝损害严重时，色氨酸在肝内分解减少，血中色氨酸浓度增加，加之清蛋白生成减少，因此游离型色氨酸大量进入大脑，经羟化酶的作用生成 5-羟色氨酸，再经脱羧酶的作用生成 5-羟色胺。5-羟色胺是一种抑制性神经递质，能抑制酪氨酸转变为多巴胺，阻碍正常神经递质的生成，因而它增多时可引起中枢抑制，促进肝性脑病发生。

事实上，氨基酸失衡学说是假性神经递质学说的补充和发展。氨基酸失衡学说的基础是患者脑内支链氨基酸减少而芳香族氨基酸增加，肝性脑病患者补充支链氨基酸可缓解患者的神经精神症状。但是，一些学者认为氨基酸失衡可能是肝损害的结果，因此氨基酸失衡学说尚待进一步深入研究和验证。

（四）γ-氨基丁酸学说

γ-氨基丁酸（GABA）是哺乳类动物最主要的抑制性神经递质。GABA 储存于突触前神经元的胞质囊泡内,在细胞内并无活性。当神经元兴奋时,GABA被释放到突触间隙中并结合在突触后神经元的GABA受体上,然后通过与受体的相互作用,使膜氯离子的通透性增强而产生抑制作用。GABA主要由肠道细菌生成,吸收后经肝脏清除。肝衰竭时,肝不能清除肠源性GABA,使血中GABA浓度增高,通过血脑屏障进入中枢神经系统而抑制大脑的活动。

总之,肝性脑病的发病机制较复杂,是多种有害因素共同作用的结果。

## 二、决定和影响肝性脑病发生、发展的因素

脑性毒物、诱发因素和脑敏感性增加,是决定和影响肝性脑病发生的3个重要因素。

**1. 脑性毒物** 多为体内代谢产物,其对脑的毒性作用可表现为,干扰脑的能量代谢(如氨),抑制脑细胞呼吸(如甲硫氨酸与色氨酸的降解产物),使神经传递功能发生障碍(如羟苯乙醇胺,苯乙醇胺),对神经突触有直接毒性作用(如短链脂肪酸等)。

**2. 脑的敏感性增高** 严重肝病患者,对一些有害因素的敏感性增高,因而易于在各种外源性因素(如镇静剂、感染、缺氧、电解质紊乱等)作用下发生脑病。慢性肝病患者敏感性增高的原因可能是:①大脑长期受一些毒性物质作用的结果;②大脑缺乏某些必须的物质,如肝脏提供的各种核苷酸不足可使脑的正常代谢无法维持。

**3. 诱发因素**

(1) 上消化道出血:肝硬化患者由于门静脉高压而伴有胃底-食管下段静脉曲张,当曲张的血管破裂时,大量血液进入肠道,血中的蛋白质在肠道细菌的作用下产生大量的氨及其他脑毒性物质。此外,出血还可能造成休克等有效循环血量不足的情况,使肝、肾、脑等发生缺血性损伤,进一步加重肝衰竭,从而诱发肝性脑病。

(2) 某些药物:能加重肝脏负担或增高大脑敏感性的药物均可能诱发肝性脑病。

(3) 感染:可造成体温升高等,增加脑组织的能量消耗及血-脑屏障的通透性,使脑组织的敏感性增高和使毒物易于进入脑组织。

(4) 便秘:使氨的产生和吸收增加。

(5) 低血糖:肝衰竭时,对胰岛素的灭活作用减弱,血液中胰岛素水平升高,患者容易发生低血糖。低血糖本身即可诱发昏迷。

## 三、肝性脑病的防治原则

**1. 防止诱因** 减少氨负荷,严格控制蛋白摄入量;防止上消化道大出血;防止便秘;预防因利尿、放腹腔积液、低血钾等情况诱发肝性脑病。

**2. 降低血氨** 口服乳果糖等使肠道pH值降低,减少肠道产氨和促进氨的排出;应用门冬氨酸鸟氨酸制剂降低血氨;纠正水、电解质和酸碱平衡紊乱;口服新霉素等抑制肠道细菌产氨。

(孟 丹)

**思考题**

(1) 叙述消化性溃疡的好发部位,以及肉眼和镜下病变特点。

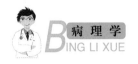

（2）可引起上消化道出血的有哪些疾病？

（3）简述各型肝炎的病变特点。

（4）试述肝硬化的临床表现及其病变基础。

（5）肝性脑病时血氨升高的原因是什么？

（6）简述肝性脑病时假性神经递质产生的机制。

（7）肝性脑病有哪些常见诱因？

（8）试述肝性脑病的临床表现及其可能的机制。

### 临床病理讨论

1. 病史 患者，男性，57岁，反复畏寒、发热2个月余，体温最高达38.8℃。当地医院胸片示肺部炎症，红霉素治疗后体温可下降，但停药后复升。既往无高血压、糖尿病、结核病史，无烟酒嗜好。

2. 体格检查 T37.5，P 100次/分，R 20次/分，BP 120/70 mmHg。发育正常，营养中等，神志欠清，口唇发绀，皮肤和巩膜无黄染或出血点。胸廓对称，心律齐，未闻及杂音。腹平软，肝脾肋下未及。

3. 实验室检查 血常规白细胞计数不高，清蛋白下降，球蛋白增多，AFP阳性。尿常规红细胞150/μl，胆红素17μmol/L。胸片示两肺散在结节影。

4. 治疗经过 住院期间出现皮下瘀斑、呕血、黑便，给予止血、抑酸、补液、抗感染治疗。血液生化：尿素22.5 mmol/L，血钾6.0 mmol/L，肌酐156 μmol/L，血糖10.3 mmol/L。故停补液中的10%kcl。住院第二天13:30患者诉腹痛，无尿。40分钟后患者突然呼吸急促，意识淡漠，经抢救无效死亡。

5. 尸检主要发现 患者男性，营养和发育情况好，全身皮肤和巩膜轻度黄染，左髂后、左腹股沟等处散在瘀斑，口唇苍白。腹腔积液100 ml，清亮。胸腔积液两侧各100 ml，心包积液120 ml，均为淡红色。两肺饱满，切开时大量粉红色泡沫状液体流出，切面可见散在灰白色结节。肝脏体积略小，表面和切面均呈结节状，结节直径为0.5~1.5 cm，其中还可见2个直径为3~4 cm灰白色球形结节，质地坚实，分界不清。食管中下段和胃底静脉曲张，黏膜面散在少量糜烂，胃和肠腔内有咖啡色内容物。肠系膜淋巴结肿大，切面灰白色。脾脏肿大，色暗红。肾脏肉眼观无特殊，镜下肾小球毛细血管内广泛微血栓形成。

6. 讨论题

（1）本例肝脏可能有哪些病变？

（2）两肺灰白色结节和肠系膜淋巴结肿大可能的机制是什么？

（3）试述本例的直接死亡原因。

# 第十二章

## 泌尿系统疾病

**学习要点**

- 肾小球肾炎的病因和发病机制
- 常见肾小球肾炎的病理特点
- 急、慢性肾盂肾炎的病理特点
- 肾细胞癌及膀胱癌的病理形态和生物学行为特点
- 急性和慢性肾衰竭、尿毒症的概念,以及机体功能和代谢变化

泌尿系统包括肾脏、输尿管、膀胱和尿道。肾脏是泌尿系统中最为重要的脏器,其在体内代谢产物的排泄,调节水、电解质和酸碱平衡方面发挥着非常重要的作用,并可以分泌促红细胞生成素、肾素、前列腺素等生物活性物质。

肾单位(nephron)是肾脏的基本结构和功能单位。肾单位由肾小球(glomerulus)和肾小管组成。肾小球的结构和功能在肾脏病理中具有重要意义。肾小球又可分为球丛和球囊两部分。球丛由入球动脉分支形成的毛细血管袢和中央的小球系膜组成,毛细血管袢管壁的内皮细胞、肾小球脏层上皮细胞(足细胞)以及两者合成的基膜一起形成滤过膜。正常情况下,肾小球的血流量、小球滤过膜的完整性及其所带的负电荷量是控制滤过量和阻止蛋白质等大分子滤过的重要机制。系膜位于血管袢之间,由系膜细胞和系膜基质所组成,系膜细胞具有收缩、吞噬、合成细胞外基质和生物活性物质的作用。肾球囊由壁层上皮细胞及其基膜构成。肾小管根据其分布和形态分为近曲小管、远曲小管和直部,主要具有水、糖、钠等的重吸收,分泌 $H^+$、$K^+$、$NH_4^+$,以及维生素 $D_3$ 的活化作用。肾小管的血供来源于出球小动脉的再分支,故肾小球病变时,其血流量下降,可以导致相应肾小管损伤。

泌尿系统的疾病主要有:炎症(肾小球肾炎、肾盂肾炎、肾结核等)、结石(肾、膀胱、输尿管、尿道结石)、肿瘤(肾细胞癌、肾母细胞瘤、移行细胞癌)、其他(多囊肾、急性肾小管上皮坏死)等。本章主要介绍肾小球肾炎和肾盂肾炎,以及由各种疾病引起的肾功能损伤(肾功能不全)。

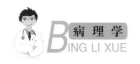

## 第一节 肾小球疾病

肾小球疾病(glomerular diseases)是我国引起慢性肾衰竭的主要原因。根据病因可分为原发性、继发性和遗传性三大类。原发性肾小球疾病主要是原发于肾脏的独立性疾病，是一类以肾小球损害为主的变态反应性疾病，即肾小球肾炎，大多病因不明。继发性肾小球疾病系在全身性疾病过程中出现的肾小球病变，如狼疮性肾炎、糖尿病肾病等。遗传性肾小球疾病主要为由遗传基因突变所引起的遗传性家族性肾小球肾炎，如儿童的 Alport 综合征等。本章节主要讨论原发性肾小球肾炎。

### 一、病因

肾炎的病因多数不明。然而近几十年来，通过动物实验性肾炎模型的复制以及人体肾穿刺活检组织免疫学检查和电镜观察，证明肾小球肾炎多数是由体内抗原-抗体复合物沉积于肾小球而致病。此外，近年来发现细胞介导的免疫机制在某些肾小球疾病中也起着一定的作用。

### 二、发病机制

**1. 循环免疫复合物沉积（circulating immune complex deposition）** 免疫复合物肾炎是肾炎中最常见的类型。其抗原多为可溶性抗原，抗原-抗体复合物可在患者血清中检测到。复合物经血液循环通过肾小球滤过膜时沉积下来，与补体结合，引起肾小球损伤。应用电子显微镜可见肾小球内有电子致密物质沉积。用免疫荧光法检查可见免疫复合物在肾小球内呈颗粒状荧光(图 12-1)。

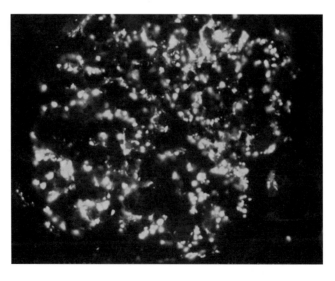

**图 12-1 免疫荧光染色示肾小球颗粒状荧光分布**

引起肾炎的抗原根据来源大致可分为内源性和外源性两大类:①外源性抗原,包括细菌如 A 族乙型溶血性链球菌、葡萄球菌、病毒和寄生虫等,其他还有药物、毒素和动物血清等。②内源性抗原,主要包括一些非肾小球抗原,如核抗原、DNA、免疫球蛋白、肿瘤抗原、甲状腺球蛋白抗原等。

免疫复合物沉积的部位以及引起肾小球病变的类型受到多种因素的影响,如免疫复合物的大小、抗原、抗体和免疫复合物的电荷等有关。含大量阳离子的抗原容易通过肾小球毛细血管基膜,在基膜外侧上皮细胞下形成免疫复合物。含大量阴离子的大分子物质不易通过基膜,往往在内皮细胞下沉积,或被吞噬清除,不引起肾炎。接近中性的分子形成的免疫复合物往往容易沉积于系膜内,引起系膜病变。

当免疫复合物沉积于肾小球内,可以激活补体,产生趋化因子,吸引中性粒细胞等炎症细胞浸润,并释放多种蛋白酶、氧自由基和炎性介质,引起肾小球损伤及炎症反应。另外,通过激活的补体成分 C5b - C9(膜攻击复合物)的直接作用,刺激肾小球系膜细胞和上皮细胞分泌损伤性化学物质,产生肾小球炎症病变。

**2. 原位免疫复合物沉积**(*in situ* immune complex deposition)　是指抗体与肾小球基膜内固有的抗原或经血液循环植入的外来抗原,在肾小球基膜原位直接形成抗原-抗体复合物。由于抗原性质不同所引起的抗体反应不同,可引起不同类型的肾炎。

(1) 抗肾小球基膜性肾炎:其发病仅占人类肾炎的 5%。肾小球基膜抗原的性质可能是基膜内Ⅳ型胶原羧基端非胶原区的一种多肽。但其产生的机制还不清楚。可能在感染或某些因素的作用下,基膜的结构发生改变而具有抗原性,可刺激机体产生自身抗体;或某些细菌、病毒或其他物质与肾小球基膜有共同抗原性,这些抗原刺激机体产生的抗体,可与肾小球毛细血管基膜起交叉反应。自身抗体直接与肾小球基膜结合形成免疫复合物。免疫荧光显示连续的线性荧光(图 12 - 2)。

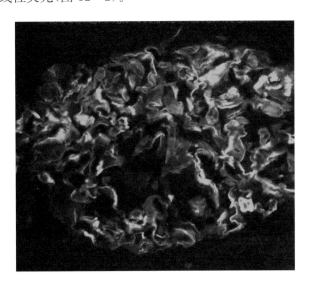

**图 12 - 2　免疫荧光染色示肾小球线性荧光**

(2) 抗其他肾小球抗原肾炎:肾小球内其他抗原成分如系膜细胞膜抗原 Thy - 1 和上

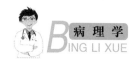
皮细胞的 Heymann 抗原等也可引起肾小球原位免疫复合物形成。抗 Thy-1 抗体可引起大鼠系膜增生性肾炎。大鼠 Heymann 肾炎是研究人类膜性肾炎的典型动物模型。由于肾小管刷状缘与足细胞有相同的抗原性,鼠抗肾小管刷状缘抗体可与足细胞反应,引起肾炎发生。

此外,也有少数类型的肾小球肾炎中无免疫复合物的沉积,或表现为沉积物,与肾小球损伤程度不一致,提示尚有其他的肾炎发病机制。在这些肾炎组织中常有巨噬细胞或淋巴细胞浸润,故认为这些肾炎的发生可能与 T 细胞介导的细胞免疫有关,或抗肾小球细胞抗体直接引起细胞毒性反应,或补体替代途径的激活等机制。总之,免疫损伤的各个途径并不是互相排斥的,不同的损伤机制可能共同作用,引起肾小球病变。目前有关肾小球肾炎的发病机制仍有待进一步深入的研究。

## 三、基本病理变化

肾小球肾炎因其致肾炎抗原和机体反应性的不同,其病理表现复杂多样。病变可呈急性或慢性;急性者仅为几天或几周,慢性者可长达数十年。病变程度有轻有重;轻者在光镜下病变轻微,重者可发生肾小球内血管袢纤维蛋白样坏死,肾小球完全硬化。病变范围也有很大的变化:可弥漫广泛分布(diffuse),累及两肾几乎所有肾小球;或呈局灶性(focal),即仅有部分肾小球受累。以单个肾小球而言,病变累及整个肾小球者,称为球性分布;仅一个或两个肾小球内血管袢小叶受累者,称为节段性(segmental)病变(图 12-3)。肾小球肾炎主要是以肾小球病变为主,但肾小球病变最终常累及肾小管和肾间质。

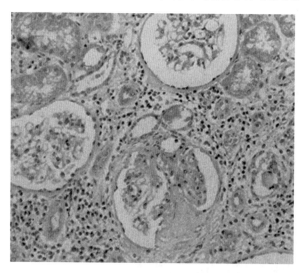

**图 12-3　肾小球局灶节段性病变**
注:图中 3 个肾小球,只有一个肾小球毛细血管袢一个
小叶形成节段性硬化灶,与球囊壁粘连。

### (一)肾小球的基本病变

**1. 肾小球细胞增多**　急性肾炎中常见肾小球系膜细胞和内皮细胞增生,并有中性粒细胞、单核细胞及淋巴细胞浸润,使肾小球细胞数量增多,体积增大。肾炎的肾小球壁层上皮细胞的增生可形成新月体,引起滤过下降、少尿。

**2. 基膜增厚**　许多肾炎中由于免疫复合物沉积在毛细血管基膜,可引起基膜基质增生、增厚。也可在系膜区细胞和基质大量增多情况下,系膜基质向血管内皮下和基膜之间插入,引起基膜不规则增厚,呈"双轨"状。

**3. 炎性渗出和坏死**　急性炎症时可出现中性粒细胞等炎症细胞和纤维蛋白渗出,血管壁可发生纤维蛋白样坏死或伴血栓形成。

**4. 肾小球玻璃样变和硬化**　光镜下肾小球内出现大量均质的淡伊红基质沉积,细胞减少,称玻璃样变。严重时可导致毛细血管祥塌陷,管腔闭塞,如仅发生于肾小球部分毛细血管祥小叶称为节段性硬化;如已累及全肾小球,使整个肾小球成为玻璃样变小体,则称球性硬化。

#### (二)肾小管和肾间质的病变

1. **肾小管**　肾小管常因炎症出现上皮萎缩、变性或坏死,近端小管上皮易发生水样变性。肾小管管腔内可见蛋白管型、细胞管型或颗粒管型,后者是由蛋白、脱落坏死的上皮细胞或红细胞在肾小管内淤积浓缩形成的异物性圆柱体。各种管型可随尿液排出,称管型尿。

2. **间质**　炎症时,间质可出现充血、水肿、炎症细胞浸润以及纤维组织增生。

### 四、临床病理联系

1. **肾炎综合征(nephritic syndrome)**　临床上以少尿、血尿、氮质血症和高血压为主,蛋白尿和水肿的程度较轻。多见于急性弥漫性增生性肾炎。其病变基础是肾小球急性炎症细胞浸润而损伤毛细血管壁,以及肾小球细胞增生而影响肾小球滤过。前者引起血尿,后者则是导致少尿、氮质血症和高血压的原因。

2. **肾病综合征(nephrotic syndrome)**　临床上以大量蛋白尿、低蛋白血症、全身性水肿、高脂血症和脂质尿为特征。常见于脂性肾病、膜性肾炎和膜性增生性肾炎,其病变基础是小球基膜的损伤和通透性增加。

### 五、肾炎的类型

目前肾炎的分类多采用 WHO 的组织病理学分类,与临床分类的侧重点有所不同。表 12-1 为原发性肾小球肾炎的病理分类与主要临床表现。

表 12-1　肾小球肾炎分类与临床表现

| 病理分类 | 主要临床表现 |
| --- | --- |
| 急性弥漫性增生性肾小球肾炎 | 急性肾炎综合征 |
| 新月体性肾小球肾炎 | 急进性肾炎综合征 |
| 微小病变性肾小球病 | 肾病综合征 |
| 局灶节段性肾小球硬化 | 肾病综合征、明显蛋白尿 |
| 膜性肾小球肾炎 | 肾病综合征 |
| 膜性增生性肾小球肾炎 | 肾病综合征、慢性肾炎综合征 |
| 系膜增生性肾小球肾炎 | 蛋白尿和血尿、肾病综合征 |
| IgA 肾病 | 无症状性血尿或蛋白尿 |
| 慢性硬化性肾小球肾炎 | 慢性肾炎综合征 |

### 六、常见肾炎类型的病理特点与临床表现

1. **急性弥漫性增生性肾小球肾炎(acute diffuse proliferative glomerulonephritis)**　简称急性肾炎,多见于儿童与青年,临床上主要表现为急性肾炎综合征。病理变化主要为肾小

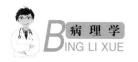

球内毛细血管丛的系膜细胞和内皮细胞增生为主,又称为毛细血管内增生性肾小球肾炎。

(1)病因与发病机制:大多数病例与感染有关,尤其易继发于 A 族乙型溶血链球菌感染,故又有链球菌感染后肾小球肾炎(poststreptococcal glomerulonephritis)之称。发病机制为循环免疫复合物沉积介导的肾炎。

(2)病理变化:肾脏体积增大,包膜紧张,表面充血,称为大红肾。如果肾小球毛细血管破裂出血,肾表面及切面有散在的出血点,则称为蚤咬肾。显微镜下见双侧肾小球广泛受累,肾小球体积增大,细胞数量增多,主要为内皮细胞和系膜细胞的增生,伴中性粒细胞、单核细胞浸润(图 12 - 4)。肾小球毛细血管管腔狭小或阻塞。病变严重时有血管祥节段性纤维蛋白样坏死,并破裂出血。红细胞进入肾球囊及肾小管腔内,引起明显的血尿。肾小管上皮细胞常有水样变性,并可出现红细胞管型和蛋白管型。免疫荧光检查见肾小球基膜有 IgG 和 C3 呈颗粒状荧光分布(图 12 - 1)。电镜下典型表现为在毛细血管的基膜外侧及脏层上皮细胞之间有颗粒状电子致密物沉积,其形状如"驼峰"(hump)或小丘状(图 12 - 4)。

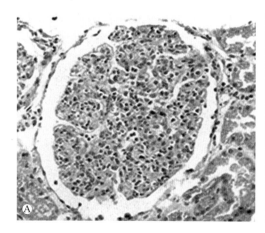
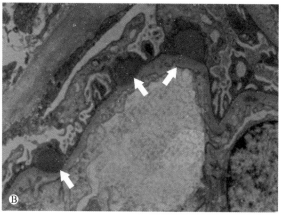

图 12 - 4　急性弥漫性增生性肾炎

注:A. 肾小球内大量系膜细胞和内皮细胞增生,伴中性粒细胞浸润,细胞数量增多;B. 电镜下见毛细血管基膜外侧有多个驼峰样电子致密物沉积(箭头)。

(3)临床表现与预后:由于肾小球急性炎症,血管通透性增加及结构破坏,出现蛋白尿和血尿,肾小球细胞增生严重者使血管管腔狭小或阻塞,导致肾小球滤过率下降,可出现少尿,严重者可出现氮质血症。患者常出现水肿和高血压。水肿是肾小球滤过率下降引起水、钠潴留或毛细血管壁通透性增高所致;水、钠潴留可使血容量增加,引起高血压。预后与年龄有关,儿童患者大多能恢复。少数患者可转为隐匿性肾炎或新月体性肾炎。成人预后差,15% ～50%的病例经数年变为慢性肾炎。

**2. 快速进行性肾小球肾炎(rapidly progressive glomerulonephritis)**　病理学特征为多数肾小球球囊壁层上皮细胞增生形成新月体(crescent),故又称为新月体性肾小球肾炎(crescentic glomerulonephritis)。病情易急速发展,临床由蛋白尿、血尿等改变迅速发展为严重少尿、无尿、高血压和氮质血症等进行性肾功能障碍,如不及时治疗,常在数周至数月内因肾衰竭而死亡。

(1)病因与发展机制:快速进行性肾小球肾炎可由不同原因引起,根据免疫学和病理学检查可分为 3 个亚型：①Ⅰ型为抗基膜型，部分患者表现为肺出血-肾炎综合征（Goodpasture syndrome），即患者抗肾小球基膜抗体与肺泡壁基膜发生交叉反应，从而产生肺出血伴肾衰竭的一组临床表现；②Ⅱ型为免疫复合物性肾炎，可由不同原因的免疫复合物肾炎发展而来，如链球菌感染后肾小球肾炎、狼疮性肾炎或 IgA 肾病等；③Ⅲ型为少免疫型肾炎，免疫荧光和电镜未发现抗基膜抗体或免疫复合物，又称为特发性新月体肾炎。可能与血管炎肾病有关。

（2）病理变化：双侧肾脏肿大，色苍白。显微镜下见多数肾小球内大量新月体的形成。新月体主要由增生的壁层上皮细胞和渗出的单核细胞构成，在球囊壁层和毛细血管球外侧呈新月状或环状分布。早期新月体，以细胞成分为主，为细胞性新月体（图 12-5）；以后纤维成分逐渐增多，形成纤维-细胞性新月体；最终新月体完全纤维化，成为纤维性新月体。新月体的形成使肾小球囊腔变窄，并压迫毛细血管丛，使肾小球功能丧失。免疫荧光检查部分病例可出现线性荧光或不连续的颗粒状荧光。电镜下部分病例显示电子致密物沉积，肾小球基膜出现缺损和断裂。

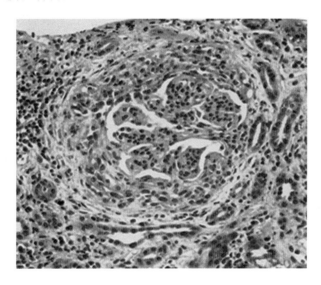

图 12-5 肾小球壁层上皮细胞增生，形成细胞性新月体

（3）临床表现与预后：快速进行性肾小球肾炎病情发展迅速，主要是进行性少尿、无尿及氮质血症，这是由于肾小球新月体形成阻塞了肾球囊腔所致。预后与病变广泛程度和新月体形成的数量和比例有关，数量越多，预后越差。肺出血-肾炎综合征患者可有反复发作的咯血，严重者可导致死亡，因此在护理工作中对于该类患者应特别注意肺部病变的表现。

**3. 膜性肾小球肾炎（membranous glomerulonephritis）** 又称膜性肾病，多见于青年和中年人，是成人肾病综合征的主要原因。病理改变以肾小球毛细血管基膜外侧上皮下大量免疫复合物沉积致基膜弥漫性增厚为主要特征，肾小球常无明显炎症病变，故又称膜性肾病（membranous nephropathy）。本型肾炎是一种慢性免疫复合物性肾炎。

（1）病因与发病机制：①继发性膜性肾炎，由外源性抗原引起，如乙型肝炎病毒、血吸虫、梅毒螺旋体、青霉胺等，或内源性抗原如甲状腺球蛋白、DNA、肿瘤抗原等。②原发性膜性肾炎，目前抗原仍未知，可能为某些抗肾小球抗原成分，类似大鼠 Heymann 肾炎发病

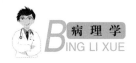

机制。

（2）病理变化：双肾肿大，色苍白，故称"大白肾"。显微镜下见所有肾小球毛细血管壁均匀一致增厚，细胞增生不明显（图 12 - 6）。经银染色（PASM）显示增厚的基膜呈黑色。外侧有针状突起与基膜垂直相连，形如梳齿。免疫荧光显示肾小球 IgG 和 C3 颗粒状荧光，沿血管袢排列。电镜下见上皮细胞下基膜外侧有大量细小的小颗粒状电子致密物沉积，基膜增厚，上皮细胞肿胀，足突消失。

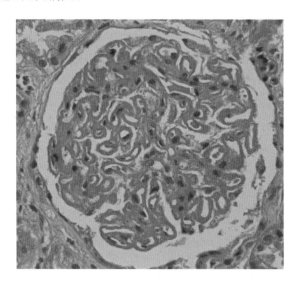

**图 12 - 6　膜性肾炎的肾小球毛细血管基膜广泛均匀增厚**

（3）临床表现与预后：由于基膜严重受损，通透性显著升高，引起大量非选择性蛋白尿。膜性肾小球肾炎起病隐匿，病程长，一般预后不好，对肾上腺皮质激素效果不显著。晚期发展为肾小球硬化，可引起肾衰竭。

**4. IgA 肾病（IgA nephropathy）**　IgA 肾病在我国十分常见，是一种系膜增生性肾炎。IgA 肾炎多发于儿童和青年，发病前常有非特异性上呼吸道感染史。起病以反复发作性肉眼或镜下血尿为特点，可伴有蛋白尿。病理变化以肾小球系膜细胞增生，基质增多，伴肾小球系膜区广泛 IgA 沉积为特点。1968 年 Berger 首先描述本病，故又称 Berger 病。

（1）病因与发病机制：发病机制尚未完全阐明。研究证实本病与机体 IgA 的产生和清除异常有关。在某些因素如细菌、病毒或某些蛋白的作用下，呼吸道或胃肠道黏膜合成 IgA 增加，IgA 复合物形成增多并沉积在肾小球系膜区，通过补体激活引起肾小球损伤。

（2）病理变化：在各病例中差异很大，轻者肾小球病变轻微，或表现为局灶性，仅少数肾小球有轻度系膜增宽和节段性系膜细胞增生；病变明显者，可有弥漫性系膜细胞增生，偶尔可有新月体形成。最突出的特点是免疫荧光检查显示系膜区有 IgA 沉积（图 12 - 7），并同时伴有 C3 荧光。电镜观察证实系膜区有电子致密物沉积及系膜细胞增生。

（3）临床表现与预后：常为无症状性复发性血尿，可伴有轻度蛋白尿。少数患者出现肾病综合征。IgA 肾病多呈慢性进行性过程，约半数患者病变逐渐发展，可出现慢性肾功能不全。持续高血压、持续蛋白尿均为预后不良的指标，护理时应注意监测。

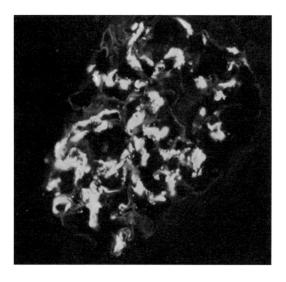

**图 12-7　IgA 肾病免疫荧光染色显示肾小球在系膜区有 IgA 呈粗颗粒状沉积**

**5. 慢性硬化性肾小球肾炎**（chronic sclerosing glomerulonephritis）　又称终末期肾，是各种类型肾小球肾炎发展到晚期的结果。本病多见于成年人，常引起慢性肾衰竭，预后差。病变特点为大量肾小球玻璃样变性和硬化，原始的病变类型已难以确认。

（1）病理变化：双侧肾脏对称性缩小，表面呈弥漫性细颗粒状，称为颗粒性固缩肾。肾切面皮质变薄，皮髓质分界不清；近肾门处可见小动脉壁增厚、变硬，肾盂周围脂肪增多。光镜下见多数肾小球发生纤维化及玻璃样变性，形成无结构的玻璃样小体。肾小球所属的肾小管也萎缩、纤维化。间质纤维组织增生，使玻璃样变性的肾小球相互靠近，形成"硬化小球集中"现象（图 12-8）。残留的肾单位发生代偿性肥大，肾小球体积增大，肾小管扩张。肾小管上皮呈立方状或高柱状，有些肾小管明显扩张呈囊状，上皮细胞扁平。扩张的肾小管腔内常有各种管型。间质内小动脉硬化，管壁增厚，管腔狭小。因硬化、纤维化而收缩的肾单位和代偿扩张的肾单位相互交错，使肾脏呈颗粒状。

（2）临床表现与预后：出现多尿、夜尿、低比重尿（等渗和低渗尿），这是大量肾单位丧失，血流通道减少，残留的肾小球代偿，滤过速度加快，肾小管重吸

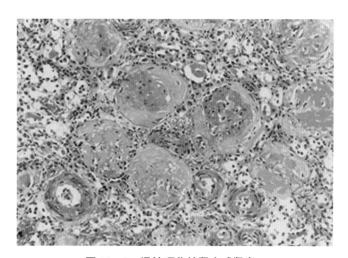

**图 12-8　慢性硬化性肾小球肾炎**

注：肾小球玻璃样变性，形成硬化小球集中现象，肾小管萎缩，间质纤维化。

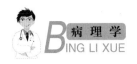

收功能有限所致。患者出现高血压是由于肾小球缺血引起肾素分泌增加,导致继发性高血压。贫血是由于肾单位破坏,促红细胞生成素减少,氮质血症及自身中毒抑制骨髓造血。氮质血症(azotemia)是由于大量肾单位破坏,肾小球滤过率下降,血尿素氮升高。尿毒症(uremia)是因肾衰竭,代谢废物在体内潴留,引起自身中毒状态并由此产生一系列临床表现,患者不仅表现为肾功能不全,且伴有代谢和内分泌异常,继发心血管、呼吸、消化和中枢神经系统等多系统病变。

慢性硬化性肾小球肾炎病变呈慢性进行性,病程发展极不稳定,病程长短不一,可达数年或数十年之久。早期进行合理治疗可以控制疾病发展。病变发展到晚期,最终多因尿毒症死亡,其次为高血压引起的心力衰竭和脑出血,以及抵抗力降低引起的继发感染。肾透析或肾移植可延长生存时间。

## 第二节　肾盂肾炎

正常人的泌尿道,由于尿液不停地排泄,入侵的少量病原菌难以在尿道、膀胱内停留生长;正常人输尿管斜形插入膀胱壁,当膀胱收缩排尿时,输尿管入口关闭而阻止尿液反流;泌尿道黏膜层有 IgA 的分泌以及巨噬细胞的吞噬功能等防御机制。因此,病原菌入侵后,难以扩散蔓延到肾脏。只有在全身抵抗力降低或泌尿道局部防御功能遭到破坏时,病原菌才会乘虚而入,引起泌尿道的感染,并继而引起肾盂肾炎。

肾盂肾炎(pyelonephritis)是一种由细菌引起的,主要累及肾盂、肾盏黏膜和肾间质的化脓性炎症。尿路感染包括下尿路感染(尿道炎、前列腺炎和膀胱炎)和上尿路感染(肾盂肾炎)。肾盂肾炎发生一般与下尿路感染有关。本病女性多见,约为男性的 9～10 倍。临床表现有发热、腰部酸痛、脓尿、血尿、蛋白尿和管型尿,以及尿频、尿急、尿痛等膀胱刺激症状。晚期患者也可有肾功能不全和高血压,甚至发展成尿毒症。

### 一、病因和发病机制

肾盂肾炎的致病菌以肠道革兰阴性菌为最常见,其中多数为大肠杆菌(占 60％～80％),其他还有变形杆菌、粪链球菌及葡萄球菌等,少数患者也可由真菌引起。急性起病者多为一种细菌感染,慢性者则可为多种细菌的混合感染。

**1. 肾盂肾炎的感染途径**

(1) 血源性感染(下行性感染):多因败血症或细菌性心内膜炎时,细菌随血流而播散到两侧肾脏。病原菌首先栓塞于肾小球毛细血管丛,或肾小管周围的毛细血管网,引起局部化脓性炎症,然后依次累及肾小管、肾盏和肾盂。病菌以金黄色葡萄球菌为多见。

(2) 上行性感染:多因下尿道感染(如尿道炎、前列腺炎和膀胱炎等),病原菌沿着输尿管尿液反流或经输尿管周围的淋巴管上行到肾盂、肾盏和肾实质所致。病变可累及一侧肾或两侧肾。致病菌主要为大肠杆菌。临床上,上行性感染远较血源性感染为多见。

**2. 引起上行性感染的诱发因素**

(1) 泌尿道完全或不完全性阻塞:如泌尿道结石、尿道炎症或损伤引起的瘢痕性狭窄、前列腺肥大、妊娠子宫或腹部、盆腔肿瘤的压迫以及泌尿道畸形等。阻塞的后果是尿液排泄障碍，引起尿潴留。后者不仅影响尿液的正常冲洗作用，而且潴留的尿液可成为细菌生长繁殖的培养基，继而发生感染。

（2）黏膜损伤：多发生于临床对泌尿道疾病所采取的检查和治疗时，如导尿管、膀胱镜及其逆行造影、尿道手术等，极易损伤泌尿道黏膜，成为病菌入侵并生长繁殖的场所。女性因尿道短，尿道口靠近肛门，容易遭受感染。

（3）膀胱输尿管反流：在泌尿道发生梗阻，如膀胱肿瘤、结石和前列腺肥大以及患有先天性输尿管膀胱口发育异常的儿童，常可发生尿液反流，流入一侧或双侧输尿管，甚至直达肾盂。尿液的反流为细菌的入侵提供了良好的途径。

医护人员在临床操作过程中，应避免膀胱或输尿管的损伤。采取尿标本以及插导尿管时应严格无菌操作，导尿管留置时间不宜过长。对于确需放置导尿管一段时间的患者，则要严格做好消毒工作，以防细菌的入侵，诱发肾盂肾炎的发生。

## 二、病理变化

**1. 急性肾盂肾炎（acute pyelonephritis）**　是肾盂、肾盏黏膜和肾间质为主的急性化脓性炎症。多见于小儿、妊娠期妇女和男性老年人（患前列腺肥大）。

（1）病理变化：肾脏体积稍肿大、充血，表面可见多个黄色隆起的脓肿，大小不等，分布弥漫或局限于某一区域，病灶周围有充血、出血带，切面显示肾盂黏膜有脓性渗出物。髓质内可见黄色条纹状病灶，并向皮质伸展，有时病灶互相融合，形成大小不等的脓肿。在严重的病例中，肾组织、肾盂和肾盏均遭破坏，肾盂内充满脓液。镜下见肾间质灶性化脓性炎症，伴脓肿形成。肾盂、肾盏黏膜内有中性粒细胞浸润，脓肿内有时可见细菌菌落或真菌的菌丝及其孢子等。肾小管内常充满中性粒细胞。周围肾间质血管扩张、充血，伴有中性粒细胞浸润。

（2）临床表现与预后：常起病急剧，多有发热、寒战、外周血白细胞增多等全身症状，以及尿液的改变，如脓尿、菌尿、血尿、管型尿和蛋白尿等。由于肾肿大和肾包膜炎，故患者常主诉腰部酸痛，体检时可有肾区叩击痛。膀胱或尿道的急性炎症常引起尿频、尿急和尿痛等刺激症状。由于炎症病灶呈不规则的灶性分布，故肾功能一般不受损害，极少引起氮质血症和高血压等。急性肾盂肾炎预后较好，多在短期内治愈。若引起感染的诱因不能去除或治疗不彻底，则容易反复发作而转为慢性。

**2. 慢性肾盂肾炎（chronic pyelonephritis）**　可从急性肾盂肾炎发展而来，或起病时即成慢性经过。临床表现可类似急性肾盂肾炎，但全身症状则往往不明显。病变晚期常可引起慢性肾衰竭和高血压等表现。

（1）病理变化：双侧肾脏病变不对称，肾体积常略缩小、质变硬，外形不规则，表面高低不平，有数量不等、较表浅的凹陷性瘢痕，形态不规则，略呈马鞍状，故又称"瘢痕肾"。切面示瘢痕呈浅碟形。病变可累及一侧或两侧肾脏，但程度往往不同。肾盂、肾盏变形，黏膜增厚、表面粗糙。肾乳头常萎缩变钝。光镜下见肾盏、肾盂黏膜固有层纤维性增厚，伴淋巴细胞、浆细胞和巨噬细胞浸润，部分上皮细胞脱落或伴有鳞状上皮化生。肾实质内形成灶性或片状的病灶，表现为肾小管萎缩、间质纤维化和慢性炎症细胞浸润，部分肾小球可发生玻

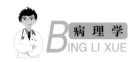

璃样变性,部分肾小球毛细血管袢结构尚正常,其球囊壁发生纤维性增厚。残余的肾小管发生代偿性扩张,管腔内充满伊红色、均质状的蛋白管型。由于其排列较集中,其形态颇似甲状腺组织的滤泡结构(图12-9)。如伴有高血压者,细动脉可发生硬化,小动脉内膜纤维组织增生,故晚期肾表面有时也可因此出现颗粒状外观。如伴急性发作,可出现急性炎症改变,常有较多中性粒细胞浸润。肾盂肾炎的反复发作使肾组织不断遭受破坏,最终也可因肾单位毁坏严重而导致肾功能不全。

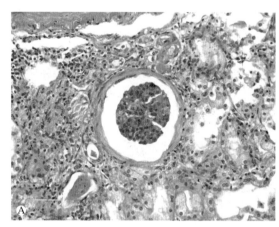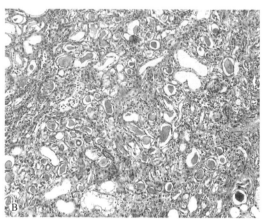

图 12-9　慢性肾盂肾炎

注:A.肾小球球囊周围纤维化;B.肾小管扩张(甲状腺滤泡样结构)。

　　(2)临床表现与预后:慢性肾盂肾炎常呈反复发作,发作期间的症状与急性肾盂肾炎相似,尿中常出现多量中性粒细胞、蛋白和管型。由于肾盂肾炎较早累及肾小管,故肾小管功能损害出现较早,也较严重。如肾小管浓缩功能降低,患者可出现多尿和夜尿;钠、钾和重碳酸盐的丧失过多而引起低钠、低钾血症和代谢性酸中毒等。肾单位的破坏和间质血管硬化、管腔狭窄可引起肾组织缺血,通过肾球旁细胞分泌肾素而引起继发性高血压。晚期因肾组织大量破坏而引起氮质血症和尿毒症。肾乳头萎缩、肾盂和肾盏因瘢痕收缩而变形,可经肾盂造影及 X 线摄片而被发现,有助于疾病的诊断。

# 第三节　泌尿系统常见肿瘤

　　泌尿系统肿瘤可发生于泌尿系统的任何部位。大多数肿瘤为恶性。在我国,最常见的泌尿系统肿瘤是膀胱尿路上皮癌,其次是肾细胞癌。而肾母细胞瘤则为婴幼儿中最常见的泌尿系统恶性肿瘤。

## 一、肾细胞癌

　　肾细胞癌(renal cell carcinoma)简称肾癌,是起源于肾小管上皮细胞的一种腺癌,占肾所有恶性肿瘤的 80%～90%,占成年人恶性肿瘤的 2%。好发于 50～70 岁患者,男性为女性的 2～3 倍。其发生机制与吸烟、化学致癌物及遗传因素(如 VHL 基因及相关基因改变等)有关。有家族好发的倾向,常显示第3对染色体短臂有遗传性畸变。其中,吸烟是肾癌最重要的危险因子,吸烟者肾癌的发生率是不吸烟者的两倍。

(1) 病理改变:肿瘤体积常较大,直径为3～5 cm。可发生两肾的任何部位,但以肾上极多见(图12-10)。切面肿瘤实质为灰白或灰黄色,常伴出血和钙化,形成多彩色,伴软化囊性变区。肿瘤边界清楚,但常有肿瘤小突起伸向周围肾实质,有时可见周围形成卫星状肿瘤小结节,提示肿瘤的侵袭性。随着肿瘤的增大,则可沿着髓质小管、集合管而蔓延到肾盏、肾盂以及输尿管,肿瘤常侵犯肾静脉,形成实心柱状的瘤栓,有时可以延伸到下腔静脉,甚至到达右心。肿瘤偶尔也可侵犯肾周围脂肪和肾上腺等。

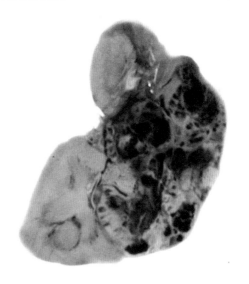

图 12-10 肾细胞癌

肿瘤细胞可随细胞内脂质和糖原量的不同而呈现不同的形态特征,近年来基于对家族性和散发性肾癌的遗传学和组织病理学的综合研究,把肾癌分为:①透明细胞癌(clear cell carcinoma),为最常见的肾癌类型,多为散发性,其发生与 VHL 基因改变有关。癌细胞轮廓清,胞质透明呈空泡状或颗粒状,富含脂质。②乳头状癌(papillary carcinoma),占肾癌的 10%～15%。癌细胞立方形或矮柱状,呈乳头状排列,其发生与 VHL 基因无明显关系。③嫌色细胞癌(chromophobe renal carcinoma),占肾癌的 5%,与多个染色体缺失和亚二倍体有关。癌细胞大小不一,境界清楚,胞质淡染或略嗜酸性,核周常有空晕。患者预后较好。

(2) 临床表现与预后:主要是无痛性血尿。早期临床症状不明显,常到肿瘤体积较大时才被发现。约有 50% 以上的患者主诉血尿,以镜下血尿为主,但常伴有阵发性肉眼血尿。随着肿瘤的增大,患者可主诉腰痛或扪及腹部肿块,有时可出现发热、红细胞增多,后者可能与肿瘤产生的促红细胞生成素有关。偶然患者有高血钙、高血压、库欣综合征、男性女性化或女性男性化等表现,此与肿瘤产生某些激素样物质有关。然而在很多病例中,肿瘤通常保持静止状态,甚至肿瘤发生转移才被发觉。肾癌可直接蔓延到肾盂、肾盏、输尿管、肾上腺和肾周围软组织。由于肿瘤血管丰富,早期可发生血道转移,其中以肺和骨的转移为多见。淋巴道转移可至肾门和主动脉淋巴结。肾癌预后较差,5 年生存率约为 45%,无转移者可达 70%。

## 二、膀胱尿路上皮(移行细胞)癌

膀胱肿瘤大多数起源于尿路上皮移行细胞,称为尿路上皮肿瘤。其中恶性肿瘤称为膀胱尿路上皮(移行细胞)癌[urothelial(transitional cell)carcinoma],多呈乳头状生长,是膀胱最常见的恶性肿瘤。该瘤好发于50～70岁患者,男性是女性的2倍。其发生与长期接触苯胺染料、吸烟、病毒感染和膀胱黏膜的慢性炎症等因素有关,部分可由膀胱尿路上皮乳头状瘤恶变而来。

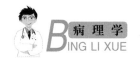

根据 WHO 和国际泌尿病理学会分类,在细胞形态学的基础上,结合肿瘤的组织结构和浸润状态,将膀胱乳头状尿路上皮肿瘤分为:①乳头状瘤(良性);②低度恶性潜能的乳头状瘤;③低级别乳头状尿路上皮(移行细胞)癌;④高级别乳头状尿路上皮(移行细胞)癌。

尿路上皮癌好发于膀胱侧壁和膀胱三角区近输尿管开口处,可为单个,也可为多灶性。肿瘤发展可经历从乳头状到扁平斑块或菜花状、非浸润性到浸润性、低级别到高级别的过程。

临床上主要表现为无痛性肉眼血尿。膀胱尿路上皮癌的临床经过取决于肿瘤的良恶性、位置以及侵袭性,尤以后者更为重要。恶行肿瘤切除后易于复发。侵袭性强的膀胱癌常侵犯输尿管和尿道口,可引起泌尿道梗阻,这也是造成患者死亡的主要原因。侵袭膀胱深层组织的肿瘤预后较差,其 5 年生存率低于 20%。

(张志刚)

## 第四节 肾功能不全

当各种病因引起肾脏功能严重障碍时,会出现代谢产物、药物和毒物在体内蓄积,并有水、电解质和酸碱平衡紊乱,以及肾脏内分泌功能障碍,从而出现一系列症状和体征,这种临床综合征称为肾功能不全(renal insufficiency)。肾衰竭(renal failure)是肾功能不全的晚期阶段。在临床应用中,这两者往往属同一概念而不加区别。根据发病的急缓和病程长短,可将肾衰竭分为急性和慢性两类,两者发展到严重阶段可以引起一系列自体中毒综合征,即尿毒症(uremia)。

### 一、急性肾衰竭

急性肾衰竭(acute renal failure,ARF)是指各种原因在短时间内(通常数小时至数天)引起双侧肾脏泌尿功能急剧降低,以致机体内环境发生严重紊乱的病理过程。ARF 病情凶险,但若及时诊断、治疗,预后较好。

**1. 病因与分类** 引起 ARF 的病因很多,一般根据发病环节可分为以下 3 类。

(1) **肾前性 ARF**:是指各种原因引起的有效循环血量减少和肾血管强烈收缩,导致肾血流量急剧减少所致的 ARF。常见于各种原因如失血、感染、急性心力衰竭、严重过敏反应引起的休克或肝肾综合征。此类 ARF 肾脏无器质性病变,一旦肾血流量恢复,则肾功能也可恢复,故又称为功能性肾衰竭。但若缺血时间持续过长,则会引起肾小管坏死。

(2) **肾性 ARF**:是由于各种原因引起的肾脏实质病变而产生的 ARF,又称为器质性肾衰竭。急性肾小管坏死是引起肾性 ARF 的最常见、最重要原因。造成急性肾小管坏死的因素有持续性肾缺血和缺血后再灌注损伤,以及重金属、药物、化学毒物等对肾小管的直接损伤。此外,急性肾小球肾炎、急性间质性肾炎、肾血管疾病等肾脏本身的疾病也可引起弥漫性肾实质损害,导致肾性 ARF。

(3) **肾后性 ARF**:是由肾以下尿路(从肾盂到尿道口)梗阻引起的 ARF。常见于双侧输尿管结石、盆腔肿瘤和前列腺肥大等造成的尿路梗阻。

**2. 发病机制**  ARF 的发病机制十分复杂,至今尚未完全阐明。不同原因所致 ARF 的机制不尽相同,但其中心环节均为肾小球滤过率下降。临床和实验研究表明,ARF 时的细胞损伤和肾小球滤过率的下降是多种因素和发病机制共同作用的结果。下面以肾缺血、急性肾小管坏死为例介绍 ARF 的 3 个主要发病机制。

(1) 肾血流量降低:这是因为休克、创伤或中毒时,交感-肾上腺髓质系统兴奋,肾缺血还可使肾素-血管紧张素系统激活,而激肽和前列腺素合成减少,从而引起肾入球动脉收缩,有效滤过压和滤过率降低,这是 ARF 早期尿量迅速减少的主要机制。全身有效循环血量降低、肾内 DIC 等可以直接造成肾血流量减少。肾缺血后再灌注可以产生大量自由基,损伤血管内皮细胞,造成肾血管内皮细胞肿胀和管腔狭窄,即肾循环无复流现象,加重肾缺血。

(2) 肾小管阻塞:异型输血和严重挤压伤等可造成血红蛋白和肌红蛋白管型阻塞肾小管,使其上段管内压力上升,引起肾小球囊内压升高,从而使肾小球滤过率下降。

(3) 肾小管原尿反漏:持续性肾缺血或中毒可使肾小管上皮细胞变性、坏死,基膜断裂,原尿到肾间质,引起间质水肿;肾间质水肿又可压迫肾小管使其阻塞加重,也可压迫周围的小血管,加重肾脏缺血,并使肾小球囊内压升高,肾小球滤过率进一步下降。如此形成恶性循环,导致少尿或无尿。

**3. 机体功能和代谢变化**  ARF 按其发病时尿量是否减少,可分为少尿型 ARF 和非少尿型 ARF 两类。

(1) 少尿型 ARF:临床上,大多数患者属于此种类型,其发病过程一般分为少尿期、移行期、多尿期和恢复期。

1) 少尿期:本期是病程中最危险的阶段,可以持续 1～2 周,持续时间愈长,预后愈差。主要表现有:①尿量迅速减少,少尿(<400 ml/d),甚至无尿(<100 ml/d);②氮质血症,即尿素、肌酐、尿酸等含氮代谢产物在肾脏的排出减少,血中非蛋白氮含量增加;③水中毒,尿量下降,内生水增多,一旦水摄入或输液量稍多均可造成水潴留,进而导致稀释性低钠血症和细胞水肿,严重者可以出现肺水肿、脑水肿和心力衰竭;④高钾血症,肾小管泌钾障碍、分解代谢增加和酸中毒使细胞内钾外溢、钾摄入增多等可以造成血钾增高,进而诱发心室颤动和心搏骤停,是少尿期最危险的变化;⑤代谢性酸中毒,肾小管排酸保碱作用减退、体内分解代谢增强可导致体内酸性产物蓄积,酸中毒可以引起心血管系统和中枢神经系统功能障碍。此外,本期还可表现有血镁增高、血磷增高和低钙血症。如及时诊治,患者病情趋于好转,进入移行期。但严重者出现持续少尿、无尿,甚至因尿毒症而死亡。

2) 移行期:当尿量增加到每日大于 400 ml 时,标志患者已度过危险的少尿期进入移行期,提示肾小管上皮细胞已开始修复再生,是肾功能开始好转的信号。在移行期,由于肾功能尚处于刚开始修复阶段,肾脏排泄功能仍低于正常,因此氮质血症、高钾血症和酸中毒等内环境紊乱还不能立即改善。

3) 多尿期:每日尿量可达 3 000 ml 或更多。一般而言,少尿期体内蓄积的水分和尿素氮等代谢产物越多,多尿期尿量也越多。多尿的机制:①肾血流量和肾小球滤过率逐渐增加;②修复的肾小管重吸收功能没有完全恢复;③肾间质水肿消退和肾小管开始再通;④少

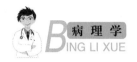
尿期潴留在血中的尿素等代谢产物经肾小球大量滤出,产生渗透性利尿。多尿期早期阶段血中尿素氮等仍明显增高,此后,随着尿量继续增加,水肿消退,尿素等逐渐趋于正常。后期因多尿可出现脱水、低钠血症、低钾血症等。多尿期持续1~2周,可进入恢复期。

4) 恢复期:一般在发病后第5周进入恢复期。此期尿量逐渐恢复,氮质血症、水和电解质及酸碱平衡紊乱得到纠正,症状消失。但肾小管的浓缩和酸化功能须经数月到1年才能完全恢复。某些患者可存在高血压等后遗症,少数患者可因肾脏病变迁延而发展为慢性肾衰竭。

(2) 非少尿型 ARF:占 ARF 总数的 20% 以上。临床特点是尿量无明显减少(400~1 000 ml/d),尿渗透压降低,尿比重也较低,血中肌酐和尿素升高。此型 ARF 的发生机制:肾小管重吸收功能障碍明显,而肾小球滤过率下降不严重,肾髓质形成高渗状态的能力降低,使尿液浓缩功能下降。本型 ARF 的病情较少尿型 ARF 轻、预后好、并发症少。但若延误诊治,则可转为少尿型 ARF。

**4. 防治原则**

(1) 原发病的诊治:例如尽快补充血容量、纠正水及电解质紊乱、抗休克、抗感染等,并要注意合理用药,防止药物或其他物质对肾脏的毒性作用。

(2) 综合治疗:使用甘露醇和利尿剂,增加肾血流量并防止肾小管受损;严格控制液体进入量,防止水中毒;维持水、电解质和酸碱平衡;抗感染;血液透析(人工肾)或腹腔透析,清除体内代谢产物。

## 二、慢性肾衰竭

慢性肾衰竭(chronic renal failure,CRF)是指由各种肾内、外疾病引起肾单位进行性破坏,以致残存肾单位不能充分排出代谢产物和维持内环境恒定,导致代谢废物和毒物在体内积聚,水、电解质和酸碱平衡紊乱,以及肾内分泌功能障碍,并伴有一系列临床症状的病理过程。由于肾脏有较强的代偿能力,故 CRF 的病程可能迁延数月、数年,甚至更长的时间,最后常因尿毒症而死亡。

**1. 病因**  凡能造成肾实质慢性进行性破坏的疾病都可引起 CRF,包括原发性和继发性肾脏疾病两种。引起 CRF 的原发性肾脏疾病包括慢性肾小球肾炎、肾小动脉硬化症、慢性肾盂肾炎、肾结核等;继发于全身性疾病的肾损害主要包括糖尿病性肾病、高血压性肾损害、过敏性紫癜肾炎、狼疮性肾炎等。以往的研究认为,慢性肾小球肾炎是 CRF 最常见的原因,而近年的资料表明,糖尿病性肾病和高血压性肾损害所致的 CRF 逐年增多。

**2. 发病机制**  CRF 的发病机制复杂,迄今为止尚未明了,大致有以下 4 种学说。

(1) 健存肾单位学说:即随着肾单位的进行性破坏,残余健存的肾单位越来越少,最终不能达到排出代谢废物和维持内环境恒定的最低要求。

(2) 矫枉失衡学说:如肾单位大量破坏,磷排泄减少,出现高磷血症和低钙血症,由此促使甲状旁腺激素分泌增多,促使肾脏排磷增加,血磷水平趋于正常。但是,CRF 晚期肾小球滤过率进一步下降,甲状旁腺激素分泌过多,非但不能促进排磷,还可使溶骨活动增强,引起肾性骨营养不良。

(3) 肾小球过度滤过学说:是指多数肾单位破坏后,健存的肾小球出现过度滤过,长期的负荷过重,最后导致肾小球硬化及肾衰竭。

(4) 肾小管高代谢学说:即健存的肾小管特别是近曲小管的代谢亢进,细胞内钙增多,氧自由基产生增多,引起肾小管损害、肾间质炎症、肾单位功能丧失。

**3. 发展过程** 根据病变发展和肾功能损害程度,CRF 可以分为 4 期。

(1) 肾储备功能降低期(代偿期):此期尽管大量肾单位被破坏,但只要有 25% 以上的肾单位健在,内生肌酐清除率仍在正常值的 30% 以上,机体内环境尚能维持基本稳定,患者可无任何肾功能障碍的症状。然而,此时肾脏的储备功能与适应能力低下,若发生水、钠、钾负荷过度,或发生感染、外伤等,可诱发肾衰竭的发生[内生肌酐清除率＝(尿肌酐浓度/血浆肌酐浓度)×每分钟尿量,能较好反映肾小球滤过率]。

(2) 肾功能不全期:内生肌酐清除率降至正常的 25%～30%,代偿肾单位不能维持机体内环境的稳定。患者有轻至中度氮质血症、轻度消化道症状和贫血。由于肾浓缩功能减退,常有多尿和夜尿。

(3) 肾衰竭期:肾功能显著恶化,内生肌酐清除率降至正常的 20%～25%,有较重的氮质血症,多尿、夜尿明显,出现代谢性酸中毒。患者还有严重的贫血、高磷血症、低钙血症等临床表现。

(4) 尿毒症期:这是慢性 CRF 的终末期表现。内生肌酐清除率降至正常的 20% 以下,患者有极严重的氮质血症和全身中毒症状,出现严重的水、电解质和酸碱平衡紊乱,以及多系统器官的功能障碍,甚至出现昏迷。

**4. 机体功能和代谢变化**

(1) 泌尿功能障碍:CRF 的早、中期表现有多尿(2 000 ml/d)、夜尿和低渗尿。其机制可能有:①残存肾单位血流量呈代偿性增加,肾小球滤过率增加,原尿产生增多;②原尿多、流速快,肾小管重吸收减少;③原尿中溶质增多,产生渗透性利尿作用;④远曲小管和集合管上皮受损;⑤髓袢主动重吸收 NaCl 功能障碍,髓质间质不能形成高渗环境,尿的浓缩功能降低。CRF 的晚期由于残存代偿肾单位过少,而发展为少尿。这时肾小管浓缩和稀释功能均降低,而出现等渗尿。除此之外,由于肾小球滤过膜和肾小管的损伤,临床可出现蛋白尿,甚至血尿、管型尿和脓尿。

(2) 氮质血症:由肾小球滤过率降低而引起代谢产物如尿素、尿酸和肌酐等在体内积蓄,使血液中非蛋白氮增高。同时一些对机体有毒的蛋白质分解产物如多肽类、胍类、氨基酸等增多,进而导致机体各系统脏器功能障碍和中毒症状。

(3) 水、电解质和酸碱平衡紊乱:肾脏对水负荷变化的调节适应能力减退,摄入水过多过快易发生水潴留、水肿,甚至心力衰竭;摄水量过少或有失水时,易发生脱水。

长时间限制钠盐或用排钠利尿剂,可发生水中毒和低钠血症;而钠盐摄入过多则加重钠、水潴留和高血压,甚至心力衰竭。

CRF 晚期肾小球滤过率极度下降,肾小管泌钾功能障碍,组织分解加强和酸中毒等因素均可促进高钾血症的发生。同时肾脏排镁、排磷也减少,引起高镁血症和高磷血症;后者可降低血钙浓度和伴有继发性甲状旁腺功能亢进。低钙血症的发生还与肾脏病变引起的 $1,25-(OH)_2-D_3$ 生成减少,肠道钙吸收不良有关。

肾小球滤过率下降、肾小管上皮泌 $H^+$、泌 $NH_4^+$ 和重吸收 $NaHCO_3$ 的功能降低,以及

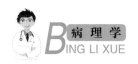

分解代谢增强使酸性代谢产物增多等因素,造成患者代谢性酸中毒。

（4）肾性高血压:钠水潴留,肾素-血管紧张素-醛固酮系统的活动增强,以及肾降压物质如前列腺素 $A_2$ 和 $E_2$ 等扩血管物质生成减少,导致高血压。

（5）肾性贫血和出血倾向:97%的 CRF 伴有贫血。其原因主要有:肾脏促红细胞生成素减少,毒性代谢产物对骨髓造血功能的抑制,肠道铁吸收减少,以及毒性产物抑制血小板功能而致的出血倾向。

（6）肾性骨营养不良:CRF 患者由于钙磷代谢障碍、继发性甲状旁腺功能亢进、维生素 $D_3$ 活化减少和酸中毒引起骨质疏松症、骨软化症及纤维性骨炎等。

## 三、尿毒症

尿毒症是指 ARF 和 CRF 发展到最严重阶段,大量代谢产物和毒性物质在患者体内蓄积,水、电解质和酸碱平衡严重紊乱及肾脏内分泌功能失调,从而产生一系列自体中毒症状的综合征。

**1. 发病机制**　尿毒症是一个非常复杂的病理过程,研究发现在尿毒症患者血浆中已有 200 多种代谢产物或毒性物质,其中一些物质可引起尿毒症的症状。

（1）甲状旁腺激素:可引起中枢及周围神经受损、肾性骨营养不良、皮肤瘙痒、高脂血症、贫血等。

（2）胍类化合物:是体内精氨酸的代谢产物,可引起嗜睡、肌肉痉挛、出血、呕吐、腹泻等。

（3）尿素:可引起头痛、厌食、恶心、呕吐、糖耐量降低和出血倾向等。

（4）多胺:是氨基酸代谢产物,可引起厌食、恶心、呕吐和蛋白尿,也可促进肺水肿和脑水肿的发生。

（5）其他:尿酸、肌酐、酚类、中分子和大分子毒素等,对机体均有一定的毒性作用。

**2. 机体功能和代谢变化**

（1）神经系统

1）中枢神经系统功能障碍:早期表现有疲乏、淡漠、注意力障碍和记忆力减退等,后期可出现嗜睡、精神错乱、谵妄、甚至昏迷,这被称为尿毒症性脑病。其原因与毒性产物的蓄积、能量代谢障碍和脑循环障碍等有关。病理上表现有脑实质充血、水肿,甚至点状出血,神经细胞变性和胶质细胞增生等。

2）周围神经病变:主要表现有下肢远端麻木、刺痛和烧灼感,严重者可出现运动障碍。病理上可见神经脱髓鞘和轴索变性。可能与毒性物质积蓄、高镁血症等有关。

（2）消化系统:由于尿素经消化道排出,尿素分解产生的氨对消化道黏膜的刺激造成假膜性炎和溃疡的发生。临床上有恶心、呕吐、腹泻、口腔黏膜溃疡和消化道出血等。这些往往是尿毒症患者最早、最突出的表现。

（3）心血管系统:尿素从心包渗出,刺激心包产生纤维蛋白性心包炎。此外,50%的尿毒症患者可因水、钠潴留,高血压,贫血,酸中毒和高血钾等死于充血性心力衰竭和心律失常。

（4）呼吸系统:由于尿素的刺激,可引起纤维蛋白性喉炎、气管炎、支气管肺炎和胸膜炎。也可因心力衰竭和酸中毒等因素引起肺水肿和呼吸中枢的抑制。

（5）皮肤：由于毒性产物的刺激和神经末梢的病变，临床上常出现皮肤瘙痒；又因尿素随汗液排出，患者皮肤上常可见白色结晶（尿素霜）。

（6）免疫系统：尿毒症患者免疫功能低下，严重的感染是主要死亡原因之一。

（7）内分泌系统：尿毒症患者除了甲状旁腺素增多、促红细胞生成素减少和胰岛素增多外，还常有性功能障碍，表现有小儿性成熟延迟，男性阳痿、精子减少，女性月经失调、不孕、流产等。

此外，尿毒症时因为毒性产物在体内蓄积以及上述各系统的病变，患者的三大代谢均可改变，表现有糖耐量降低（尿毒症性糖尿病）、负氮平衡（消瘦和低蛋白血症）、高脂血症（主要是三酰甘油增高）。

**3. 防治原则**

（1）原发病的诊治，防止肾实质进一步破坏。

（2）综合治疗。限制高蛋白和高热量摄入；对水肿、高血压和少尿者限制食盐摄入；纠正水、电解质和酸碱平衡紊乱；抗感染；治疗高血压和心力衰竭。

（3）采用血液透析或腹腔透析，可延长患者生命。

（4）成功的肾脏移植可使肾脏功能得到恢复，是目前治疗尿毒症最有效的方法。

（陈　健）

**思考题**

（1）试述肾小球疾病的基本病理改变。

（2）概述急性弥漫性增生性肾小球肾炎的病理特点（肉眼、光镜和电镜）。

（3）何谓新月体？试述快速进行性肾小球肾炎的病理特点及临床病理联系。

（4）试述 IgA 肾病的病理特点（光镜、免疫荧光和电镜）以及临床病理联系。

（5）肾盂肾炎是什么性质的炎症？试述其发病机制和感染途径。

（6）有一老年患者因全身严重水肿就诊，实验室检查有大量蛋白尿、血脂增高、血浆白蛋白降低，请问可能是哪种肾脏疾病引起上述表现？

（7）试比较慢性肾小球肾炎和慢性肾盂肾炎的病理特点。

（8）少尿型急性肾衰竭患者少尿的机制是什么？

（9）试述慢性肾衰竭时机体的功能和代谢变化。

**临床病理讨论**

1. 病史　患者，男性，65 岁。患慢性肾炎多年，近 2 年因无尿而反复血液透析。本次因腹胀、食欲减退 2 个月而入院。

2. 体格检查　心率 130 次/分，血压 160/100 mmHg，神志清，消瘦，贫血态。

3. 实验室检查　血红蛋白 45 g/L，肌酐 796 $\mu$mol/L，尿素 34 mmol/L。

4. 治疗经过　入院后继续血液透析（每周 4 次），并采用降压、控制感染和支持治疗。

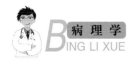

3 个月后的一天,患者早晨大便后突然出现气急、抽搐、意识丧失、心率失常,测血钾 7.1 mmol/L。用解痉药和葡萄糖酸钙静脉注射,而后出现心室颤动,抢救无效死亡。

5. 尸检主要发现　营养发育一般,口唇苍白。腹膨隆,腹围 90 cm,腹腔积液 2 600 ml,黄褐色、微混浊。心包腔积液 30 ml,色黄,混浊,心脏重为 545 g,心外膜表面少量纤维蛋白性渗出。左心室心肌厚 1.6 cm,乳头肌粗大。冠状动脉管壁增厚,管腔狭窄,左旋支狭窄 50%,左前降支狭窄 25%,右冠状动脉狭窄 50%。主动脉内膜散在粥样斑块,有钙化、溃疡和出血。两肾表面均为细颗粒状,两肾大小分别为 6.5 cm×3.8 cm×2.4 cm 和 8 cm×3.5 cm×2.5 cm,皮质厚 0.2 cm。光镜下心肌肥大,不规则小灶性纤维化瘢痕,心肌和肾小管有尿酸盐结晶沉积。

6. 讨论题

(1) 本例解剖时肾脏光镜下可能有何发现?

(2) 简述心脏病变与肾脏病变之间的关系。

(3) 试述本例的病理诊断和死亡原因。

# 第十三章

## 生殖系统疾病

**学习要点**

- 宫颈上皮内瘤变、葡萄胎、侵蚀性葡萄胎、绒毛膜癌的概念
- 子宫颈癌的病理变化及扩散途径
- 葡萄胎、侵蚀性葡萄胎、绒毛膜癌的病理特征
- 乳腺癌的病理变化和临床联系

## 第一节 子宫颈疾病

### 一、慢性子宫颈炎

慢性子宫颈炎(chronic cervicitis)是育龄期女性最常见的妇科疾病。

（一）病因和发病机制

主要病原体为葡萄球菌、链球菌、大肠埃希菌及厌氧菌,其诱因多为分娩、流产或手术损伤;也可由沙眼衣原体、淋球菌、人乳头瘤病毒(HPV)和单纯疱疹病毒等性传播病原体引起;卫生不良和雌激素缺乏,也易引起慢性子宫颈炎。

（二）病理变化

根据临床病理特点,慢性子宫颈炎分成以下几类。

1. 宫颈糜烂　宫颈糜烂(cervical erosion)是慢性子宫颈炎最常见的一种病理改变。临床上常见的宫颈糜烂多为假性糜烂,是由子宫颈管黏膜的柱状上皮增生,取代原有鳞状上皮的区域。肉眼显示宫颈外口处呈细颗粒状的红色区域,子宫颈管黏膜的柱状上皮菲薄,黏膜下充血的毛细血管清晰可见。当糜烂愈合时,柱状上皮又被鳞状上皮取代,恢复原有粉红色光滑外观。反复发生后,局部上皮可出现非典型性增生,有可能发展为鳞状细胞癌。覆盖在子宫颈表面的鳞状上皮坏死脱落,形成表浅的缺损,称为真性糜烂,较少见。

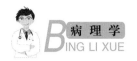

**2. 宫颈腺囊肿** 增生的鳞状上皮覆盖阻塞子宫颈腺体开口,或子宫颈结缔组织增生或瘢痕形成压迫腺管,使黏液潴留,腺体扩大成囊状,称为纳博特囊肿(Naboth cyst)。大体上可见黏膜表面数个散在的透亮小泡,直径为 2～3 mm,内含黏液。

**3. 宫颈息肉** 宫颈黏膜上皮、腺体和间质结缔组织局限性增生,可形成宫颈息肉。大体上息肉单发或多发,色红,舌状,直径为 1 cm 左右,有细蒂和黏膜表面相连,质软,易出血。镜下可见息肉表面为黏膜上皮,中心为结缔组织、扩张充血的毛细血管和慢性炎症细胞。

(三)病理临床联系

慢性子宫颈炎最多见的临床表现是白带增多,呈乳白色或淡黄色,可伴有血性白带或性交后出血;有时影响膀胱下结缔组织,可出现尿急、尿频;炎症扩散到盆腔时,可出现腹坠和腰酸等症状。

## 二、宫颈上皮内瘤变

宫颈上皮非典型增生和原位癌的演变过程称为宫颈上皮内瘤变(cervical intraepithelial neoplasia,CIN),是与宫颈浸润癌密切相关的一组癌前病变。宫颈浸润癌的发病多呈逐步演变的过程,往往先发生宫颈上皮内瘤变。

宫颈上皮内瘤变是指宫颈鳞状上皮被不同程度的异型细胞所取代。病变由基底层逐渐向表层发展。依据其病变程度不同分为 3 级:Ⅰ级:即轻度不典型增生,异型细胞局限于上皮的下 1/3;Ⅱ级:即中度不典型增生,异型细胞累及上皮层的下 1/3 至 2/3;Ⅲ级:即重度不典型增生,增生的异型细胞超过全层的 2/3 以上。当全层都被异型细胞占据而尚未突破基膜时,称为原位癌(图 13 - 1)。宫颈上皮内瘤变主要依靠宫颈刮片细胞学检查、阴道镜检查、宫颈活检等病理学检查确诊。

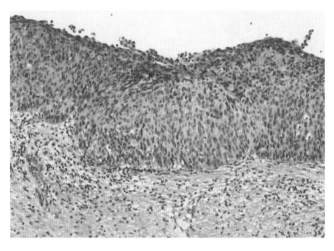

**图 13 - 1 宫颈原位癌**

注:鳞状上皮层次增多,细胞有异型性,核深染,病变局限于黏
    膜层,未向下浸润。

### 三、子宫颈癌

子宫颈癌(cervical cancer),女性最常见的恶性肿瘤。患者年龄分布呈双峰形,多发生于35～39岁和60～64岁。由于子宫颈脱落细胞学检查的推广和普及,癌前病变和早期癌得到了早期防治,浸润癌发病率较过去明显减少,5年生存率和治愈率显著提高。

(一)病因和发病机制

一般认为与性生活过早、性生活紊乱、早年分娩、多产、经济状况低下、种族和地理环境等因素有关;经性传播的病原体如单纯疱疹病毒Ⅱ型、HPV可能是子宫颈癌发病的主要因素,尤其是HPV-16、18与子宫颈癌发生密切相关。

(二)病理变化

**1. 肉眼观察** 大部分子宫颈癌发生于宫颈鳞状上皮和柱状上皮交界处。分为以下4型。

(1)糜烂型:病变处黏膜潮红,呈颗粒状,质脆,触之易出血。

(2)外生型:癌组织主要向子宫颈表面生长,形成乳头状或菜花状突起,表面常有继发感染、组织坏死和浅表溃疡形成。

(3)内生型:癌组织主要向子宫颈深部浸润生长,使宫颈前后唇增厚变硬,表面常较光滑。切面见癌组织灰白色,呈结节状在子宫颈管内浸润性生长,临床检查容易漏诊。

(4)溃疡型:癌组织除向深部浸润外,表面同时有大块坏死脱落,形成溃疡,似火山口状。

**2. 镜下观察** 主要以鳞状细胞癌(简称"鳞癌")居多,占95%,子宫颈腺癌少见。

(1)子宫颈鳞状细胞癌:依据其进展过程,分为早期浸润癌和浸润癌。

早期浸润癌指癌细胞突破基膜,呈泪滴或条索状向固有层间质内浸润,在固有层内形成一些不规则的癌细胞巢,浸润深度不超过基膜下5 mm。早期浸润癌一般肉眼不能判断,只有在显微镜下才能确诊。浸润癌是指癌组织向间质内浸润性生长,浸润深度超过基膜下5 mm(图13-2)。

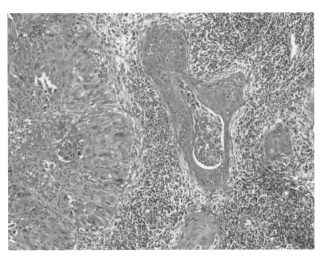

**图13-2 子宫颈中分化鳞癌**
注:形成癌巢,病灶内有不全角化及周围淋巴细胞浸润。

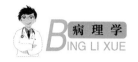

（2）子宫颈腺癌：一般腺癌结构，可呈乳头状腺癌、黏液腺癌、管状腺癌。

（三）扩散途径

**1. 直接蔓延**　最常见，癌组织向上浸润破坏整段子宫颈，并可累及宫腔；向下可累及阴道，向两侧可侵及宫旁及盆壁组织，晚期可压迫输尿管可引起肾盂积水和肾衰竭，向前侵及膀胱，向后可累及直肠。

**2. 淋巴道转移**　是子宫颈癌最常见的转移途径。癌组织首先转移至子宫旁、宫颈旁或输尿管旁淋巴结，然后依次至闭孔、髂内、髂外、髂总、腹股沟及腹主动脉旁淋巴结，晚期可转移至锁骨上淋巴结。

**3. 血道转移**　血行转移较少见，晚期可经血道转移至肺、脊髓、肾。

（四）病理临床联系

早期子宫颈癌患者常无自觉症状，与慢性子宫颈炎不易区别。随病变进展，患者出现不规则阴道流血及接触性出血。因癌组织坏死继发感染，同时由于癌组织刺激子宫颈腺体分泌亢进，使白带增多，呈白色或血性，稀薄如水或米泔水，有特殊腥臭味。晚期因癌组织浸润盆腔神经，可出现下腹部及腰骶部疼痛。根据癌组织侵犯范围相继出现尿频、尿急、肛门坠胀、便秘、里急后重、下肢肿痛等。

# 第二节　妊娠滋养层细胞疾病

妊娠滋养层细胞疾病（gestational trophoblastic diseases，GTD）包括葡萄胎、侵蚀性葡萄胎、绒毛膜癌和胎盘部位滋养细胞肿瘤，其共同特征为滋养层细胞异常增生，患者血清和尿液中人类绒毛膜促性腺激素（hCG）含量高于正常妊娠，后者作为临床诊断、随访观察和评价疗效的辅助指标。

## 一、葡萄胎

葡萄胎（hydatidiform mole），是胎盘绒毛的一种良性病变，可发生于育龄期的任何年龄，以 20 岁以下和 40 岁以上女性多见。

（一）病因和发病机制

葡萄胎发生的确切原因未明，经流行病学调查表明其和种族、发生区域有一定关系，亚洲和拉丁美洲发病率较高，我国 1 000 次妊娠平均有 0.78 次发生葡萄胎；饮食中缺乏维生素 A 及其前体胡萝卜素和动物脂肪者，葡萄胎发生概率显著升高；小于 20 岁和大于 40 岁的妇女妊娠时易发生葡萄胎与异常受精有关。

（二）病理变化

所有绒毛均呈葡萄状，称之为完全性葡萄胎；部分绒毛呈葡萄状，仍保留部分正常绒毛，伴有或不伴有胎儿或其附属器官者，称为不完全性或部分性葡萄胎。

**1. 肉眼观察**　病变局限于宫腔内，不侵入肌层。胎盘绒毛高度水肿，形成大小不等的透明或半透明的薄壁水泡，内含清亮液体，有蒂相连，形似葡萄（图 13－3A）。

2. 镜下观察 葡萄胎有以下 3 个特点：①绒毛间质高度水肿；②绒毛间质内血管减少或消失；③滋养层细胞有不同程度增生，增生的细胞包括合体滋养层细胞和细胞滋养层细胞，两者以不同比例混合存在，并有轻度异型性(图 13-3B)。

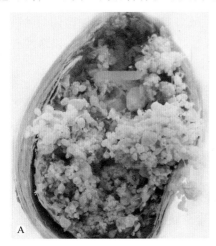
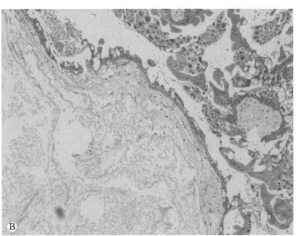

图 13-3 葡萄胎

注：A. 子宫内葡萄胎大体形态；B. 镜下见绒毛间质高度水肿，绒毛间质内血管减少或消失，滋养层细胞有不同程度增生。

（三）临床病理联系

最常见的临床表现为停经后阴道流血，若葡萄胎从蜕膜剥离，母体血管破裂可造成大出血，导致休克，甚至死亡。由于绒毛的增生和水肿，子宫体积明显增大，超出相应月份的正常妊娠子宫。由于子宫的迅速增大，患者出现阵发性下腹疼痛。由于滋养细胞增生，患者血和尿中 hCG 明显增高，较早出现妊娠呕吐和妊娠期高血压症状，由于大量 hCG 刺激卵巢卵泡内膜细胞发生黄素化而形成卵巢黄素化囊肿。

葡萄胎经彻底清宫后，绝大多数能痊愈。约有 10% 患者可转变为侵蚀性葡萄胎，2% 左右可恶变为绒毛膜癌。故刮宫后需连续检测血液及尿中 hCG 水平，如 hCG 水平持续升高，提示有恶变倾向。

## 二、侵蚀性葡萄胎

侵蚀性葡萄胎(invasive mole)指葡萄胎组织侵入子宫肌层引起组织破坏，或并发至宫外转移者。

（一）病因和发病机制

侵蚀性葡萄胎继发于葡萄胎之后，具有恶性肿瘤的生物性行为，多数造成局部侵犯，仅 4% 发生远处转移。

（二）病理变化

1. 肉眼观察 子宫肌层内有局限性水泡状绒毛浸润，可穿透子宫壁，累及阔韧带等宫旁组织；侵袭并破坏肌层静脉，形成暗红色结节。

2. 镜下观察 子宫肌层有局部性水泡状绒毛浸润，滋养层细胞增生程度和异型性比葡

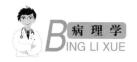

萄胎显著,常见出血和坏死。具备绒毛结构是侵蚀性葡萄胎与绒毛膜癌的主要区别。

（三）病理临床联系

多数侵蚀性葡萄胎发生于葡萄胎排空后 6 个月,子宫未能恢复到正常大小或呈不均匀增大,阴道持续性或间断性不规则出血,血、尿妊娠试验 hCG 持续阳性。侵蚀性葡萄胎破坏血管可造成大出血,绒毛还可经血管栓塞至阴道、肺、脑等器官,随后自然消退,和恶性肿瘤转移有明显区别。大多数侵蚀性葡萄胎对化疗敏感,预后良好。

## 三、绒毛膜癌

绒毛膜癌( choriocarcinoma)是源自妊娠绒毛滋养层上皮的高度侵袭性恶性肿瘤,少数可发生于性腺或其他组织的多潜能细胞。

（一）病因和发病机制

绝大多数与妊娠有关,约半数继发于葡萄胎,25％继发于自然流产,20％发生于正常分娩后,5％发生于早产和异位妊娠等。绒毛膜癌多数发生于生育期妇女,少数发生于绝经后。

（二）病理变化

**1. 肉眼观察**　子宫体不规则增大。切面可见单个或多个癌结节,大小不一,质软而脆,暗红或紫蓝色,伴出血和坏死。结节多位于子宫底,大者可突入宫腔,常侵入深肌层,甚至穿透宫壁到达浆膜外,侵入盆腔或子宫旁组织,形成出血性肿块。

**2. 镜下观察**　子宫肌层内可见高度异型的来自细胞滋养层和合体滋养层的癌细胞,核分裂象易见。癌细胞排列紊乱,成巢状或条索状,无绒毛结构。肿瘤自身无间质血管,依靠侵袭邻近血管获取营养,故癌组织和周围正常组织有明显出血坏死。癌细胞不形成绒毛和水泡状结构,这一点和侵蚀性葡萄胎明显不同。

（三）扩散途径

绒毛膜癌侵袭破坏血管能力很强,极易经血道转移,最常转移到肺,其次为脑、肾、肝等。少数病例在原发灶切除后,转移灶可自行消退。

（四）临床与病理联系

多数患者在葡萄胎刮宫术或产后数月甚至数年后,阴道出现持续不规则流血。子宫增大,质软。血或尿中 hCG 显著升高。血道转移是绒毛膜癌的显著特点,不同部位的转移灶可引起相应症状。如有肺转移,可出现咯血;脑转移可出现头痛、呕吐、瘫痪及昏迷;肾转移可出现血尿等症状。

绒毛膜癌是恶性程度很高,化疗效果较好,临床应用化疗后,其死亡率已明显下降。

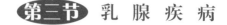

## 第三节　乳 腺 疾 病

## 一、乳腺增生症

乳腺增生症是最常见的乳腺疾病,可发生于青春期后任何年龄,发病高峰为 30～40 岁。

（一）病因和发病机制

一般认为发病与卵巢内分泌功能失调有关，主要是由于黄体酮减少而雌激素分泌过多，刺激乳腺组织导致不同程度增生。

（二）病理变化

可发生于单侧或双侧的乳腺，分为以下 3 种类型。

**1. 乳腺组织增生** 为乳腺早期的病变。肉眼观察见增生区呈弥漫颗粒状，边界不清，质韧的肿块。镜下可见乳腺小叶大小不一，小导管轻度扩张或有小囊腔形成，上皮细胞正常或增生成复层，小叶间质纤维组织增生。临床上以乳腺周期性疼痛为特征。病变一般在 1～3 个月自行消失，部分病例可发展为乳腺腺病。

**2. 乳腺腺病** 以乳腺小叶腺泡、末梢导管和结缔组织增生为特点。小叶结构基本保存。根据组织学改变可分为 3 种类型：①小叶增生型，小叶数目及小叶内腺泡数目增多，小叶增大，上皮细胞成双层或多层排列；②纤维腺病型，小叶继续增生，伴间质结缔组织增生明显，故也称为硬化性腺病；③纤维化型，间质结缔组织大量增生，腺泡受压而萎缩消失，仅见残存萎缩的小导管。

**3. 乳腺纤维囊性变** 小叶末梢导管和腺泡高度扩张成囊状。肉眼观察见囊腔多发，囊腔大小不等。镜下观察见中、小导管和腺泡高度扩张成囊状，囊壁上皮萎缩或增生。当多数扩张导管和囊肿内均有乳头状增生时，称为乳头状瘤病。囊肿伴有非典型性增生性病变时，易癌变，为癌前病变。

## 二、乳腺癌

乳腺癌是来自乳腺终末导管小叶单位上皮的恶性肿瘤。发病率在过去 50 年中呈缓慢上升趋势，已跃居女性恶性肿瘤第一位。乳腺癌好发于 40～60 岁的妇女。男性乳腺癌罕见，占全部乳腺癌的 1% 左右。

（一）病因和发病机制

乳腺癌的发病机制尚未完全阐明，雌激素长期作用、家族遗传倾向、环境因素、长时间大剂量接触放射线等和乳腺癌发病有关。

（二）病理变化

半数以上的乳腺癌发生于乳腺外上象限，其次为乳腺中央区和其他象限。乳腺癌组织形态结构十分复杂，根据组织发生和形态结构，分为原位癌和浸润性癌两大类。

**1. 原位癌** 肿瘤细胞来自终末导管小叶单位上皮细胞，并局限在导管和小叶腺体基膜内。

（1）导管内癌：发生于乳腺小叶的终末导管，多位于乳腺中央。肉眼观察见肿瘤边界较清，质中。切面呈灰白色或灰黄色，挤压时可挤出粉刺样物质，故称为粉刺样癌（comedocarcinoma）。镜下观察见导管扩展明显，癌细胞局限于扩张的导管内，导管基膜完整。癌细胞体积较大，大小不等，核仁明显，核分裂象多见，癌细胞排列紊乱，呈实质性癌巢；也可呈乳头状、筛状、小管状排列，腔内或癌巢中央常发生坏死，这是诊断该型癌的依据。

（2）小叶原位癌：扩张的乳腺小叶末梢导管和腺泡内充满呈实体排列的癌细胞,癌细胞体积较导管内癌的癌细胞小,大小形状较为一致,呈核圆形或卵圆形,核分裂象罕见。增生的癌细胞未突破基膜。一般无癌细胞坏死,亦无间质的炎症反应和纤维组织增生。约30%的小叶原位癌累及双侧乳腺,常为多中心性。因肿块小,临床上一般扪不到明显肿块。及时治疗,预后良好。

（3）佩吉特病(Paget disease)：伴有或不伴有间质浸润的导管内癌的癌细胞沿乳腺导管向上扩散,累及乳头和乳晕,在表皮内可见大而异型、胞质透亮的癌细胞。因乳头和乳晕呈湿疹样改变,称为湿疹样癌。

2. 浸润性癌　根据组织发生和形态结构分为以下 3 种类型。

（1）浸润性导管癌：由导管内癌发展而来,癌细胞突破导管基膜向间质浸润,是最常见的乳腺癌类型,约占乳腺癌70%。肉眼观察：肿瘤呈灰白色,质硬,切面灰白色,蟹足状,有沙粒感,无包膜,与周围组织分界不清,活动度差。镜下观察：组织学形态多种多样,癌细胞排列成巢状、条索状,或伴有少量腺样结构(图 13 - 4)。癌细胞大小形态各异,核分裂象多见,常见局部肿瘤细胞坏死。肿瘤间质有致密的纤维组织增生,癌细胞在纤维间质内浸润生长,两者比例各不相同,可形成癌细胞少、间质多的硬癌；癌实质和间质比例大致相当的单纯癌；癌实质多、间质少的不典型髓样癌。髓样癌的癌细胞较大,异型性明显,核分裂象多见,间质内一般无淋巴细胞浸润,预后差。

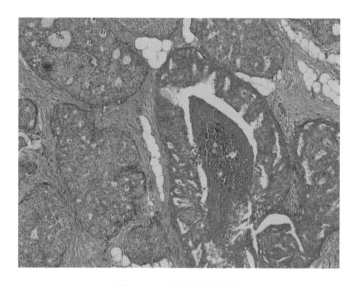

**图 13 - 4　浸润性导管癌**
注：癌细胞排列成腺管或巢状,广泛浸润于间质,与周围组织分
　　界不清。

（2）浸润性小叶癌：由小叶原位癌穿透基膜向间质浸润所致,临床上可扪到边界不清的肿块。癌细胞呈单行串珠状或细条索状浸润于纤维间质之间,或环形排列在正常导管周围。癌细胞小,大小一致,核分裂象少见。该型肿瘤生长缓慢,预后较好。

（3）特殊类型癌：主要有髓样癌、腺癌、黏液癌等。肉眼观察：肿瘤较大,多位于乳腺中央较深处,边界较清、质软、灰白色脑髓样,常伴出血、坏死。镜下观察：肿瘤细胞大而异型,相互融合。癌实质多,间质少,坏死常见,常有淋巴细胞和浆细胞浸润。

（三）扩散途径

**1. 直接蔓延**　癌细胞沿乳腺导管直接蔓延,可累及相应的乳腺小叶腺泡,或沿导管或周围组织间隙向周围扩散到脂肪组织、皮肤、筋膜、胸肌和胸壁。

**2. 淋巴道转移**　是乳腺癌最常见的转移途径。首先转移至同侧腋窝淋巴结,晚期可相继至锁骨上、下淋巴结。位于乳腺内上象限的乳腺癌常转移至乳内动脉旁淋巴结,进一步至纵隔淋巴结,偶尔可转移到对侧腋窝淋巴结。

**3. 血道转移**　晚期乳腺癌可经血道转移至肺、骨、肝、肾上腺和脑等组织或器官。

（四）病理临床联系

肿瘤侵及乳头又伴有大量纤维组织增生时,由于癌周增生的纤维组织收缩,可导致乳头下陷。如癌组织阻塞真皮内淋巴管,可致皮肤水肿,而毛囊汗腺处皮肤相对下陷,呈橘皮样外观。晚期乳腺癌形成巨大肿块,在癌组织周围浸润蔓延,形成多个卫星结节。如癌组织穿破皮肤,可形成溃疡。

大约70%的乳腺癌含有数量不等的雌激素受体(ER),其中35%的乳腺癌同时有孕激素受体(PR),根据其含量多少大致分为激素受体阳性和阴性两种类型。所以 ER 和 PR 的生物学标记已成为乳腺癌的常规检测手段。受体阳性者,尤其是两种受体均阳性者,可应用内分泌治疗作为乳腺癌治疗的辅助手段。

（何钟磊）

## 思考题

（1）掌握下列名词概念:侵蚀性葡萄胎、CIN、绒毛膜癌、子宫颈原位癌。

（2）简述子宫颈癌的发生过程和扩散途径。

（3）叙述乳腺癌的扩散途径,诊断乳腺癌有哪些典型体征?

（4）简述葡萄胎、侵蚀性葡萄胎与绒毛膜癌的病变特点及主要区别。

## 临床病理讨论

患者,女性,45岁。半年前发现右乳腺外上象限有一无痛性肿块,近来生长加快,直径4.5 cm,质硬,固定,与周围组织分界不清。乳腺皮肤呈橘皮样外观,乳头略下陷。术后病理检查为:肿物灰白色,质脆,界限不清。镜下可见病变的组织细胞异型明显,排列成实性团块状,肿瘤实质和间质量相当,呈浸润性生长。

## 讨论题

（1）简述患者诊断及诊断依据。

（2）请解释乳腺皮肤呈橘皮样、乳头下陷的病理学基础。

# 第十四章

## 内分泌系统疾病

**学习要点**

- 单纯性甲状腺肿的发病机制和病理特点
- 弥漫性毒性甲状腺肿的病理特点
- 糖尿病的病理临床联系

内分泌系统主要由内分泌腺(垂体、甲状腺、甲状旁腺、肾上腺、性腺和松果体)、内分泌组织(胰腺中的胰岛)和分布于消化道、呼吸道的神经内分泌细胞组成。此外,许多器官的实质或间质细胞也具有内分泌功能,如心房肌分泌心房利钠肽、肾小管上皮细胞分泌促红细胞生成素等。内分泌腺或组织能分泌各种激素,作用于各自的靶细胞,调节机体的生长发育和代谢,维持体内平衡或稳定。

内分泌系统的疾病种类繁多,有增生、肿瘤、炎症、血液循环障碍、遗传及其他病变。这些病变有时会引起激素水平异常,导致功能亢进或减退。应该指出,一些非内分泌系统疾病也会出现内分泌异常的表现,如肝硬化时醛固酮增多,肺癌时的异源性激素综合征等。在内分泌系统疾病中,甲状腺疾病的发生率最高,糖尿病的发病率在我国也日渐增高。因此本章主要介绍甲状腺疾病和糖尿病。

## 第一节 甲状腺疾病

甲状腺是人体最大的内分泌腺,主要由甲状腺滤泡组成,滤泡间有少量滤泡旁细胞。甲状腺滤泡上皮分泌甲状腺素,而滤泡旁细胞则分泌降钙素。常见的甲状腺疾病有单纯性甲状腺肿、弥漫性毒性甲状腺肿、甲状腺炎和甲状腺肿瘤。

### 一、单纯性甲状腺肿

单纯性甲状腺肿(simple goiter)又称胶样甲状腺肿或弥漫性非毒性甲状腺肿,是由于甲状腺素分泌不足使垂体促甲状腺素分泌增多引起的甲状腺肿大。临床表现为双侧甲状腺对称性肿大。女性多见。可分为地方性和散发性两种，尤以前者为主。

（一）病因和发病机制

地方性甲状腺肿与碘摄入过少有关。散发性甲状腺肿与饮食和药物中的一些物质、遗传性酶缺乏等因素有关，然而大多数散发性病例的病因尚不明确。

1. 碘摄入过少　地方性甲状腺肿的主要原因是流行区饮水和食物中缺碘，当地居民因碘摄入过少，甲状腺素合成减少。

2. 致甲状腺肿因子　许多食品、药物和化学元素，如食品中的萝卜、白菜、花菜中所含的硫脲、锂和硫氰酸盐，饮水中的钙和氟，以及硫氰酸钾、过氯酸钾、对氨水杨酸、硫脲嘧啶和磺胺类等药物都可以通过不同的机制抑制甲状腺素的合成和释放。

3. 高碘　因碘摄食过高，过氧化酶的功能基团过多被占用，影响酪氨酸氧化，因而碘的有机化过程受阻。

4. 遗传与免疫　甲状腺激素合成中的有关酶遗传性缺乏。

以上因素均可导致血液中甲状腺素水平低下，通过反馈调节，使下丘脑促甲状腺释放激素和垂体前叶促甲状腺素（TSH）分泌增多，从而引起甲状腺滤泡上皮增生，合成的大量甲状腺球蛋白不能被碘化而积聚在滤泡腔内，导致滤泡腔扩张、甲状腺肿大。

（二）病理变化

本病的病理发展过程可以分为 3 个时期。

1. 滤泡上皮增生期（弥漫性增生性甲状腺肿）　此期体内甲状腺素减少，甲状腺滤泡上皮代偿性增生。肉眼观甲状腺对称性肿大，表面光滑。镜下滤泡上皮立方形或柱形，并有小滤泡增生。

2. 滤泡内胶质储积期（弥漫性胶样甲状腺肿）　此期特征为滤泡内积聚富含甲状腺球蛋白的大量胶质。肉眼观甲状腺呈弥漫性、对称性肿大，表面光滑，包膜完整；切面紫红色，部分滤泡扩张，充满棕红色、半透明胶性物质。镜下滤泡增大，腔内充满胶质，上皮呈扁平状，间质稀少。

3. 结节状增生期（结节性甲状腺肿）　由于肿大的甲状腺内不同部位的滤泡上皮细胞增生和复旧不同步，甲状腺逐渐发展为表面凹凸不平、两侧不对称，甚至有巨大结节形成的结节性甲状腺肿。肉眼观甲状腺明显增大，表面和切面均见数量不等、大小不一的结节，结节间可有不完整的纤维性间隔。部分结节可有退行性变，表现为出血、坏死、囊性变、纤维化和钙化等。镜下见大小不一的滤泡，滤泡上皮呈扁平或立方形；大滤泡中充满胶质；增生的小滤泡，腔内胶质少或无胶质，上皮可形成短的乳头。滤泡间有多少不一的纤维组织分隔，但并不形成完整的包膜（图 14-1）。

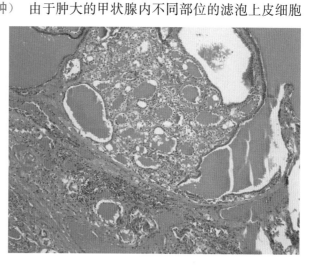

图 14-1　结节性甲状腺肿

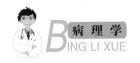

（三）转归

甲状腺体积过大,则可压迫气管、食管、喉返神经和颈部血管而出现相应的临床症状; 少数(<5%)患者可在结节状甲状腺肿的基础上发生癌变。

## 二、弥漫性毒性甲状腺肿

弥漫性毒性甲状腺肿是指甲状腺弥漫性肿大和甲状腺功能亢进,临床上称为甲状腺功能亢进症(hyperthyroidism),又称为 Graves 病。本病可发生于任何年龄,但最常见于20～40岁女性。临床上患者表现为基础代谢率增强、神经兴奋性升高,心悸、多汗、易激动、手震颤、多食而消瘦等,部分患者伴有突眼症。

该病是引起甲状腺功能亢进的主要原因(占85%),其他引起甲状腺功能亢进的原因还有:甲状腺高功能腺瘤、毒性结节性甲状腺肿、分泌 TSH 的垂体腺瘤、卵巢畸胎瘤含甲状腺组织、外源性甲状腺素摄入等。

（一）病因和发病机制

一般认为本病是一种自身免疫性疾病。患者血中存在多种抗甲状腺细胞的自身抗体, 尤其是针对 TSH 受体的抗体与本病发生密切相关。其中一种抗体是甲状腺刺激免疫球蛋白(TSI),其与 TSH 受体结合后,可通过激活滤泡上皮细胞内的腺苷酸环化酶而促进甲状腺素的分泌,其作用比 TSH 更为缓慢持久。另一自身抗体是甲状腺生长刺激性免疫球蛋白(TGI),通过刺激 TSH 受体而促进滤泡上皮的增生。

此外,本病与遗传也有一定的关系。HLA-B8 和 HLA-DR3 患者具有易感的遗传学特征。

（二）病理变化

甲状腺弥漫性肿大,但一般不超过正常的3倍体积,重量增加。切面红褐色,结构致密,胶质较少,质地较实,如肌肉状。光镜下可见甲状腺滤泡数量增多,上皮细胞呈高柱状,排列紧密,部分上皮细胞增生形成乳头而突出于腔内。滤泡腔内的胶质稀淡或缺如,靠近上皮处胶质内出现大小不一的吸收空泡。滤泡间质血管丰富、充血,有弥漫性淋巴细胞浸润和淋巴滤泡形成(图14-2)。

患者手术前多经药物治疗,如应用碘化物治疗,甲状腺滤泡增大,富含胶质,但滤泡上皮增生和间质充血不明显;如经硫氧嘧啶治疗则可抑制甲状腺素的合成,导致 TSH 代偿性增加,甲状腺滤泡上皮增生更为显著。

患者胫骨前皮肤和突眼患者的眼球后肌肉和脂肪组织肿胀(蛋白

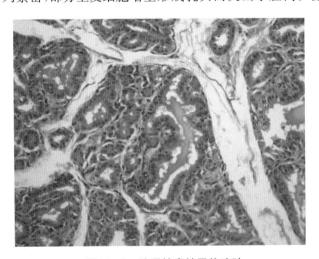

图14-2　弥漫性毒性甲状腺肿

聚糖和透明质酸等积聚)伴淋巴细胞浸润。伴有甲状腺毒性心肌病者心肌内有灶性淋巴细胞和嗜酸性粒细胞浸润伴心肌脂肪变和间质纤维化。

（三）转归

甲状腺功能亢进患者虽经内、外科治疗,但其疗效不一。部分患者可因突眼症,并发角膜溃疡和感染,导致失明。部分患者可死于甲状腺毒性心肌病引起的心力衰竭。

## 三、甲状腺炎

临床上甲状腺炎(thyroiditis)有急性、亚急性和慢性 3 种。急性甲状腺炎是由细菌感染直接引起的化脓性炎症,较少见。亚急性甲状腺炎一般认为与病毒感染或感染后的变态反应有关,临床上有发热和颈部压痛;病理上主要表现为滤泡结构破坏,胶质外溢引起肉芽肿性反应。慢性甲状腺炎中常见的是慢性淋巴细胞性甲状腺炎(又称为桥本甲状腺炎),这是一种自身免疫性疾病,临床上有甲状腺肿大和甲状腺功能低下的表现;病理上可见甲状腺组织广泛破坏,有大量淋巴细胞浸润,可有淋巴滤泡形成。

## 四、甲状腺肿瘤

分为良性的甲状腺瘤和恶性的甲状腺癌。

（一）甲状腺瘤

甲状腺瘤是甲状腺滤泡上皮发生的一种常见良性肿瘤。中青年女性多见。临床以颈部扪及肿块为主要表现,肿块可随吞咽活动而上下移动。肉眼观多为单个圆形或类圆形肿块,有完整的包膜,常压迫周围组织;切面多为实性,可并发出血、囊性变、钙化和纤维化。镜下其组织结构呈多样性,肿瘤细胞排列可类似胚胎期、胎儿期或正常甲状腺组织。该腺瘤手术切除疗效佳。

（二）甲状腺癌

甲状腺癌多见于女性,呈浸润性生长。临床检查颈部肿块质地较硬,边界不清。肿瘤可向颈部淋巴结转移,并可通过血道转移至肺、骨、肝、脑等器官。肿瘤发生的原因不明,部分与儿童时颈部放射线照射史有关。来源于滤泡上皮细胞的腺癌有乳头状癌、滤泡状癌和未分化癌;来源于滤泡旁细胞则形成髓样癌。

**1. 乳头状腺癌**　为甲状腺癌最常见类型。镜下肿瘤常呈乳头状生长,乳头表面被覆单层立方上皮。肿瘤细胞核染色质稀少,呈微细颗粒状或泡状,是主要的诊断依据。肿瘤间质内常可见钙化沙粒体(图 14-3),有助于诊断。该型腺癌恶性程度低,手术效果佳,10 年存活率达 95％以上。

**2. 滤泡状腺癌**　占甲状腺原发的 5％～15％。在碘缺乏区,滤泡状腺癌更常见(占甲状腺癌的 25％～40％)。肿瘤多为单个,无包膜,呈灰白色。镜下肿瘤由小滤泡构成,有时难以与腺瘤相区别,仔细检查可发现肿瘤侵犯包膜、血管、淋巴管等,作为诊断依据。该型腺癌早期即可出现血道转移。

**3. 未分化癌**　占甲状腺肿瘤的 5％以下。临床上常表现为生长迅速的颈部肿块,并浸润至周围组织,甚至累及对侧。镜下由高度间变的细胞构成。恶性程度高,发展迅速,预后

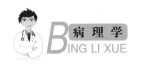

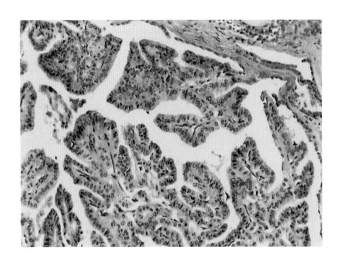

图 14 - 3　甲状腺乳头状腺癌

差,大多数患者 1 年之内死于局部浸润性生长压迫颈部重要结构。

**4. 髓样癌**　肿瘤细胞来源于滤泡旁细胞(又称 C 细胞),故又称滤泡旁细胞癌。甲状腺髓样癌可以分泌降钙素,检测血中降钙素水平有助于诊断和术后随访评估。本瘤特征性病变为分布于癌巢间淀粉样物质(来源于异常的降钙素分子)。

第二节　糖　尿　病

糖尿病(diabetes mellitus)是一种体内胰岛素分泌相对或绝对不足,或靶细胞对胰岛素敏感性降低而引起的慢性糖、脂肪和蛋白质代谢紊乱性疾病,以血糖持续增高和尿糖阳性为特征。临床上主要表现有多食、多饮、多尿和消瘦等。根据其病因可分为原发性和继发性两类。原发性占大多数,病因不明;继发性占少数,指由其他可发生胰岛结构破坏的疾病引起(如胰腺炎、肿瘤、某些药物等)。本节主要讨论原发性糖尿病。

### 一、病因和发病机制

原发性糖尿病的病因和发病机制尚未完全清楚,但已明确遗传因素对糖尿病的发生具有重要作用,认为与多基因遗传有关。根据其对胰岛素的反应不同又可分为以下 2 种类型。

**1. 1 型糖尿病(胰岛素依赖型)**　胰岛素分泌绝对不足,多见于年轻患者,占原发性糖尿病的 5%～10%。此型是在遗传易感性的基础上,伴有病毒感染和化学毒物对胰岛 β 细胞的损伤,释放出致敏蛋白,引起自身免疫反应,导致胰岛的自身免疫性炎症,进一步引起胰岛 β 细胞的广泛严重破坏,造成胰岛素分泌的绝对减少。本型患者一年内 90% 血中可查到抗胰岛细胞的自身抗体。

**2. 2 型糖尿病(非胰岛素依赖型)**　患者血中胰岛素正常,甚至增高。多见于 40 岁以上患者,占原发性糖尿病的 90%。本型糖尿病可能是由于胰岛 β 细胞葡萄糖受体异常或外周组织对胰岛素作用不敏感所致,其诱发因素主要有肥胖。此外,还有缺乏运动、营养过剩、手术、感染、精神刺激等。

糖尿病引起体内代谢紊乱,尤其是高血糖,可引起全身各系统病变,这个过程主要涉及2种机制。其一是葡萄糖通过化学作用结合到蛋白的游离氨基上,间质胶原蛋白等经糖化修饰后,最后形成不可逆的糖化终末产物。血管壁中的糖化终末产物可吸引低密度脂蛋白,促进胆固醇沉积,加速动脉粥样硬化进展;使肾小球毛细血管基膜增厚,通透性增加;还能增加单核细胞迁移,增加内皮细胞通透性,促进成纤维细胞增生及合成细胞外基质。这些都是产生各种并发症的基础。其二是细胞间异常的多糖沉积。如高血糖可以增加神经、晶状体、血管壁等组织间质中葡萄糖积聚并转化为多糖,增加间质渗透性和水潴留,引起晶状体肿胀混浊、损伤视网膜毛细血管周细胞和神经施万细胞,形成外周神经病变和视网膜微小动脉瘤。

## 二、病理变化

**1. 胰岛病变** 主要表现为胰岛退行性变,即胰岛体积缩小、数目减少,胰岛中 β 细胞相对减少,β 细胞脱颗粒、糖原沉积,胰岛淀粉样变、纤维化、淋巴细胞浸润等。这些病变在 1 型糖尿病中较明显。

**2. 血管病变** 大、中动脉主要表现为动脉粥样硬化,起病早、进展快、病变重。细动脉内膜增厚、玻璃样变性,致使管腔狭窄。

**3. 肾脏病变** 肾小球系膜基质增生,系膜区扩大,形成结节状(图 14 - 4),并伴有肾动脉及细动脉硬化、肾小管上皮细胞内糖原沉积,以及急、慢性肾盂肾炎等表现。临床早期主要表现为蛋白尿,晚期可发展为肾病综合征、高血压和肾衰竭。

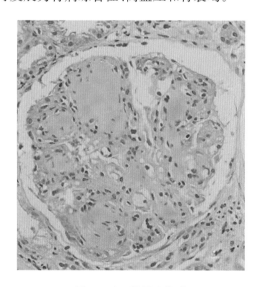

**图 14 - 4 糖尿病肾病**

注:肾小球系膜基质增生,系膜区扩大,形成结节状。

**4. 眼部病变** 视网膜毛细血管基膜增厚,玻璃样变性,腔内血栓形成,常伴有微小动脉瘤,引起视网膜水肿、渗出、出血,甚至视网膜剥离而失明。另外,糖尿病时易合并白

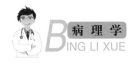

内障。

**5. 神经系统病变** 外周神经因为血管病变而引起缺血性损伤,表现为下肢对称性感觉或运动障碍,骨骼肌、胃肠、膀胱功能障碍等,脑神经细胞也可发生广泛变性。

**6. 其他** 可出现肝脂肪变和糖原沉积、骨质疏松、皮肤黄色瘤以及易合并感染等。

## 三、临床病理联系

糖尿病典型的临床表现是多饮、多食、多尿和消瘦。其机制:高血糖的渗透性利尿作用引起多尿;多尿造成体内水分丧失和血液渗透压增高,刺激下丘脑消渴中枢引起多饮;由于糖的利用障碍,加上血糖过高刺激胰岛分泌,使患者产生饥饿感和食欲亢进;又因糖代谢障碍使 ATP 生成减少及负氮平衡,患者出现乏力、消瘦、体重减轻。

糖尿病患者糖代谢障碍,为了获取能量,脂肪动员增加,脂肪酸在肝脏氧化形成酮体,体内酮体堆积,形成酮血症和酮尿,导致酸中毒,甚至糖尿病性昏迷。大量脂肪酸氧化,产生大量乙酰辅酶 A,使胆固醇合成增多,出现高胆固醇血症和高脂血症。

糖尿病患者蛋白质分解亢进,使抗体生成减少,机体抵抗力降低,患者易合并感染。由于全身血管的改变,可引起肾衰竭、脑血管意外、心肌梗死等并发症而死亡。

(曾文姣)

### 思考题

(1) 简述弥漫性毒性甲状腺肿的病理形态学表现。

(2) 试比较单纯性甲状腺肿和弥漫性毒性甲状腺肿的病理特点。

(3) 简述糖尿病的病理改变和临床联系。

### 临床病理讨论

1. **病史** 患者,女性,30 岁。因胸闷、气促、发热、咳嗽、咳痰 4 小时而来院就诊。

近 5 年来患者发现甲状腺较大,平时容易激动,食量较大,时而感觉心悸、多汗。医院检查发现基础代谢率增高,血液 TSI 和 TGI 阳性。

2. **体格检查** 神清,轻度消瘦,血压 140/90 mmHg,心律 78 次/分,呼吸 24 次/分。B超显示双侧胸腔积液。

3. **治疗经过** 在吸氧和对症处理过程中患者突发胸闷、气促症状加剧,烦躁不安,口鼻涌出大量粉红色泡沫状痰,呼吸、心跳停止,经抢救无效而宣布死亡。

4. **尸检主要发现** 全身轻度消瘦,小腿轻度水肿,两侧眼球略有突出。浆膜腔积液(腹腔 300 ml,左胸腔 300 ml,右胸腔 1 250 ml,心包腔 50 ml)积液。甲状腺弥漫性肿大(102 g),色灰红,质中等,切面胶质感不明显;镜下甲状腺滤泡增生呈实心团块状,部分有乳头形成,胶质稀少,见吸收空泡;间质内淋巴细胞浸润,多处淋巴滤泡形成。心脏重 368 g,质软,双侧心室轻度扩张,左心室厚 1.2 cm,右心室厚 0.4 cm。镜下左室心肌纤维广泛断裂,心肌间大量散在纤维瘢痕形成。肺饱满,切开时见大量暗红色水肿液流出。镜下肺泡壁增厚,可见较多胞质有含铁血黄素的巨噬细胞浸润,肺泡腔中见大量伊红色水肿液。肝脏表面颗粒状,镜下肝小叶结构存在,血窦扩张淤血,并可见纤维组织增生,具有反包围的趋势。脾脏体积增大,542 g。

5. 讨论题

(1) 本例尸检的主要病理学诊断是什么?

(2) 如何将各脏器的病理形态学变化联系起来?

(3) 可能的死亡原因是什么?

# 第十五章

# 传染病及寄生虫病

**学习要点**

- 结核病的病因、发病机制、基本病变及转化规律
- 原发性肺结核的病变特点、发展及结局
- 继发性肺结核的类型及临床病理联系
- 伤寒和细菌性痢疾的病变和临床病理联系
- 流行性脑脊髓膜炎、流行性乙型脑炎的病因、传染途径、发病机制、病理变化及临床病理联系
- 淋病、尖锐湿疣、梅毒、艾滋病的病因、传播途径和基本病变
- 血吸虫病的病因、发病机制及主要器官的病变和临床病理联系

传染病是由病原生物体(如病毒、细菌、立克次体、支原体、真菌等)通过一定的传播途径进入易感人群的个体所引起的一组炎症性疾病,并能在人群中引起流行。传染病在人群中发生或流行是一个复杂的过程,需同时具备传染源、传播途径和易感人群3个基本环节。传染病曾在世界各地流行,严重威胁人类的健康。近年来由于基因诊断技术和有效抗生素的应用,传染病的诊断和治疗取得了很大进展。在发达国家,传染病在疾病的发生率和死亡率中仅处于次要地位,但在许多发展中国家,它仍是主要的健康问题。新中国成立后,我国传染病的发病率和死亡率均已明显下降。有些传染病如天花、脊髓灰质炎已经被消灭;有些传染病如麻风已基本消灭;但也有一些原已得到控制的传染病因各种原因死灰复燃,其发生率又趋上升,如结核病、淋病、梅毒等;同时还出现了一些新的传染病,如艾滋病、埃博拉出血热(EHF)、严重急性呼吸道综合征(SARS)和禽流感等。2012年据卫生部统计,我国甲、乙类传染病报告发病率为238.76/10万,死亡率为1.24/10万。发病数居前5位的病种依次为病毒性肝炎、肺结核、梅毒、细菌性阿米巴性痢疾、淋病,占甲、乙类传染病报告发病总数的94.6%;报告死亡数居前五位的病种依次为艾滋病、肺结核、狂犬病、病毒性肝炎、流行性出血热,占甲、乙类传染病报告死亡总数的98.4%。

寄生虫病(parasitosis)是由寄生虫引起的感染性疾病,可在人群、动物群或人与动物之间传播。寄生虫病的传播受到生物因素、自然因素和社会因素的影响。寄生虫病的流行需

要 3 个条件:传染源(被寄生虫感染的人或动物)、传播途径(适合寄生虫生活的环境条件、感染途径和感染方式)以及易感人群(对寄生虫感染缺乏免疫力或免疫力低下的个体),其流行具有地理分布的区域性、明显的季节性和人畜共患的自然疫源性等特点。寄生虫病分布广,遍及全球,尤其常见于热带和亚热带地区,在一些经济和生活条件落后的发展中国家,某些寄生虫病目前还十分猖獗,严重危害人类健康。新中国建立以来,经过广大医务卫生防疫人员艰苦奋斗,我国寄生虫病的防治工作取得了举世瞩目的成绩,一些寄生虫病已基本消灭,如班氏丝虫病;许多寄生虫病的感染率和发病率已有明显下降,如肠道寄生虫病;但近年来,有的寄生虫病则呈明显上升的趋势,如食源性寄生虫病。我国地域辽阔,寄生虫病种类多,分布广,感染率高,今后防治任务仍然十分严峻,不容忽视。

　　本章主要介绍结核病、伤寒、细菌性痢疾、流行性乙型脑炎、流行性脑脊髓膜炎、性病、血吸虫病等。

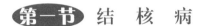

## 第一节　结　核　病

### 一、概述

　　结核病(tuberculosis)是由结核分枝杆菌引发的一种慢性肉芽肿病。其典型病变为结核性肉芽肿形成,伴有不同程度的干酪样坏死。全身各器官、组织均可发生,以肺结核最常见。

　　结核病曾经威胁整个世界,由于有效抗结核药物的发明和应用,由结核病引起的死亡率一直呈下降趋势。但 20 世纪 80 年代以来,由于艾滋病的流行和耐药菌株的出现,结核病的发病率又趋上升。它是继艾滋病之后,在全世界由单一传染性病原体引起的最大杀手。据世界卫生组织报告,2012 年有 860 万人罹患结核病, 130 万人死于结核。结核病成为艾滋病毒携带者的首要死因,占后者死亡总数的1/4。

　　结核病被列为我国重大传染病之一,其防治工作历来受到政府高度重视。特别是从 2001 年开始全面推行现代结核病控制策略后,取得了显著成效,使我国结核病疫情上升势头得到有效遏制。如期实现了我国向国际社会承诺的结核病控制阶段性目标,提前实现了联合国千年发展目标确定的结核病控制指标。但是,我国仍是全球 22 个结核病高负担国家之一,世界卫生组织评估,目前我国结核病年发病人数约为 130 万,占全球发病人数的14%,位居全球第 2 位,仅次于印度。耐多药肺结核危害日益凸显,未来数年内可能出现以耐药菌为主的结核病流行态势;结核菌/艾滋病病毒双重感染患者人数持续增加,因此我国结核病的防治形势依然严峻。

### 二、病因和发病机制

　　结核病的病原菌是结核分枝杆菌(*Mycobacterium tuberculosis*),致病的主要为人型和牛型。结核分枝杆菌无侵袭性酶,不产生内、外毒素,其致病力主要与菌体组成成分有关。

　　结核病主要经呼吸道传染,也可经消化道传染,偶可经皮肤伤口感染。呼吸道是最常

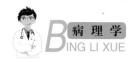

见和最重要的传播途径,肺结核病患者(主要是空洞型肺结核)可从呼吸道排出大量带菌微滴,易感人群吸入带菌微滴即可造成感染。

进入机体的结核分枝杆菌可趋化和吸引巨噬细胞,并被巨噬细胞吞噬。在有效的细胞免疫建立之前,巨噬细胞对结核分枝杆菌的杀灭能力有限,细菌可在细胞内繁殖,一方面引起局部炎症,另一方面可发生全身性血源性播散,成为以后肺外结核病发生的根源。机体一般在初次感染结核分枝杆菌30～50天后,对其可产生特异的细胞免疫,这种特异的细胞免疫在临床上表现为皮肤结核菌素试验阳性。结核病的细胞免疫和Ⅳ型变态反应常同时发生和相伴出现。变态反应的出现提示机体已获得免疫力,对病菌有抵抗力,但强烈的变态反应可造成病变组织发生干酪样坏死。已致敏的个体动员机体防御反应较未致敏个体快,但组织坏死也更明显。结核病的发生和发展取决于很多因素,其中最重要的是感染的菌量及其毒力的大小和机体的反应性(免疫反应和变态反应)。

## 三、基本病理变化

由于机体的反应性、菌量和毒力以及组织特性的不同,出现不同的病变类型,其基本病变与机体的免疫状态的关系见表15-1。

表15-1 结核病基本病变与机体的免疫状态

| 病变 | 机体状态 | | 结核杆菌 | | 病理特征 |
|---|---|---|---|---|---|
| | 免疫力 | 变态反应 | 菌量 | 毒力 | |
| 渗出为主 | 低 | 较强 | 多 | 强 | 浆液性或浆液纤维素性炎 |
| 增生为主 | 较强 | 较弱 | 少 | 较低 | 结核结节 |
| 坏死为主 | 低 | 强 | 多 | 强 | 干酪样坏死 |

1. 以渗出为主的病变 出现于病变早期或机体抵抗力低下,菌量多,毒力强或变态反应较强时。主要表现为浆液性炎或浆液纤维素性炎,好发于肺、浆膜及脑膜等处。病变早期局部有中性粒细胞浸润,继而被巨噬细胞取代。在渗出液和巨噬细胞内可查见结核分枝杆菌。渗出性病变可完全吸收,或者转变为以增生为主或以坏死为主的病变。

2. 以增生为主的病变 当细菌量较少,毒力较低或机体免疫反应较强时,则发生以增生为主的病变,形成具有诊断价值的特征性结核性肉芽肿(又称结核结节)。

结核结节(tubercle)是在细胞免疫的基础上形成的,由上皮样细胞(epithelioid cell)、朗汉斯巨细胞加上外周局部聚集的淋巴细胞和少量反应性增生的成纤维细胞构成。典型结节的中央有干酪样坏死(图15-1)。吞噬有结核分枝杆菌的巨噬细胞转变为上皮样细胞,呈梭形或多角形,胞质丰富,淡伊红色,境界不清。胞核呈圆形或卵圆形,染色质少,甚至可呈空泡状,核内可见1～2个核仁。多个上皮样细胞互相融合或一个细胞经多次无丝分裂形成朗汉斯巨细胞。细胞体积巨大,直径可达 $300\mu m$,胞质丰富;细胞核与上皮样细胞核相似,核的数目由十几到几十个不等,核常排列在胞质周围呈花环状、"马蹄"形或密集在胞体的一端。

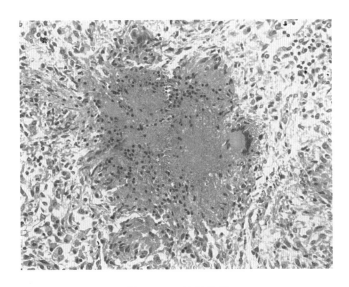

图 15 - 1 结核结节

**3. 以坏死为主的病变** 当细菌量多、毒力强,机体抵抗力低或变态反应强烈时,上述以渗出或增生为主的病变均可继发干酪样坏死。结核坏死灶因含脂质较多呈淡黄色,均匀细腻,质地较实,状似奶酪,故称干酪样坏死(caseous necrosis)。镜下为红染无结构的颗粒状物。干酪样坏死对结核病的病理诊断具有一定意义。坏死物中常含有一定量的结核分枝杆菌,可成为结核病恶化进展的原因。

上述 3 种病变往往同时存在,且以某一种病变为主,而且可以互相转化。

## 四、基本病变的转归

结核病的发展和结局取决于机体抵抗力和结核分枝杆菌致病力之间的相互关系。在机体抵抗力增强时,结核分枝杆菌被抑制、杀灭,病变转向愈合;反之,则转向恶化。

**1. 转向愈合**

(1) 吸收、消散:为渗出性病变的主要愈合方式。渗出物经淋巴道、静脉吸收而使病灶缩小或消散。肺部 X 线检查可见边缘模糊、密度不匀、呈云絮状的渗出病灶阴影逐渐缩小或成小片状,以至完全消失,临床上称为吸收消散期。较小的干酪样坏死灶及增生性病灶,经积极治疗也有吸收消散或缩小的可能。

(2) 纤维化、纤维包裹及钙化:增生性病灶、较小的干酪样坏死灶可通过机化、纤维化,最后形成瘢痕而愈合;较大的干酪样坏死灶难以全部纤维化,则由其周边纤维组织增生将坏死物包裹(纤维性包裹),继而坏死物逐渐干燥,并有钙盐沉着(钙化)。钙化的结核灶内常有少量结核分枝杆菌存活,此时临床虽属痊愈,但当机体抵抗力降低时仍可复发进展。X线检查,可见纤维化病灶呈边缘清楚、密度增高的条索状阴影,钙化灶呈边缘清晰的高密度阴影。临床上称为硬结钙化期。

**2. 转向恶化**

(1) 浸润进展:疾病恶化时,病灶周围出现渗出性病变,且范围不断扩大,并继发干酪样

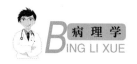

坏死。X线检查,原病灶周围出现边缘模糊的絮状阴影,临床上称为浸润进展期。

(2)溶解播散:疾病恶化时,干酪样坏死物可液化,形成的半流体物质可经体内的自然管道(如支气管、输尿管等)排出,致局部形成空洞。液化坏死物中含有大量结核杆菌,可通过自然管道播散到其他部位,形成新的结核病灶。X线检查,可见病灶阴影密度深浅不一,出现透亮区和大小不等的新播散病灶阴影,临床称为溶解播散期。此外,结核分枝杆菌还可经血道、淋巴道播散至全身各处。

## 五、肺结核

结核病中最常见的是肺结核。近年我国每年报告肺结核发病人数约100万,始终位居全国甲、乙类传染病的前列,2010年全国涂阳肺结核患病率为66/10万。肺结核可因初次感染和再次感染结核分枝杆菌时机体反应性的不同,导致肺部病变的发生、发展各有不同的特点,分为原发性和继发性肺结核病两大类。

### (一)原发性肺结核

原发性肺结核是指第一次感染结核分枝杆菌所引起的肺结核。多发于儿童,但也偶见于未感染过结核分枝杆菌的青少年或成人。免疫功能严重受抑制的成年人由于丧失对结核分枝杆菌的免疫力,可多次发生原发性肺结核。因机体对结核分枝杆菌缺乏特异性免疫力,所以肺部病变不易局限,易经淋巴道、血道播散到全身各处。

**1. 病理变化**　原发性肺结核的病理特征是形成原发综合征。结核分枝杆菌入肺,最初多在肺上叶下部和下叶上部近胸膜处形成直径为1～1.5 cm大小的灰白色炎性实变灶(肺的原发病灶),绝大多数病灶中央有干酪样坏死,以右肺多见。由于机体对结核分枝杆菌缺乏特异性免疫力,原发病灶的结核分枝杆菌很快侵入淋巴管,循淋巴液引流到肺门或纵隔淋巴结,引起结核性淋巴管炎和淋巴结炎,表现为淋巴结肿大和干酪样坏死。肺的原发病灶、结核性淋巴管炎和肺门淋巴结结核三者合称为原发综合征(primary complex)。X线呈哑铃状阴影。

临床上患者常无明显的症状和体征,仅皮肤结核菌素试验呈阳性。少数病变较重患者可出现倦怠、食欲减退、潮热、盗汗等中毒症状,但很少有咳嗽、咯血等呼吸道症状。

**2. 转归**　感染最初数周虽有细菌经淋巴道和血道播散至全身,但由于细胞免疫的建立,95%的病例不再发展,病灶可完全吸收或逐渐纤维化、钙化而自然痊愈。少数营养不良或同时患其他传染病(如流感、麻疹、百日咳等)的患儿,可病变恶化,导致病灶扩大、干酪样坏死和空洞形成,有的甚至发生以下播散。

(1)淋巴道播散:结核分枝杆菌可经淋巴管蔓延至气管分叉处、气管旁、纵隔及锁骨上下淋巴结。也可因淋巴管阻塞而逆流至腋下、腹股沟及腹膜后及肠系膜淋巴结,引起广泛的淋巴结结核。

(2)血道播散:原发性、继发性肺结核以及肺外结核病均可因结核分枝杆菌侵入血流或经淋巴管由胸导管入血,引发血源播散性结核病。由于机体抵抗力强弱、细菌入血数量、次数及急缓不同,可有多种类型。

1)急性全身粟粒性结核病:因结核分枝杆菌在短时间内大量侵入肺静脉分支,经左心至体循环,再播散到全身各器官如肺、肝、脾和脑膜等处所致。肉眼观:各器官均匀密布大小一致、灰白色、呈圆形、境界清楚的粟粒样结节。镜检:主要为增生性病变。临床上病情危重,有高热衰竭、烦躁不安等中毒症状。X线可见两肺有散在分布、密度均匀、粟米大小的细点状阴影。若治疗及时,预后仍属良好。少数病例可因结核性脑膜炎死亡。

2)慢性全身粟粒性结核病:急性患者不能及时控制,病程迁延3周以上,或因结核分枝杆菌在较长时间内间歇性少量进入血所致。此时,病变的性质和大小均不一致,同时可见增生、坏死及渗出性病变。临床上病程长,无明显中毒症状,成人多见。

3)急性肺粟粒性结核病:可因肺门、支气管旁及纵隔淋巴结干酪样坏死灶破入附近大静脉(如无名静脉、颈内静脉、上腔静脉),或因含结核分枝杆菌的淋巴液由胸导管回流,经静脉入右心,沿肺动脉播散于两肺所致。也可是急性全身粟粒性结核病的一部分。肉眼观,肺表面和切面可见灰黄或灰白色粟粒大小结节。

4)慢性肺粟粒性结核病:多见于成人,患者的原发病灶已愈合。多因肺外某器官的结核灶内细菌间歇入血所致。病程较长,病变新旧不一,大小不等,以增生性改变为主。

5)肺外结核病:因少量结核分枝杆菌侵入血流,播散至肺外某些器官形成潜伏性病灶,进一步发展所致。

(3)支气管播散:较少见,肺原发病灶的干酪样坏死范围不断扩大,可侵入附近的支气管,含菌的液化坏死物经支气管排出时可沿支气管播散,引起同侧或对侧肺叶的干酪样肺炎。

(二)继发性肺结核

继发性肺结核是指再次感染结核分枝杆菌所引起的肺结核病,多见于成人。多为内源性再感染,即结核分枝杆菌来自血行播散时在肺尖部形成的潜伏性病灶。少数可为外源性再感染。

**1. 病变特点** 继发性肺结核患者对结核分枝杆菌已有特异性免疫力,故其病变有以下特点:①病变多从肺尖部开始;②病变多以增生为主,易局限在肺部,主要通过支气管播散,不易侵入淋巴道和血道;③病程较长病变复杂,常随机体免疫反应和变态反应的消长而时好时坏,增生、渗出、变质病变交织,新旧病灶混杂。

**2. 分型** 根据其病变特点和临床经过,继发性肺结核可分为以下几种主要类型。

(1)局灶型肺结核:是继发性肺结核的早期病变。病灶多位于右肺尖部,直径为0.5~1 cm,境界清楚,有纤维包裹。镜下病变以增生为主,中央可发生干酪样坏死。X线示肺尖部单个或多个境界清楚的结节状阴影。临床上患者常无自觉症状,多在体检时发现。属非活动性结核病。

(2)浸润型肺结核:是临床上最常见的活动性、继发性肺结核。多数由局灶型肺结核发展而来。病灶常位于肺尖或锁骨下区。病变以渗出为主,中央常发生干酪样坏死。X线示锁骨下区可见边缘模糊的云絮状阴影。临床上患者常有低热、疲乏、盗汗、咳嗽等症状,痰中可查出结核分枝杆菌。本病若及早发现,合理治疗,病变可通过吸收、纤维化、钙化而愈合。如病变继续发展,渗出性病变和干酪样坏死区不断扩大(浸润进展期),坏死物液化后经支气管排出,局部形成急性空洞,洞壁坏死层内含有大量结核杆菌,经支气管播散可引起干酪性肺炎(溶解播散期)。急性空洞一般经治疗可愈合。如果急性空洞经久不愈,则可发展为慢性纤维空洞型肺结核。

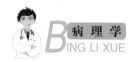
（3）慢性纤维空洞型肺结核：本型是成人慢性肺结核的常见类型。其病变特点是：①肺内有一个或多个厚壁空洞。多位于肺上叶，形状不规则，大小不一，洞壁厚可达1 cm以上。镜下洞壁分为3层：内层为干酪样坏死物（含大量结核分枝杆菌），中层为结核性肉芽组织，外层为纤维结缔组织；②同侧或对侧肺组织，特别是肺下叶可见经支气管播散引起的新旧不一、大小不等、病变类型不同的病灶，越往下病变越新鲜；③后期肺组织严重破坏，发生广泛纤维化，使肺体积缩小、变形、变硬（结核性肺硬化），胸膜增厚并与胸壁粘连，严重影响肺功能（图15-2）。

临床上病变长期迁延反复，时好时坏。由于空洞与支气管相通，成为结核病的重要传染源，故此型又称开放性肺结核。若空洞壁较大血管遭侵蚀可引起大咯血，患者可因吸入大量血液而窒息死亡；若空洞突破胸膜可引起气胸或脓气胸。后期由于肺硬化可导致肺动脉高压，引起肺源性心脏病。近年来，由于广泛采用多药联合抗结核治疗及增强机体抵抗力措施，较小的空洞一般可机化、收缩而闭合。较大的空洞内壁坏死组织脱落，肉芽组织逐渐变成纤维瘢痕组织，表面由支气管上皮覆盖。此时空洞依然存在但无菌，这种愈合方式称为开放性愈合。

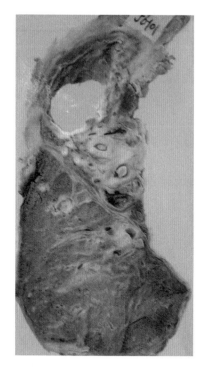

图15-2　慢性纤维空洞型肺结核

（4）干酪性肺炎：可由浸润型肺结核恶化进展而来，或由空洞内的细菌经支气管播散所致。肉眼观病变肺叶肿大变实，切面黄色干酪样，常见多个薄壁空洞。镜下主要为大片干酪样坏死灶，肺泡腔内有大量浆液、纤维素性渗出物。根据病灶范围大小可分为小叶性和大叶性干酪性肺炎。此型是继发性肺结核中最严重类型，病情危重发展迅猛，目前已罕见。

（5）结核球：又称结核瘤（tuberculoma），是指直径为2～5 cm，孤立的有纤维包裹的境界分明的球形干酪样坏死灶。多为单个，常位于肺上叶。结核球为相对静止的病变，临床多无症状。X线片上有时很难与周围型肺癌相鉴别，故临床上多采取手术切除。

（6）结核性胸膜炎：按病变性质常分为渗出性和增殖性两种，以渗出性结核性胸膜炎为常见。

1）渗出性结核性胸膜炎：多见于年轻人。病变主要为浆液纤维蛋白性炎。浆液渗出量多可引起胸腔积液。一般经适当治疗，渗出液可完全吸收。但若纤维蛋白渗出过多，不易吸收，则可因机化而使胸膜增厚粘连。

2）增殖性结核性胸膜炎：较少见。是由肺膜下结核病灶直接蔓延到胸膜所致。病变常位于肺尖，多呈局限性，以增生性改变为主。一般通过纤维化而痊愈，使局部胸膜增厚粘连。

（7）艾滋病患者结核病：不仅发生率明显增高，而且有不同的临床特征。其发生的继发性肺结核病灶通常不在肺尖部，空洞也不常见，而常表现为纵隔淋巴结结核。由于艾滋病患者T细胞免疫功能受损，50%以上的病例有结核分枝杆菌扩散，60%～80%病例有肺外结核病(一般人群仅 15％左右)。

## 六、肺外结核

（一）肠结核

肠结核可分原发性和继发性两型。原发者很少见，常发生于小儿。一般由饮用含结核分枝杆菌的牛奶或乳制品而感染。可形成与原发性肺结核相似的肠原发综合征(肠的原发性结核性溃疡、结核性淋巴管炎和肠系膜淋巴结结核)。绝大多数肠结核继发于活动性空洞型肺结核，因反复咽下含菌的痰液而引起。

肠结核约 85％发生于回盲部，按其病变特点不同分为两型。

**1. 溃疡型** 此型多见。结核分枝杆菌侵入肠壁淋巴组织，形成结核结节，以后结节逐渐融合并发生干酪样坏死，破溃后形成溃疡。典型的肠结核溃疡多呈环形，其长轴与肠管长轴垂直。溃疡一般较浅，边缘参差不齐，底部有干酪样坏死物，其下为结核性肉芽组织。溃疡愈合后常因瘢痕组织的收缩，而使肠腔狭窄引起肠梗阻，少见肠出血、穿孔。病变肠浆膜面常有纤维蛋白渗出和结核结节形成，后期纤维化可导致肠粘连。

**2. 增生型** 较少见。以肠壁大量结核性肉芽组织形成和纤维组织增生为病变特点，可导致肠壁高度肥厚、肠腔狭窄，黏膜面可有浅溃疡及息肉形成。

（二）结核性脑膜炎

儿童多见，主要由结核分枝杆菌经血道播散所致，故常为全身粟粒性结核病的一部分。部分可由脑实质内的结核球液化溃破，大量结核分枝杆菌进入蛛网膜下隙所致。

病变以脑底部最明显。在脑桥、视交叉、脚间池及大脑外侧裂等处的蛛网膜下隙内，有多量灰黄色混浊的胶冻样渗出物积聚。镜下主要为渗出性病变，偶见典型结核结节形成。病变严重者可累及脑实质而引发脑膜脑炎。病程较长的可发生闭塞性血管内膜炎，引起多发性脑软化。部分病程迁延的病例，可因蛛网膜下隙渗出物的机化而引起粘连，使第四脑室正中孔和外侧孔堵塞并发脑积水，出现颅内高压症状。

（三）泌尿生殖系统结核

**1. 肾结核** 最常见于青壮年男性。多为单侧性。结核分枝杆菌来自血道播散。病变多起始于肾锥体乳头或肾皮髓质交界处。最初为局灶性结核病变，继而发生干酪样坏死，破坏肾乳头并溃入肾盂，形成结核性空洞；随着病变不断扩展，可形成多个空洞，最终使肾仅剩一空壳，丧失功能。由于含菌的干酪样坏死物随尿液下行，可继发输尿管及膀胱结核。临床上可有血尿、脓尿和膀胱刺激症状。

**2. 生殖系统结核** 男性生殖系统结核多由泌尿系统结核直接蔓延而来，相继感染前列腺、精囊、输精管和附睾等处。血源感染偶见。附睾结核是男性不育的重要原因之一。

女性生殖系统结核多由血道或淋巴道播散而来。以输卵管结核最多见，此为女性不孕的常见原因之一。其次为子宫内膜和卵巢结核。

（四）骨及关节结核

多见于儿童和青少年，多由血源播散所致。

**1. 骨结核** 多侵犯脊椎骨、指骨及长骨骨骺(股骨下端和胫骨上端)等处。病变可分为

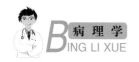

两型：①干酪样坏死型，较多见。可见明显的干酪样坏死和死骨形成，常累及周围软组织引起干酪样坏死及结核性肉芽组织形成。坏死物液化后在骨旁形成结核性"脓肿"，由于局部无红、热、痛，故有"冷脓肿"之称。病灶如穿破皮肤可形成经久不愈的窦道。②增生型，较少见。主要形成大量结核性肉芽组织，病灶内骨小梁渐被侵蚀、吸收和消失。

脊椎结核是骨结核中最常见的，多累及第 10 胸椎至第 2 腰椎。病变始自椎体，常发生干酪样坏死，以后破坏椎间盘及邻近椎体。由于病变椎体塌陷可造成脊柱后凸畸形，压迫脊髓引发截瘫。如病灶穿破骨皮质，坏死物液化可在脊柱两侧或远隔部位形成"冷脓肿"。

**2. 关节结核**　多继发于骨结核，以髋、膝、踝、肘等关节多见。病变多始于干骨后端，后侵及关节软骨及滑膜，引起病损。愈合时，关节腔常被大量纤维组织充填，造成关节强直，失去运动功能。

（五）淋巴结结核

多见于儿童和青年，最常累及颈部淋巴结，其次是支气管和肠系膜淋巴结。淋巴结常成群受累，有结核结节形成和干酪样坏死。淋巴结肿大，当炎症累及淋巴结周围组织时，则相邻淋巴结彼此粘连形成包块。

# 第二节　伤　寒

伤寒（typhoid fever）是由伤寒沙门菌引起的急性肠道传染病，以巨噬细胞的增生形成伤寒肉芽肿为病变特征，主要累及全身单核-巨噬细胞系统（MPS），尤以回肠末端淋巴组织的病变最为突出。临床主要表现为持续高热、相对缓脉、脾肿大、皮肤玫瑰疹、末梢血中性粒细胞和嗜酸性粒细胞减少等。

## 一、病因和发病机制

伤寒沙门菌属沙门菌属，革兰阴性菌。菌体裂解时释放的内毒素是致病的主要因素。其菌体"O"抗原、鞭毛"H"抗原及表面"Vi"抗原都能使人体产生相应抗体，故可用血清凝集试验（肥达反应，Widal reaction）来测定血清中抗体的增高，辅助临床诊断。

伤寒患者或带菌者是本病的传染源，细菌随粪、尿排出，污染水源、食物和牛奶等，或以苍蝇可为媒介经口入消化道感染。全年均可发病，以夏、秋季多见，好发于儿童、青壮年。病后可获得比较稳固的免疫力。

伤寒杆菌进入消化道是否发病，主要取决于进入胃内的细菌量和机体抵抗力。当入侵的菌量较多时，细菌得以进入小肠，侵入肠壁淋巴组织（尤其是回肠下段的集合和孤立淋巴小结），然后沿淋巴管至肠系膜淋巴结。淋巴组织内细菌被巨噬细胞吞噬并在其中生长繁殖，部分可经胸导管进入血引起菌血症。血中的细菌很快被全身单核-巨噬细胞系统的细胞吞噬，并在其内大量繁殖，导致肝、脾、淋巴结肿大。此期约 10 天，患者无明显临床症状，故称潜伏期。此后，随着病菌繁殖及其内毒素再次入血，患者出现败血症临床症状。当胆囊内的大量细菌随胆汁再度排入小肠，可使已致敏的肠壁淋巴组织发生强烈的过敏反应，导致肠黏膜和增生淋巴组织坏死、脱落，形成肠道溃疡。

## 二、病理变化及临床病理联系

伤寒是以巨噬细胞增生为特征的急性增生性炎。增生活跃的巨噬细胞质内常吞噬有伤寒杆菌、淋巴细胞、红细胞和细胞碎屑,这种巨噬细胞称为伤寒细胞(typhoid cell)。伤寒细胞常聚集成团,形成小结节称为伤寒肉芽肿(typhoid granuloma)或伤寒小结(typhoid nodule),是伤寒的特征性病变,具有病理诊断价值(图 15-3)。

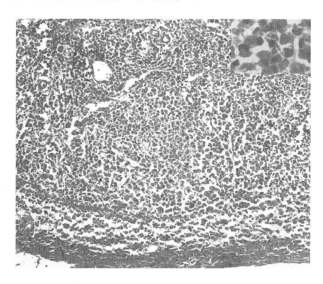

**图 15-3 肠伤寒,黏膜层伤寒肉芽肿(右上角图示伤寒细胞)**

**1. 肠道病变** 以回肠下段集合和孤立淋巴小结最为常见和明显。按病变发展过程可分为 4 期,每期约持续 1 周。

(1)髓样肿胀期:发病第 1 周,回肠下段淋巴组织肿胀,隆起于肠黏膜表面形似大脑的沟回,灰红色、质软。以集合淋巴小结病变最为显著。镜下见淋巴组织中巨噬细胞增生、伤寒肉芽肿形成。

(2)坏死期:发病第 2 周。增生、肿胀的淋巴组织及其表层肠黏膜发生坏死。坏死原因可能与细菌内毒素、强烈过敏反应以及增生压迫造成缺血等有关。

(3)溃疡期:发病第 3 周。坏死组织脱落形成肠道溃疡。溃疡边缘隆起,底部不平。在集合淋巴小结形成的典型溃疡,呈椭圆形,其长轴与肠管的长轴平行。孤立淋巴小结的溃疡则小而圆。溃疡一般深及黏膜下层,严重者可深达肌层及浆膜层,甚至肠穿孔。如侵及肠壁小动脉,可引起严重肠出血。

(4)愈合期:发病第 4 周。溃疡底部肉芽组织增生将其填平,溃疡边缘上皮再生覆盖而愈合。由于临床上早期有效抗生素的应用,目前上述典型病变已很难见到。

**2. 其他病变** 肠系膜淋巴结、肝、脾及骨髓等由于巨噬细胞的活跃增生,导致相应组织器官肿大。镜下可见伤寒肉芽肿及灶性坏死。骨髓病变使患者外周血中性粒细胞和嗜酸性粒细胞明显减少。心肌纤维可发生颗粒变性,严重者甚至发生心肌坏死及中毒性心肌炎,导致相对缓脉。皮肤出现淡红色小丘疹(玫瑰疹)。膈肌、腹直肌和股内收肌常发生凝固性坏死(亦称蜡样变性),临床出现肌痛和皮肤感觉过敏。慢性感染者可累及关节、骨、脑、

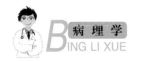

膜及其他部位。

## 三、结局和并发症

如无并发症,一般经过4~5周就可痊愈,并获得较强的免疫力。少数患者可发生肠出血、肠穿孔、支气管肺炎等并发症。伤寒杆菌可在胆汁中大量繁殖。即使患者痊愈后细菌仍可在胆汁中生存,并随胆汁经肠道长期排菌,成为带菌者,是伤寒的重要传染源。

# 第三节 细菌性痢疾

细菌性痢疾(bacillary dysentery)是由痢疾杆菌引起的肠道传染病。病变以肠黏膜表面大量纤维蛋白渗出形成假膜为特征,假膜脱落形成不规则、浅表肠道溃疡。临床上主要表现为腹痛、腹泻、里急后重和黏液脓血便。全年均可发病,以夏、秋季多见。儿童发病率高。

## 一、病因和发病机制

痢疾杆菌为革兰阴性菌,按抗原结构和生化反应不同可分为4群,即福氏、宋内、鲍氏和志贺菌。四群均可产生内毒素,志贺菌尚可产生强烈外毒素。

患者及带菌者为本病的传染源。细菌随粪便排出,可直接或间接(苍蝇为媒介)污染水源、食物和手等,经口传染。污染水源和食物有时可引起菌痢的暴发流行。

经口进入胃的痢疾杆菌大部分可被杀灭,仅少部分进入肠道。是否发病取决于多种因素。当侵入的菌量多、毒力强或机体抵抗力降低时,痢疾杆菌侵入肠黏膜,在黏膜固有层内增殖,菌体释放内毒素引起肠黏膜坏死,形成溃疡,而内毒素吸收入血引起毒血症症状。志贺菌释放的外毒素,是导致水样腹泻的主要原因。

## 二、病理变化及临床病理联系

病变主要发生于大肠,尤以乙状结肠和直肠病变为重。根据肠道病变特点、全身变化及临床经过的不同,菌痢分为以下3种。

1. **急性细菌性痢疾** 其典型病变过程为初期急性卡他性肠炎、随后出现特征性的假膜性肠炎和形成浅表溃疡,最后愈合。

早期黏液分泌亢进,肠黏膜充血、水肿、中性粒细胞浸润,可有点状出血。病变进一步发展,黏膜浅层坏死,在渗出物中有大量纤维素,后者与坏死组织、炎症细胞、红细胞及细菌一起形成假膜(图4-2)。假膜初始呈糠皮样,以后逐渐扩大融合成片。假膜一般呈灰白色,有时可因出血或胆汁浸染而呈暗红或灰绿色。大约一周左右,假膜开始成片脱落,形成大小不一,形状不规则的溃疡。溃疡多较浅表,局限于黏膜层。经适当治疗或病变趋向愈合时,肠黏膜的渗出物和坏死组织逐渐吸收、排出,周围健康组织再生,溃疡修复而愈合。

临床上由于毒血症,患者可出现全身中毒症状。病变肠管蠕动亢进和痉挛,可引起阵发性腹痛、腹泻等症状。初期为混有黏液的稀便,继而转为黏液脓血便,偶见片状假膜排出。炎症刺激直肠壁神经末梢和肛门括约肌，导致里急后重和排便次数增多。经适当治疗大多可痊愈，少数病例转为慢性。

**2. 慢性细菌性痢疾** 多由急性菌痢转变而来，以福氏菌感染者居多。病程超过2个月即为慢性，有的可长达数月或数年。期间肠道病变此起彼伏，新旧病灶并存，溃疡形成与修复反复进行，导致慢性溃疡边缘不规则，黏膜常过度增生而形成息肉，溃疡深度可达肌层。由于肠壁各层的慢性炎症使纤维组织大量增生形成瘢痕，导致肠壁不规则增厚、变硬，严重者可造成肠腔狭窄。

临床表现依肠道病变而定，可有腹痛、腹胀、腹泻等肠道症状。有时肠道炎症加剧可出现急性菌痢的症状，称慢性菌痢急性发作。少数患者可无明显症状和体征，但大便培养持续阳性，常成为传染源。

**3. 中毒性细菌性痢疾** 本型特征为起病急骤，全身中毒症状严重，但肠道病变和症状轻微。多见于2～7岁儿童，发病后数小时即可出现中毒性休克或呼吸衰竭而死亡。肠道一般呈卡他性肠炎，有时可见肠壁集合和孤立淋巴小结滤泡增生、肿大，呈滤泡性肠炎。病原菌常为福氏或宋氏菌。发病机制尚不清楚。

## 第四节 流行性脑脊髓膜炎

流行性脑脊髓膜炎（epidemic cerebrospinal meningitis）是由脑膜炎奈瑟菌感染引起脑脊髓膜的急性化脓性炎症。临床主要表现为高热、头痛、呕吐、皮肤黏膜瘀点和颈项强直等脑膜刺激征。多散发，于冬、春季可引起流行，患者多为儿童和青少年。

### 一、病因和发病机制

脑膜炎奈瑟菌可存在于患者或带菌者的鼻咽部黏膜，通过咳嗽、喷嚏等借飞沫传播，经呼吸道侵入人体。但大多数不发病，或仅引起上呼吸道轻度卡他性炎，成为带菌者；只有少数机体抵抗力低下或感染的菌量多、毒力强者，病菌在局部大量繁殖产生内毒素，引起短时菌血症或败血症，其中2%～3%患者，病菌可侵入脑脊髓膜引起化脓性炎症。

### 二、病理变化及临床病理联系

根据病情进展，可分为以下3期。

**1. 上呼吸道感染期** 此期细菌在鼻咽部黏膜繁殖，出现上呼吸道感染症状。

**2. 败血症期** 此期患者出现高热、头痛、呕吐，中性粒细胞增高，皮肤、黏膜出现瘀点（斑）等败血症表现。用瘀点的血液直接涂片多可查见病菌。此期血培养可阳性。

**3. 脑膜炎症期** 此期特征性病变是脑脊髓膜的急性化脓性炎症。肉眼观，脑脊髓膜血管高度扩张充血，蛛网膜下隙充满灰黄色脓性渗出物。脓液覆盖脑沟、脑回以致结构模糊不清，以大脑额叶、顶叶面最明显。由于炎性渗出物的阻塞，脑脊液循环发生障碍，可引起脑室扩张并有混浊液体。镜下，蛛网膜血管高度扩张充血，蛛网膜下隙增宽，内可见大量中性粒细胞、浆液、纤维蛋白渗出，少量淋巴细胞、单核细胞浸润（图15-4）。脑实质一般不受

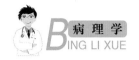

累。严重病例可累及邻近脑膜的脑实质,引起神经细胞变性,称脑膜脑炎。

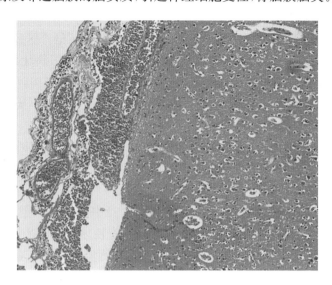

**图 15－4　流行性脑脊髓膜炎**
注:蛛网膜下隙血管扩张充血,大片中性粒细胞浸润。

（1）脑膜刺激征:由于炎症累及脊髓神经根周围的蛛网膜、软脑膜和软脊膜,使脊神经根在通过椎间孔处受压,当颈、背部肌肉运动时产生疼痛,因而颈部肌肉发生保护性痉挛而呈僵硬紧张状态,称为颈项强直。在婴幼儿,常因发生腰背部肌肉保护性痉挛,使脊柱向后弯曲形成"角弓反张"的体征。当做屈髋伸膝试验时,因坐骨神经受牵拉而引起腰神经根压痛的表现,即为屈髋伸膝征(Kernig Sign)阳性。

（2）颅内压升高症状:表现为剧烈头痛、喷射性呕吐、视神经乳头水肿三联征。小儿前囟饱满。

（3）脑脊液变化:早期脑脊液澄清,后因蛛网膜下隙有大量脓性渗出物,脑脊液压力增高,混浊或脓性,含有大量脓细胞,蛋白增多,糖减少;涂片及培养均可查见病原菌。脑脊液检查是诊断的一个重要依据。

少数病例起病急,病情危重,称为暴发性流脑。多见于儿童。主要表现为败血症休克,而脑膜病变较轻。临床上以 24 小时内迅速出现周围循环衰竭、休克,皮肤黏膜广泛性出血,两侧肾上腺皮质广泛出血及肾上腺衰竭等为特征,称为华-弗综合征（Waterhouse-Friderichsen syndrome）。其发生机制是由于大量内毒素释放引起中毒性休克及弥散性血管内凝血,两者相互影响,引起病情进一步恶化。

## 三、结局和并发症

如能及时治疗,大多数流脑患者都可痊愈。目前病死率已降至 5% 以下。只有少数因治疗不当,转为慢性,并留有以下后遗症:① 脑积水,由于炎性渗出物机化,脑膜粘连,脑脊液循环障碍所致;② 脑神经受损麻痹:因脑底部脑膜炎症累及 Ⅱ、Ⅲ、Ⅳ、Ⅵ、Ⅶ、Ⅷ 对脑神经所致,引起如耳聋、视力障碍、斜视及面神经麻痹等;③ 病变严重者脑动、静脉壁受累,导致脉管炎和血栓形成,引起脑实质缺血和梗死。

## 第五节　流行性乙型脑炎

流行性乙型脑炎(epidemic encephalitis B)是由乙型脑炎病毒感染引起的急性传染病。多在夏秋之交流行。本病起病急、病情重、死亡率高。临床表现为高热、嗜睡、抽搐、昏迷等。儿童发病率明显高于成人,尤以10岁以下儿童多见,占50%～70%。

### 一、病因和发病机制

本病病原体为嗜神经性乙型脑炎病毒。本病是一种人畜共患的自然疫源性疾病,在牛、马、猪等家畜中隐性感染率高,它们可成为传染源和中间宿主。其传染媒介为库蚊、伊蚊和按蚊,我国主要是库蚊。如蚊虫叮咬带病毒的家畜,又叮咬人即可感染。病毒侵入人体,先在血管内皮细胞和全身单核-巨噬细胞系统内繁殖,然后入血引起短暂性病毒血症。若机体免疫功能强,血脑屏障正常者,病毒不能进入脑组织则成为隐性感染,多见于成人;若机体免疫功能低下,血脑屏障不健全者,病毒可侵入中枢神经系统而致病。由于受感染的神经细胞表面有膜抗原存在,通过补体系统激活和免疫反应引起神经细胞损伤和病变。

### 二、病理变化

病变广泛累及脑脊髓实质,引起神经细胞变性、坏死为主要特征。病变以大脑皮质、基底核、视丘最为严重;小脑皮质、丘脑及脑桥次之;脊髓病变最轻。

**1. 肉眼观**　软脑膜充血、水肿,脑回变宽,脑沟窄而浅。切面脑组织充血、水肿,脑实质有散在点状出血,可见粟米大小的半透明软化灶,其境界清楚,弥漫分布或聚集成群。

**2. 镜下病变**

(1)血管改变和炎症反应:脑实质血管明显扩张充血,脑组织水肿,血管周围间隙增宽,浸润的炎细胞以淋巴细胞、单核细胞为主,围绕血管周围间隙形成淋巴细胞套(图15-5A)。

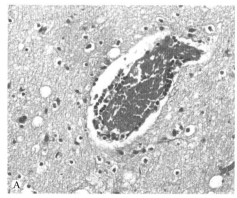
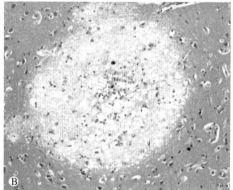

**图 15-5　乙型脑炎**

注：A. 淋巴细胞套；B. 软化灶。

(2)神经细胞变性坏死:病毒在神经细胞内增殖,引起细胞肿胀,尼氏体消失,胞质内出

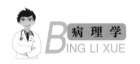
现空泡,核偏位等,重者神经细胞发生核固缩、溶解。可见神经细胞卫星现象和噬神经细胞现象。

（3）软化灶形成：病变严重时,发生局灶性神经组织的液化性坏死,形成染色淡,质地疏松的筛状软化灶(图15-5B)。软化灶可吸收,形成胶质瘢痕。

（4）胶质细胞增生：小胶质细胞明显增生。在坏死的神经细胞附近或小血管旁可形成小胶质细胞结节。

### 三、临床病理联系和结局

除了病毒血症的全身症状外,主要表现为中枢神经系统症状。

**1. 嗜睡和昏迷** 是最早出现的症状。由于神经细胞广泛受损和脑实质的炎症损害,可出现嗜睡、昏迷、抽搐、痉挛等中枢神经系统功能障碍的表现。脑桥和延髓的运动神经细胞受损严重时,延髓麻痹出现吞咽困难,甚至发生呼吸、循环衰竭。

**2. 颅内压升高** 脑水肿导致颅内压升高,出现头痛、呕吐,严重时可引起脑疝。小脑扁桃体疝时,可引起中枢性呼吸、循环衰竭而死亡。

**3. 脑膜刺激征** 由于脑膜轻度的炎症反应引起。

**4. 脑脊液改变** 脑脊液透明或微混浊,细胞成分以淋巴细胞为主,糖量正常或偏高,蛋白质轻度增高,氯化物正常。

多数患者经适当治疗后痊愈。少数重症者留有痴呆、语言障碍、肢体瘫痪等后遗症。病情严重者,可因呼吸、循环衰竭或并发小叶性肺炎而死亡。

## 第六节 性传播疾病

性传播疾病(sexually transmitted disease,STD)是指经性接触而传播的一类疾病。此类疾病绝大多数通过性接触传播,有些由母亲妊娠和分娩时传播给婴儿。少数经共享血制品和组织移植而感染。目前世界卫生组织认为STD是由30余种不同的细菌、病毒和寄生虫感染引起的,可导致慢性疾病、艾滋病、妊娠并发症、不孕、宫颈癌等,甚至死亡。本节仅叙述淋病、尖锐湿疣、梅毒和艾滋病。

### 一、淋病

淋病(gonorrhea)是由淋球菌引起的急性化脓性炎,是最常见的STD。多发于15～30岁年龄段,以20～24岁最为常见。成人主要通过性接触直接传染;儿童可通过接触污染的衣物、卫浴器具等间接感染;而分娩时胎儿受产道分泌物污染,可引起淋球菌性结膜炎。

淋球菌主要侵犯泌尿生殖系统,对柱状上皮和移行上皮有特别的亲和力。男性病变从前尿道开始,可逆行蔓延至后尿道,波及前列腺、精囊和附睾;女性病变可累及外阴和阴道腺体、子宫颈黏膜、输卵管及尿道。主要表现为生殖、泌尿道黏膜的急性卡他性化脓性炎症,部分感染未经治疗或治疗不彻底者可转变为慢性炎症。少数病例可经血道播散引起身体其他部位的病变。

## 二、尖锐湿疣

尖锐湿疣(condyloma acuminatum)是由人乳头状瘤病毒(主要是 HPV6 型和 11 型)感染引起的良性疣状物。发病率较高,是最常见的 STD 之一。本病主要通过性接触传染,也可通过非性接触的间接感染而致病。最常发生于 20～40 岁年龄组。

病变好发于潮湿温暖的黏膜和皮肤交界的部位。男性常见于阴茎冠状沟、龟头、系带、尿道口或肛门附近。女性多见于阴蒂、阴唇、会阴部及肛周。

肉眼观,初起为散在小而尖的乳头状突起,逐渐增大,表面凹凸不平,呈疣状颗粒,有的较大呈菜花状。质软湿润,淡红、暗红或污灰色。镜检:表皮角质层轻度增厚,几乎全为角化不全细胞,棘层肥厚,有乳头状瘤样增生,表皮突增粗延长,偶见核分裂。棘细胞层中、上部凹空细胞出现有助于诊断。凹空细胞较正常细胞大,胞质空泡状。核大居中,圆形、椭圆形或不规则形,染色深,核周有空晕,可见双核或多核。应用免疫组化方法可检测 HPV 抗原,用原位杂交、PCR 和原位 PCR 技术可检测 HPV DNA,有助于诊断。

## 三、梅毒

梅毒(syphilis)是由梅毒螺旋体引起的慢性传染病。早期病变主要累及皮肤和黏膜,晚期则累及全身各器官,特别是心血管和中枢神经系统。临床上症状复杂、病程漫长。新中国成立后经积极预防治疗基本消灭了梅毒,但近年来又有新病例发现,尤其在经济发达的沿海城市有逐渐蔓延流行趋势。

(一)病因和发病机制

梅毒的病原体是苍白螺旋体,又称梅毒螺旋体。95％以上通过性交传播,少数可因输血、接吻、医务人员不慎受染等直接接触传播(后天性梅毒),患有梅毒的母亲可经胎盘感染胎儿(先天性梅毒)。梅毒患者是唯一传染源。

机体在感染梅毒后第 6 周血清出现梅毒螺旋体特异性抗体及反应素,血清反应呈阳性,具有诊断价值,但也可出现假阳性。随着抗体的产生,机体免疫力逐渐增强,病变部位的病原体数量减少,因此早期梅毒有不治自愈的倾向。然而未治疗或治疗不彻底者,播散全身的梅毒螺旋体难以完全消灭,这是引起梅毒复发或晚期梅毒的原因。少数人感染梅毒螺旋体后,在体内终身隐伏(血清反应阳性,但无症状和病变),称为隐性梅毒。

(二)基本病理变化

**1. 闭塞性动脉内膜炎和小动脉周围炎** 前者是指小动脉内皮细胞肥大、增生和内膜纤维化,使管壁增厚,管腔狭窄甚至闭塞。后者是指单核细胞、淋巴细胞和浆细胞呈围管性浸润。浆细胞的恒定出现是病变特点之一。此类病变可见于各期梅毒。

**2. 树胶样肿(gumma)** 又称梅毒瘤,是梅毒的特征性病变。肉眼病灶呈灰白色,大小不一,质韧而有弹性,似树胶状。镜下结构颇似结核结节,中央为凝固性坏死,类似干酪样坏死,但坏死不彻底。弹性纤维尚存,坏死灶周围上皮样细胞和朗汉斯巨细胞较少,而有多量淋巴细胞、浆细胞浸润。树胶样肿后期可被吸收、纤维化,最后瘢痕收缩导致器官变形,但很少钙化。

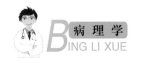
（三）类型和病变特点

梅毒根据传播方式不同,可分为先天性梅毒和后天性梅毒两种。

**1. 后天性梅毒** 按病程可分为3期,一、二期梅毒称早期梅毒,有传染性。三期梅毒又称晚期梅毒,传染性小,因其常累及内脏,故又称内脏梅毒。

（1）第一期梅毒:在梅毒螺旋体侵入部位发生炎症反应,形成下疳(潜伏期约3周)。病变多见于阴茎冠状沟、龟头、阴囊、阴唇、宫颈等处,少数可见于口唇、舌、肛周等处。下疳常为单个,直径约1 cm,表面可发生糜烂或溃疡,溃疡底部平坦、边缘整齐、质硬,故又称硬性下疳。下疳无痛感,多位于隐蔽处易忽视,但病灶分泌物中含有大量梅毒螺旋体,传染性极强。镜下为闭塞性动脉内膜炎和血管周围炎。

下疳出现1～2周后,局部淋巴结肿大,质硬无痛,呈非化脓性增生性反应。由于患者产生的免疫反应,下疳即使未经治疗,1个月左右多自然消退,局部肿大的淋巴结亦消退。临床上处于静止状态,但体内螺旋体仍继续繁殖。

（2）第二期梅毒:下疳发生后7～8周左右,体内螺旋体又大量繁殖,由于免疫复合物的沉积,引起全身皮肤、黏膜广泛的梅毒疹(syphilid)和全身非特异性淋巴结肿大。镜下呈典型血管周围炎改变。病灶内可检出螺旋体,传染性大。几周后梅毒疹和肿大的淋巴结可不经治疗自行消退,再次进入静止状态。

（3）第三期梅毒:约1/3未经治疗的早期患者可发展为三期梅毒,常发生于感染后4～5年。病变可累及内脏(尤其是心血管及中枢神经系统),形成特征性的梅毒树胶样肿,由于树胶样肿纤维化、瘢痕收缩可导致严重的器官破坏性病变和功能障碍。病变侵犯主动脉,可引起梅毒性主动脉炎、主动脉瓣关闭不全和主动脉瘤,动脉瘤破裂是患者猝死的主要原因。神经系统病变主要累及中枢神经及脑脊髓膜,可导致麻痹性痴呆和脊髓痨;也可累及肝、骨关节、皮肤、睾丸等处。

**2. 先天性梅毒** 根据被感染胎儿发病的早晚可分为早发性和晚发性两类。早发性先天性梅毒系指胎儿或婴幼儿期发病的先天性梅毒(在2岁以内)。晚发性先天性梅毒发生在2岁以上幼儿。患儿发育不良,智力低下。可引发间质性角膜炎、神经性耳聋及马鞍鼻、楔形门齿等。

## 四、获得性免疫缺陷综合征

艾滋病是获得性免疫缺陷综合征(acquired immunodeficiency syndrome,AIDS)英文缩写的音译,由人类免疫缺陷病毒(human immunodeficiency virus , HIV)感染所引起,以严重免疫缺陷为主要特征的致命性传染病。本病自1981年首次报道以来,传播迅速,目前已遍布全球。AIDS的潜伏期为2～10年,总死亡率几乎为100%,90%患者在诊断后2年内死亡。根据世界卫生组织和联合国艾滋病规划署的估计,截至2012年底,全球约有3 530万艾滋病毒感染者。同年,新感染人数约230万人,160万人死于艾滋病。艾滋病在我国的传播经历了3个阶段:传入期(1985～1988年)、播散期(1989～1994年)、流行期(1995年至今)。截至2013年9月30日,全国共报告现存活艾滋病病毒感染者和艾滋病患者约43.4万例。目前,经性途径传播已成为我国主要的传播途径。

（一）病因和发病机制

**1. 病因和传播途径** HIV 是单链 RNA 病毒,已知 HIV 分为 HIV-1 和 HIV-2 两个亚型。HIV 主要存在于宿主的血液、精液、子宫和阴道分泌物、乳汁中。在其他体液如唾液、尿液和泪液中偶可分离出病毒,但迄今尚无证据表明能传播本病。患者和无症状病毒携带者是本病的传染源。艾滋病的传播途径包括:①性接触传播,是主要传播方式,通过与感染者发生未保护的性交(阴道交或肛交)和口交。同性恋或双性恋男性是高危人群,但目前经异性传播已成为世界 HIV 流行的普遍现象,目前全球 HIV 感染者中有 75% 是通过异性性接触感染。②血液传播,包括输入被 HIV 污染的血液或血制品,通过注射针头或医用器械传播(尤其静脉注射吸毒者共用注射器极易相互感染)。③母婴垂直传播,母体 HIV 经胎盘感染胎儿,也发生于分娩时或产后哺乳过程中;④其他途径,如器官移植,医务人员或实验人员职业感染等,少见。

**2. 发病机制** 现已证实 HIV 是嗜 T 淋巴细胞和嗜神经细胞病毒。它对辅助细胞($CD4^+$)免疫系统有很明显的抑制作用,是该病毒的主要攻击对象。另外,巨噬细胞和单核系统也是具有 $CD4^+$ 受体的细胞群,也是靶细胞。HIV 经皮肤破口或黏膜进入人体血液,选择性感染 $CD4^+$ T 细胞。病毒在细胞内复制,形成大量的新病毒颗粒,新的病毒颗粒以出芽方式逸出 $CD4^+$ T 细胞,同时引起该细胞溶解和死亡。逸出的病毒感再感染其他 $CD4^+$ T 细胞,造成 $CD4^+$ T 细胞的大量破坏。随着 $CD4^+$ T 细胞的进行性下降,人体细胞免疫功能缺陷,易并发各种机会性感染。此外,其他免疫细胞,如单核-巨噬细胞、B 细胞、$CD8^+$ T 细胞和 NK 细胞等功能也不同程度受损,最终导致整个免疫功能缺陷,发生一系列机会性感染和肿瘤。

神经系统是 HIV 感染的另一个重要靶器官,引起脑组织的破坏,或继发机会性感染而导致各种中枢神经系统的病变。

（二）病理变化

AIDS 的主要病变可归纳为全身淋巴组织削减、机会性感染和恶性肿瘤 3 个方面。

**1. 淋巴组织削减** 早期,淋巴结肿大,淋巴滤泡明显增生,生发中心活跃,有"满天星"现象。随着病变的进展,滤泡网状带开始破坏,皮质区和副皮质区淋巴细胞进行性减少,浆细胞浸润。以后网状带消失,滤泡界限不清,晚期淋巴结呈"一片荒芜",淋巴细胞几乎消失殆尽。有些区域纤维组织增生,甚至玻璃样变性。脾脏、胸腺和消化道的淋巴组织萎缩。

**2. 机会性感染** 多发性机会性感染是本病的另一特点。感染范围广泛,可累及多个器官,其中以肺、消化道、神经系统受累最为常见。由于严重的免疫功能缺陷,感染所致的炎症反应往往较轻而不典型,如肺部结核杆菌感染,很少形成典型的结核性肉芽肿性病变。可同时存在多种病原体混合感染,如病毒、细菌、真菌、原虫等。70%～80% 的患者可经历一次或多次卡氏肺孢菌感染,约半数患者死于此种感染。神经系统则主要有弓形虫或新型隐球菌感染所致的脑炎或脑膜炎。

**3. 恶性肿瘤** AIDS 患者约 1/3 可发生 Kaposi 肉瘤,它起源于血管内皮,为皮肤特发性、多发性、色素性肉瘤,在四肢形成多数大小不同的结节,并广泛累及内脏,呈暗蓝色或紫色结节。其他常见的肿瘤有非霍奇金淋巴瘤。

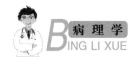

（三）临床病理联系

AIDS 潜伏期较长，HIV 感染者一般要经过数月至 10 年或更长时间才发展为 AIDS。近年 WHO 和美国疾控中心修订了 HIV 感染的临床分类，将其分为以下 3 类。

A 类：包括急性感染、无症状感染和持续性全身淋巴结肿大综合征。

B 类：包括免疫功能低下时出现的 AIDS 相关综合征、继发细菌和病毒感染和发生肿瘤等。

C 类：患者已有严重的免疫功能缺陷，出现各种机会性感染、肿瘤以及神经系统症状等表现。

AIDS 按病程可分为 3 个阶段：①早期或称急性期，感染 HIV 3～6 周后出现咽痛、发热和肌肉酸痛等非特异性临床表现。此时病毒在体内复制，由于患者尚有较好的免疫反应能力，2～3 周症状后可自行缓解。②中期或称慢性期，机体的免疫功能与病毒之间处于相互抗衡阶段，有些病例此期可长达数年。此期病毒复制持续处于低水平，临床可无明显症状或出现明显的全身淋巴结肿大，常伴发热、乏力和皮疹等。③后期或称危险期，机体免疫功能全面崩溃，患者持续发热、乏力、消瘦、腹泻，并出现神经系统症状，发生明显的机会性感染及恶性肿瘤。血液检查可见淋巴细胞明显减少，CD4$^+$ 细胞减少尤为显著，细胞免疫反应丧失殆尽。

对于 AIDS，目前尚无确切有效的疗法，预后极差。因此，预防至关重要。目前主要通过抗反转录病毒联合疗法抑制艾滋病病毒。抗反转录病毒治疗虽无法治愈艾滋病病毒感染，但可以控制体内病毒复制，并增强人体免疫功能，恢复其抗感染能力。

# 第七节 血吸虫病

我国流行的血吸虫病（schistosomiasis）是由于感染日本血吸虫所致，是一种人畜共患的地方性寄生虫病。本病曾流行于长江流域及其以南的 13 个省市的广大地区，感染人数累计达 1 160 万。新中国成立后，血吸虫病的防治工作取得了巨大成效，许多地区已基本阻断血吸虫病的传播。但近年来有些地区的发病率有所回升，甚至发现新疫区。据卫生部统计，2012 年底，我国血吸虫病流行县（市、区）452 个，达到血吸虫病传播控制标准的县（市、区）累计 100 个，达到传播阻断标准的县（市、区）累计 281 个，实有患者 24.1 万人。因此，血吸虫病的防治工作依然不能忽视。

## 一、病因和感染途径

日本血吸虫的生活史分为虫卵、毛蚴、胞蚴、尾蚴、童虫及成虫等阶段。成虫以人体或其他哺乳动物为终宿主，自毛蚴到尾蚴的发育繁殖阶段以钉螺为中间宿主。血吸虫病的传播必须具备 3 个条件：带虫卵的粪便入水，水中有钉螺孳生，人体接触疫水。

血吸虫虫卵入水后，孵出毛蚴并钻入中间宿主钉螺体内，经过胞蚴阶段发育成为尾蚴，然后离开钉螺再次入水。尾蚴常分布在水的表层，当人畜接触疫水时，尾蚴借助头腺分泌的溶组织酶作用和其机械运动，钻入皮肤或黏膜并脱去尾部发育为童虫。童虫进入小静脉或淋巴管，随血流经右心到达肺，再经肺循环、左心和体循环散布全身。只有进入肠系膜静脉的童虫才能发育成熟，成虫交配产卵，部分虫卵随血流进入肝脏，沉着在组织内，逐渐死亡钙化并引起组织病变。部分虫卵逆流沉着于肠壁,破坏肠黏膜进入肠腔,随粪便排出体外,开始新的生活周期。

## 二、基本病理变化和发病机制

在血吸虫感染过程中,尾蚴、童虫、成虫和虫卵等均可对宿主造成损害,但以虫卵引起的病变最严重,对机体的危害也最大。造成损害的原因与机制主要是血吸虫释放抗原诱发的免疫反应所致。

**1. 尾蚴引起的损害** 尾蚴侵入皮肤后,其头腺分泌的毒素和溶组织酶可引起皮肤的炎症反应,称为尾蚴性皮炎。在入侵局部皮肤形成红色瘙痒的小丘疹,数日可自行消退。

**2. 童虫引起的损害** 童虫在体内移行可引起血管炎和血管周围炎,以肺部受损最为明显。表现为肺部充血、水肿、点状出血和炎症细胞浸润。其病变与童虫的机械性损伤以及代谢产物和虫体蛋白引起的变态反应有关。

**3. 成虫引起的损害** 成虫对机体的损害作用较轻。成虫吸附血管壁,主要引起静脉内膜炎及静脉周围炎。成虫的代谢产物、分泌排泄物和死亡虫体等抗原刺激宿主产生相应抗体,引起变态反应,出现发热、嗜酸性粒细胞增多、贫血和肝脾肿大等。

**4. 虫卵引起的损害** 虫卵沉着引起的损害是最主要的病变。虫卵主要沉积于结肠壁和肝脏内。未成熟虫卵因毛蚴不成熟,无毒性分泌物,引起的病变较轻。成熟虫卵含成熟毛蚴,不断分泌的可溶性虫卵抗原引起特征性虫卵结节(血吸虫性肉芽肿)形成。按虫卵结节的发展过程可分为急性虫卵结节和慢性虫卵结节。

(1) 急性虫卵结节:是由成熟虫卵引起的急性坏死、渗出性病灶。肉眼观呈灰黄色,直径为 0.5~4 mm 大小的结节。镜下结节中央常有多个成熟虫卵,卵壳薄,有折光性,表面附有放射状嗜酸性棒状体(即虫卵抗原-抗体复合物);虫卵周围是一片颗粒状坏死物,伴大量嗜酸性粒细胞浸润,状似脓肿,故也称嗜酸性脓肿(图 15-6A)。随着毛蚴死亡,虫卵周围出现肉芽组织增生,伴有大量嗜酸性粒细胞、巨噬细胞、淋巴细胞浸润。随后出现围绕虫卵呈放射状排列的类上皮细胞层,逐渐形成晚期急性虫卵结节。这是向慢性虫卵结节发展的过渡阶段。

(2) 慢性虫卵结节:在晚期急性虫卵结节的基础上,坏死物质逐渐被吸收,结节中央的虫卵破裂、钙化,其周围有大量类上皮细胞和少量多核异物巨细胞,外周伴有淋巴细胞浸润和肉芽组织增生,形态类似结核结节,故又称假结核结节(虫卵肉芽肿)(图 15-6B)。最终结节纤维化,中央破裂,钙化的卵壳可长期存留,成为血吸虫病的病理学诊断依据(图 15-6C)。

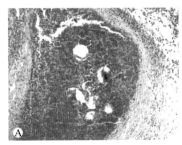
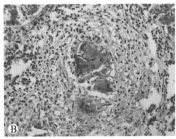
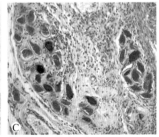

**图 15-6 血吸虫虫卵结节**

注:A. 为嗜酸性脓肿;B. 为假结核结节;C. 为钙化虫卵及纤维化。

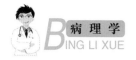
### 三、主要器官的病变及其后果

**1. 结肠** 病变常累及全部结肠,但以直肠、乙状结肠和降结肠最为显著。

（1）急性期:虫卵沉着在肠壁黏膜层及黏膜下层,引起急性虫卵结节形成。肉眼观肠道黏膜充血、水肿,可见灰黄色颗粒状隆起的结节,直径 0.5～1 cm。随后结节中央坏死脱落,形成大小不等、边缘不规则的浅表溃疡,虫卵可随之进入肠腔,可在粪便中查见虫卵。临床上可出现腹痛、腹泻、脓血便等痢疾样症状。

（2）慢性期:由于虫卵的反复沉着,肠黏膜反复发生溃疡与纤维瘢痕修复,最终导致肠壁增厚变硬,肠腔狭窄,甚至肠梗阻。此时,由于肠壁大量纤维结缔组织增生,虫卵难以排入肠腔,故粪便中不易查见虫卵。部分病例肠黏膜萎缩,皱襞消失,局部增生形成多发性肠息肉,少数可能并发腺瘤或结肠癌。

**2. 肝脏** 虫卵随门静脉血流进入肝内沉积在汇管区,以肝左叶更明显。

（1）急性期:镜下肝汇管区内可见急性虫卵结节。肉眼观肝轻度肿大,表面及切面可见多个灰白或灰黄色小结节。

（2）慢性期:镜下肝内可见慢性虫卵结节和结节纤维化。感染较轻者,临床上一般不出现症状。但长期、反复重度感染的病例,汇管区周围大量纤维组织增生,肝严重纤维化而变硬变小,导致血吸虫性肝硬化。肉眼观肝表面不平,有浅的沟纹分割成若干大小不等的分区,严重时形成粗大结节。切面上,增生的结缔组织沿门静脉分支呈树枝状分布,故称为干线型肝硬化(图 15 - 7)。

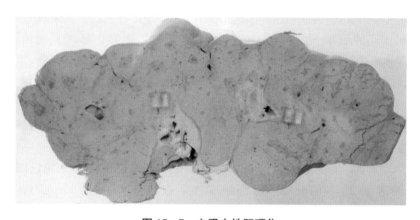

**图 15 - 7 血吸虫性肝硬化**
注:切面示纤维组织增生,沿门静脉呈树枝状分布。

由于虫卵结节主要位于汇管区,肝小叶破坏不严重,故不形成明显假小叶,与门静脉性肝硬化不同。由于门静脉分支内虫卵栓塞,静脉内膜炎,血栓形成和机化以及门静脉周围纤维组织增生,使肝内门静脉分支阻塞和受压,从而引起较显著的门静脉高压,较门静脉性肝硬化出现早且严重。临床上常出现腹腔积液、巨脾、食管静脉曲张等。

（沈　健）

**思考题**

(1) 简述结核病的基本病变及其转归。

(2) 结核结节有哪些形态特点(镜下及肉眼)?

(3) 叙述原发性肺结核的特点及转归。

(4) 继发性肺结核有哪些主要类型? 简述各型的病变特点。

(5) 比较原发性肺结核和继发性肺结核病的区别。

(6) 流行性脑脊髓膜炎、流行性乙型脑炎和结核性脑膜炎有何区别?

(7) 伤寒属于何种性质的炎症? 其肠道病变分为几期,各期的病变特点?

(8) 急性细菌性痢疾的病变及其与临床的联系如何?

(9) 血吸虫性肝硬化与门静脉性肝硬化有何异同?

(10) 哪些传染病可有肉芽肿病变发生? 各自病变特点有何异同?

(11) 本章哪些疾病可在肠道发生溃疡? 各自的溃疡有何病变特点?

(12) 梅毒的基本病变,后天性梅毒的分期及各期的主要病变是什么?

**临床病理讨论**

1. 病史　患者,男性,58 岁。有痛风、间质性肾炎和尿毒症病史。近 1 个月来患者体温持续为 37.5～38℃,伴有咳嗽、白色泡沫痰、胸闷、气急,偶有恶心、呕吐及四肢抽搐。入院前一天出现两下肢及颜面部水肿。无尿频、尿急、尿痛。

2. 体格检查　体温 37.8℃,神清、疲乏,营养中等,面色苍白,两肺底有广泛湿啰音,胸廓对称,无腹腔积液,两下肢轻度水肿。

3. 实验室检查　尿液内少量蛋白,白细胞(4.3～11.8)×10^9/L,中性粒细胞 70%～88%。胸片示两肺支气管肺炎。

4. 治疗经过　入院后经用各种抗生素治疗体温持续半月后渐退。临终前 3 天又有低热,尿量减少,神志恍惚、烦躁,牙龈出血,渐渐出现昏迷,呼吸浅慢,抢救无效死亡。

5. 尸检主要发现　营养发育中等,严重贫血貌,颈静脉怒张,双侧锁骨下淋巴结轻度肿大。胸腔闭锁,胸膜明显增厚。心包腔内黄褐色积液 400 ml,心包表面灰白色绒毛状物。两肺胸膜增厚,切面右肺上叶近肺尖部有直径 1 cm 不规则黄白色富脂性坏死灶,右肺上叶、左肺上下叶切面均见片状黄白色实化病灶。此外,两肺表面和切面可见均匀分布的粟粒状病灶。肺门和锁骨上淋巴结肿大,切面黄白色。两侧肾脏明显缩小,表面粗糙,切面皮质与髓质交界不清,皮质厚 0.2 cm。在肾、肝、脾表面和切面均见散在粟粒状病灶。

6. 讨论题

(1) 患者持续性发热、咳嗽的原因是什么?

(2) 请列出本例的病理诊断,并叙述本例病变的发生、发展过程。

(3) 分析本次发病与既往病史的关系。

# 附 录

## 病理学名词英汉对照

第一章　绪论和疾病概论

病理学　pathology

病理生理学　pathophysiology

尸体解剖　autopsy

活组织检查　biopsy

脱落细胞学　exfoliative cytology

健康　health

疾病　disease，illness

病因　etiological factors

病因学　etiology

诱因　precipitating factors

危险因素　risk factor

自稳调节　homeostasis

发病学（发病机制）　pathogenesis

痊愈　recovery

完全性痊愈　complete recovery

不完全性痊愈　incomplete recovery

死亡　death

症状　symptom

体征　sign

第二章　组织和细胞的损伤与修复

萎缩　atrophy

肥大　hypertrophy

增生　hyperplasia

化生　metaplasia

损伤　injury

变性　degeneration

细胞肿胀　cellular swelling

水样变性　hydropic degeneration

脂肪变性　fatty degeneration

坏死　necrosis

核固缩　karyopyknosis

核碎裂　karyorrhexis

核溶解　karyolysis

凝固性坏死　coagulative necrosis

液化性坏死　liquefactive necrosis

坏疽　gangrene

干酪样坏死　caseous necrosis

纤维蛋白样坏死　fibrinoid necrosis

凋亡　apoptosis

机化　organization

空洞　cavity

修复　repair

再生　regeneration

肉芽组织　granulation tissue

创伤愈合　wound healing

包裹　encapsulation

钙化　calcification

代偿　compensation

适应　adaptation

第三章　血液循环障碍

充血　hyperemia

淤血　congestion

心衰细胞　heart failure cells

褐色硬变　brown induration

槟榔肝　nutmeg liver

淤血性肝硬化　congestive fiver sclerosis

出血　hemorrhage

血栓形成　thrombosis

血栓　thrombus

赘生物 vegetation

微血栓 microthrombi

栓塞 embolism

栓子 embolus

梗死 infarction

弥散性血管内凝血 disseminated intravascular coagulation，DIC

纤维蛋白(原)降解产物 fibrin degradation product，FDP

## 第四章 炎症

炎症 inflammation

感染 infection

急性炎症 acute inflammation

变质 alteration

炎性充血 inflammatory hyperemia

炎性渗出 inflammatory exudation

渗出液 exudates

炎性浸润 inflammatory infiltration

趋化作用 chemotaxis

趋化因子 chemokine

吞噬作用 phagocytosis

巨噬细胞 macrophage

炎症介质 inflammatory mediator

组胺 histamine

细胞因子 cytokines

白细胞介素-1 interleukin-1,IL-1

γ-干扰素 interferon-γ,IFN-γ

慢性炎症 chronic inflammation

单个核细胞 mononuclear cell

增生 proliferation

炎性假瘤 inflammatory pseudotumor

息肉 polyp

浆液性炎 serous inflammation

纤维素性炎 fibrinous inflammation

假膜性炎 pseudomembranous inflammation

化脓性炎 purulent inflammation

脓液 pus

脓肿 abscess

窦道 sinus

瘘管 fistula

蜂窝织炎 phlegmonous inflammation

积脓 empyema

肉芽肿性炎 granulomatous inflammation

肉芽肿 granuloma

朗格汉斯细胞 Langhans giant cell

异物巨细胞 foreign body giant cell

菌血症 bacteremia

毒血症 toxemia

败血症 septicemia

脓毒血症 pyemia

## 第五章 水、电解质代谢紊乱

肾小球滤过分数 filtration fraction

水肿 edema

水中毒 water intoxication

脱水 dehydration

低渗性脱水 hypotonic dehydration

高渗性脱水 hypertonic dehydration

等渗性脱水 isotonic dehydration

低钾血症 hypokalemia

高钾血症 hyperkalemia

渗透压 osmotic pressure

肾素-血管紧张素-醛固酮系统 rennin-angiotensin-aldosterone system

肾小球滤过率 glomerular filtration rate

## 第六章 酸碱平衡紊乱

标准碳酸氢盐 standard bicarbonate，SB

实际碳酸氢盐 actual bicarbonate，AB

缓冲碱 buffer base，BB

碱剩余 base excess，BE

阴离子间隙 anion gap，AG

代谢性酸中毒 metabolic acidosis

呼吸性酸中毒 respiratory acidosis

代谢性碱中毒 metabolic alkalosis

呼吸性碱中毒 respiratory alkalosis

酸碱平衡紊乱 acid-base disturbance

混合型酸碱平衡紊乱 mixed acid-base disturbance

## 第七章 肿瘤

肿瘤 tumor,neoplasm

原位癌 carcinoma in situ

异型性 atypia

不典型增生 dysplasia

上皮内肿瘤 intraepithelial neoplasia

浸润 infiltration

转移 metastasis

恶病质 cachexia

肿瘤伴随综合征 paraneoplastic syndrome

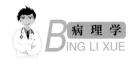
交界性肿瘤　borderline tumor
恶性肿瘤　cancer
癌　carcinoma
肉瘤　sarcoma
母细胞瘤　blastoma
癌前病变　precancerous lesions
原癌基因　proto-oncogene
癌基因　oncogene
抑癌基因　tumor suppressor gene
乳头状瘤　papilloma
腺瘤　adenoma
纤维腺瘤　fibroadenoma
多形性腺瘤　pleomorphic adenoma
囊腺瘤　cystadenoma
鳞状细胞癌　squamous cell carcinoma
基底细胞癌　basal cell carcinoma
未分化癌　undifferentiated carcinoma
纤维瘤　fibroma
脂肪瘤　lipoma
血管瘤　hemangioma
淋巴管瘤　lymphangioma
平滑肌瘤　leiomyoma
骨瘤　osteoma
软骨瘤　chondroma
纤维肉瘤　fibrosarcoma
恶性纤维组织细胞瘤　malignant fibrous
　　histiocytoma
脂肪肉瘤　liposarcoma
横纹肌肉瘤　rhabdomyosarcoma
平滑肌肉瘤　leiomyosarcoma
血管肉瘤　angiosarcoma
骨肉瘤　osteosarcoma
白血病　leukemia
恶性淋巴瘤　malignant lymphoma
霍奇金病　Hodgkin disease
非霍奇金淋巴瘤　non-Hodgkin lymphoma

第八章　休克
休克　shock
失血性休克　hemorrhagic shock
感染性休克　infectious shock
心源性休克　cardiogenic shock
过敏性休克　anaphylactic shock
缺血性缺氧期　ischemic anoxia phase
淤血性缺氧期　stagnant anoxia phase

微循环衰竭期　microcirculatory failure stage
急性呼吸窘迫综合征　acute respiratory distress
　　syndrome, ARDS
多系统器官功能衰竭　multiple system organ
　　failure, MSOF
休克肺　shock lung

第九章　心血管系统疾病
风湿病　rheumatism
阿狄小体　Aschoff body
风湿性心脏病　rheumatic heart disease, RHD
风湿性心内膜炎　rheumatic endocarditis
风湿性心肌炎　rheumatic myocarditis
风湿性心外膜炎　rheumatic Pericarditis
急性感染性心内膜炎　acute infective
　　endocarditis, AIE
亚急性感染性心内膜炎　subacute infective
　　endocarditis
心瓣膜病　valvular vitium of the heart
二尖瓣狭窄　mitral stenosis
二尖瓣关闭不全　mitral insufficiency
原发性高血压　primary or essential hypertension
高血压性心脏病　hypertensive heart disease
室壁瘤　ventricular aneurysm
心肌梗死　myocardial infarction, MI
心绞痛　angina pectoris
心肌硬化　cardiac myosclerosis
冠状动脉性心脏病　coronary heart disease, CHD
动脉粥样硬化　atherosclerosis, AS
纤维斑块　fibrous plaque
粥样斑块　atheromatous plaque
心力衰竭　heart failure

第十章　呼吸系统疾病
慢性支气管炎　chronic bronchitis
肺气肿　pulmonary emphysema
阻塞性肺气肿　obstructive emphysema
支气管扩张症　bronchiectasis
肺炎　pneumonia
大叶性肺炎　lobar pneumonia
小叶性肺炎　lobular pneumonia
肺肉质变　pulmonary carnification
硅沉着病　silicosis
硅结节　silicotic nodule
慢性肺源性心脏病　chronic cor pulmonale

肺癌 carcinoma of lung

鼻咽癌 nasopharyngeal carcinoma

缺氧 hypoxia

限制性通气不足 restrictive hypoventilation

阻塞性通气不足 obstructive hypoventilation

弥散障碍 diffusion impairment

成人呼吸窘迫综合征 adult respiratory distress syndrome, ARDS

呼吸衰竭 respiratory failure

**第十一章 消化系统疾病**

慢性浅表性胃炎 chronic superficial gastritis

慢性萎缩性胃炎 chronic atrophic gastritis

肠上皮化生 intestinal metaplasia

消化性溃疡 peptic ulcer

病毒性肝炎 viral hepatitis

碎片状坏死 piecemeal necrosis

桥接坏死 bridging necrosis

肝硬化 hepatic cirrhosis

胃癌 gastric carcinoma

食管癌 carcinoma of esophagus

大肠癌 carcinoma of the large intestine

原发性肝癌 primary carcinoma of liver

肝功能不全 hepatic insufficiency

氨中毒 ammonia intoxication

肝性脑病 hepatic encephalopathy

肝昏迷 hepatic coma

假性神经递质 false neurotransmitter

**第十二章 泌尿系统疾病**

肾小球肾炎 glomerulonephritis

新月体 crescent

肾炎综合征 nephritic syndrome

肾病综合征 nephritic syndrome

颗粒状固缩肾 granular contracted kidney

终末期肾 end stage kidney

肾盂肾炎 pyelonephritis

肾衰竭 renal failure

尿毒症 uremia

氮质血症 azotemia

肾小球滤过率 glomerular filtration rate

肾性骨营养不良 renal osteodystrophy

**第十三章 生殖系统疾病**

子宫颈炎 cervicitis

宫颈糜烂 cervical erosion

宫颈上皮内瘤变 cervical intraepithelial neoplasia, CIN

妊娠滋养层细胞疾病 gestational trophoblastic diseases

葡萄胎 hydatidiform mole

侵蚀性葡萄胎 invasive mole

绒毛膜癌 choriocarcinoma

粉刺样癌 comedocarcinoma

佩吉特病 Paget disease

**第十四章 内分泌系统疾病**

甲状腺肿 goiter

单纯性甲状腺肿 simple goiter

毒性甲状腺肿 toxic goiter

甲状腺功能亢进症 hyperthyroidism

非毒性甲状腺肿 nontoxic goiter

甲状腺炎 thyroiditis

糖尿病 diabetes mellitus

**第十五章 传染病**

结核病 tuberculosis

结核结节 tubercle

类上皮细胞 epithelioid cell

干酪样坏死 cascous necrosis

原发综合征 primary complex

结核瘤 tuberculoma

伤寒 typhoid fever

细菌性痢疾 bacillary dysentery

流行性脑脊髓膜炎 epidemic cerebrospinal meningitis

华-弗综合征 Waterhouse-Friderichsen syndrome

流行性乙型脑炎 epidemic encephalitis B

性传播疾病 sexually transmitted disease, STD

淋病 gonorrhea

尖锐湿疣 condyloma acuminatum

梅毒 syphilis

树胶样肿 gamma, syphiloma

获得性免疫缺陷综合征 acquired immunodeficiency syndrome, AIDS

血吸虫病 schistosomiasis

复旦大学出版社向使用本书作为教材进行教学的教师免费赠送教学课件光盘。该光盘含有本教材全部 PPT 授课内容。欢迎完整填写下表来索取光盘，复旦大学出版社将免费邮寄赠送教师所需要的光盘。

教师姓名：＿＿＿＿＿＿＿＿＿＿＿＿＿＿

任课课程名称：＿＿＿＿＿＿＿＿＿＿＿＿＿＿＿＿＿＿＿

任课课程学生人数：＿＿＿＿＿＿＿＿

联系电话：(O)＿＿＿＿＿＿＿＿ (H)＿＿＿＿＿＿＿＿ 手机：＿＿＿＿＿＿＿＿

e-mail 地址：＿＿＿＿＿＿＿＿＿＿＿＿＿＿＿＿＿＿

所在学校名称：＿＿＿＿＿＿＿＿＿＿＿＿＿＿＿＿＿＿

每位教师限赠送光盘一张。

邮寄光盘地址：＿＿＿＿＿＿＿＿＿＿＿＿＿＿＿＿＿＿＿＿＿＿＿＿＿＿＿

邮政编码：＿＿＿＿＿＿＿＿＿＿＿＿

请将本页完整填写后，剪下邮寄到上海市国权路 579 号

复旦大学出版社宫建平收

邮政编码：200433

联系电话：13651938710

图书在版编目(CIP)数据

病理学/张志刚,仇容主编. —3版. —上海:复旦大学出版社,2015.1(2016.2重印)
ISBN 978-7-309-10709-8

Ⅰ.病… Ⅱ.①张…②仇… Ⅲ.病理学-教材 Ⅳ.R36

中国版本图书馆 CIP 数据核字(2014)第 111103 号

病理学(第三版)
张志刚 仇 容 主编
责任编辑/宫建平

复旦大学出版社有限公司出版发行
上海市国权路 579 号 邮编:200433
网址:fupnet@ fudanpress.com http://www.fudanpress.com
门市零售:86-21-65642857 团体订购:86-21-65118853
外埠邮购:86-21-65109143
上海市崇明县裕安印刷厂

开本 787×1092 1/16 印张 17.75 字数 378 千
2016 年 2 月第 3 版第 2 次印刷

ISBN 978-7-309-10709-8/R·1390
定价:69.00 元